全国中医药行业高等教育“十三五”规划教材

全国高等中医药院校规划教材（第十版）

卫生法学

（新世纪第三版）

（供中医类、临床医学类、健康管理类等专业用）

主　编

田　侃（南京中医药大学）　　冯秀云（山东中医药大学）

副主编（以姓氏笔画为序）

何　宁（天津中医药大学）　　张　静（上海中医药大学）
陈　瑶（贵阳中医学院）　　赵　敏（湖北中医药大学）

编　委（以姓氏笔画为序）

刘书文（成都中医药大学）　　李　玮（山东中医药大学）
李　慧（浙江中医药大学）　　吴颖雄（南京中医药大学）
邱玟惠（台湾东吴大学）　　佟　欣（黑龙江中医药大学）
林津晶（福建中医药大学）　　赵　静（北京中医药大学）
段晓鹏（河南中医药大学）　　贾　敏（陕西中医药大学）
徐继红（江西中医药大学）　　梁　婷（甘肃中医药大学）
梁静姮（澳门大学）　　魏红梅（辽宁中医药大学）

学术秘书

喻小勇（南京中医药大学）

中国中医药出版社

·北　京·

图书在版编目（CIP）数据

卫生法学 / 田侃，冯秀云主编 .—3 版 .—北京：中国中医药出版社，2017.7（2023.3 重印）

全国中医药行业高等教育“十三五”规划教材

ISBN 978 – 7 – 5132 – 4298 – 1

Ⅰ . ①卫… Ⅱ . ①田…②冯… Ⅲ . ①卫生法 – 法的理论 – 中国 – 中医药院校 – 教材 Ⅳ . ① D922.161

中国版本图书馆 CIP 数据核字（2017）第 145130 号

中国中医药出版社出版

北京经济技术开发区科创十三街 31 号院二区 8 号楼

邮政编码　100176

传真　010-64405721

河北品睿印刷有限公司印刷

各地新华书店经销

开本 850 × 1168　1/16　印张 15.25　字数 349 千字

2017 年 7 月第 3 版　2023 年 3 月第 8 次印刷

书号　ISBN 978 – 7 – 5132 – 4298 – 1

定价　45.00 元

网址　www.cptcm.com

服 务 热 线　010-64405510

购 书 热 线　010-89535836

维 权 打 假　010-64405753

微信服务号　zgzyycbs

微商城网址　https://kdt.im/LIdUGr

官 方 微 博　http://e.weibo.com/cptcm

天猫旗舰店网址　https://zgzyycbs.tmall.com

如有印装质量问题请与本社出版部联系（010-64405510）

全国中医药行业高等教育“十三五”规划教材

全国高等中医药院校规划教材（第十版）

专家指导委员会

编审专家组

前言

为落实《国家中长期教育改革和发展规划纲要（2010–2020年）》《关于医教协同深化临床医学人才培养改革的意见》，适应新形势下我国中医药行业高等教育教学改革和中医药人才培养的需要，国家中医药管理局教材建设工作委员会办公室（以下简称“教材办”）、中国中医药出版社在国家中医药管理局领导下，在全国中医药行业高等教育规划教材专家指导委员会指导下，总结全国中医药行业历版教材特别是新世纪以来全国高等中医药院校规划教材建设的经验，制定了“‘十三五’中医药教材改革工作方案”和“‘十三五’中医药行业本科规划教材建设工作总体方案”，全面组织和规划了全国中医药行业高等教育“十三五”规划教材。鉴于由全国中医药行业主管部门主持编写的全国高等中医药院校规划教材目前已出版九版，为体现其系统性和传承性，本套教材在中国中医药教育史上称为第十版。

本套教材规划过程中，教材办认真听取了教育部中医学、中药学等专业教学指导委员会相关专家的意见，结合中医药教育教学一线教师的反馈意见，加强顶层设计和组织管理，在新世纪以来三版优秀教材的基础上，进一步明确了“正本清源，突出中医药特色，弘扬中医药优势，优化知识结构，做好基础课程和专业核心课程衔接”的建设目标，旨在适应新时期中医药教育事业发展和教学手段变革的需要，彰显现代中医药教育理念，在继承中创新，在发展中提高，打造符合中医药教育教学规律的经典教材。

本套教材建设过程中，教材办还聘请中医学、中药学、针灸推拿学三个专业德高望重的专家组成编审专家组，请他们参与主编确定，列席编写会议和定稿会议，对编写过程中遇到的问题提出指导性意见，参加教材间内容统筹、审读稿件等。

本套教材具有以下特点：

1. 加强顶层设计，强化中医经典地位

针对中医药人才成长的规律，正本清源，突出中医思维方式，体现中医药学科的人文特色和“读经典，做临床”的实践特点，突出中医理论在中医药教育教学和实践工作中的核心地位，与执业中医（药）师资格考试、中医住院医师规范化培训等工作对接，更具有针对性和实践性。

2. 精选编写队伍，汇集权威专家智慧

主编遴选严格按照程序进行，经过院校推荐、国家中医药管理局教材建设专家指导委员会专家评审、编审专家组认可后确定，确保公开、公平、公正。编委优先吸纳教学名师、学科带头人和一线优秀教师，集中了全国范围内各高等中医药院校的权威专家，确保了编写队伍的水平，体现了中医药行业规划教材的整体优势。

3. 突出精品意识，完善学科知识体系

结合教学实践环节的反馈意见，精心组织编写队伍进行编写大纲和样稿的讨论，要求每门教材立足专业需求，在保持内容稳定性、先进性、适用性的基础上，根据其在整个中医知识体系中的地位、学生知识结构和课程开设时间，突出本学科的教学重点，努力处理好继承与创新、理论与实践、基础与临床的关系。

4. 尝试形式创新，注重实践技能培养

为提升对学生实践技能的培养，配合高等中医药院校数字化教学的发展，更好地服务于中医药教学改革，本套教材在传承历版教材基本知识、基本理论、基本技能主体框架的基础上，将数字化作为重点建设目标，在中医药行业教育云平台的总体构架下，借助网络信息技术，为广大师生提供了丰富的教学资源和广阔的互动空间。

本套教材的建设，得到国家中医药管理局领导的指导与大力支持，凝聚了全国中医药行业高等教育工作者的集体智慧，体现了全国中医药行业齐心协力、求真务实的工作作风，代表了全国中医药行业为“十三五”期间中医药事业发展和人才培养所做的共同努力，谨向有关单位和个人致以衷心的感谢！希望本套教材的出版，能够对全国中医药行业高等教育教学的发展和中医药人才的培养产生积极的推动作用。

需要说明的是，尽管所有组织者与编写者竭尽心智，精益求精，本套教材仍有一定的提升空间，敬请各高等中医药院校广大师生提出宝贵意见和建议，以便今后修订和提高。

国家中医药管理局教材建设工作委员会办公室

中国中医药出版社

2016年6月

编写说明

卫生法学是一门以维护公民生命健康权为宗旨的专门法学，是医学、药学、生物学、公共卫生学等与法学相互结合的交叉学科，也是近年来发展迅速、内容繁多、体系复杂、学术观点众说纷纭的一门新兴学科。卫生法学以卫生法作为研究对象，主要研究卫生法的产生和发展，卫生法的渊源、本质，卫生法的范畴、内容等，是医学教育课程体系的重要组成部分。卫生法学的教学不仅可以使医学生了解与医药卫生有关的法律法规，明确医务人员在医药卫生工作中的权利和义务，正确履行岗位职责，而且对拓宽医学生的知识领域、培养21世纪合格的医学人才、增强医学生的法治理念与法律意识、更好地从事医药卫生工作具有重要的意义。

作为全国中医药行业高等教育“十三五”规划教材，本教材融医理与法理于一体，以卫生法教学大纲要求的内容为主，同时考虑中医药院校的特点，加入港、澳、台地区卫生法律制度的相关内容，兼顾国家医师（中医师）资格考试卫生法规科目考试要求，吸收卫生法学研究的最新成果，努力探索我国卫生法学的基本体系和框架。教材内容丰富，形式新颖，具有科学性、系统性和实用性的特点。为了完整呈现中国卫生法学的全貌，本教材特邀澳门大学和台湾东吴大学的卫生法专家以港、澳、台地区的法制语境呈现其卫生法内容，通过编撰港、澳、台地区的卫生法律制度，使学生清晰地知晓我国港、澳、台地区的卫生法制现状，更全面地把握整个国家的卫生法治状况。

本教材共十六章，具体编写分工为：第一章由田侃、冯秀云编写，第二章由段晓鹏编写，第三章由赵静编写，第四章由林津晶编写，第五章由贾敏编写，第六章吴颖雄、李玮编写，第七章由赵敏编写，第八章由陈瑶、李慧编写，第九章由徐继红编写，第十章由佟欣编写，第十一章由魏红梅编写，第十二章由何宁编写，第十三章由梁婷编写，第十四章由刘书文编写，第十五章由张静编写，第十六章由梁静姮、邱玟惠编写。本教材能够编撰完成得益于前几版编委会同道打下的良好基础，使得我们本版的编撰工作相对轻车熟路，少犯错误。在此，谨向前几版特别是上一版教材的编委会成员致以诚挚谢意。

为了保证本教材的时效性，编委会根据2018年新颁布、新修订的法律法规对相关内容作了修改。

本教材在表述我国某一具体法律文件名称时，一般统一采用约定俗成的简称，以求简明。如《中华人民共和国中医药法》简称为《中医药法》，在正文中不再一一括注说明。其他编写体例问题并循往例，亦不加以特别说明。

本教材在编撰过程中，得到了南京中医药大学、山东中医药大学和各参编单位的大力支持，各位编者付出了辛勤的劳动，南京中医药大学卫生经济管理学院研究生周城义、余同笑、杨毅、刘亚敏、马震、杨泽华、周亮亮、宣思宇等同学参与了本教材编写的辅助工作，在此深表谢意。本教材编写过程中，广泛参阅了专家、学者有关卫生法（学）的大量学术成果，由于篇幅所限未能在参考文献中一一列出，在此一并表示衷心的感谢。

全体编者皆竭尽全力，希望编出高质量的教材，但仍难免存在疏漏和不妥之处，敬请专家、学者、同仁提出宝贵意见，以便再版时修订、提高、完善。

《卫生法学》编委会

2018年12月

目 录

第六章 中医药法律制度 69

第七章 医疗纠纷处理法律制度 79

第八章 药品管理法律制度 93

第一章　卫生法基础理论

第一节　概述

一、卫生法的概念

（一）卫生的概念

在古代，卫生主要是指“养生”和“护卫生命”。现代《辞海》解释为“为增进人体健康，预防疾病，改善和创造合乎生理要求的生产环境、生活条件所采取的个人和社会措施”。一般认为，卫生是指为维护和保障人体健康而进行的一切个人和社会活动的总和。

（二）卫生法的概念

卫生法，是指由国家制定或认可，并由国家强制力保证实施，旨在调整在卫生活动过程中所发生的社会关系的法律规范的总称。这一概念包括以下含义：

1. 卫生法调整的对象是卫生社会关系　卫生法的调整对象，是指卫生法调整的社会关系范围。卫生社会关系主要分为两类：一类是卫生行政关系；一类是卫生民事关系。卫生行政关系，是指经卫生法确认，具有行政意义上的权利义务内容的社会关系。在通常情况下，卫生计生行政部门总是卫生行政关系的一方。卫生民事关系，是指经卫生法确认，具有民事意义上的权利义务内容的社会关系。卫生民事关系形成于卫生服务过程，由卫生法进行规范。卫生民事主体的法律地位具有平等性特征。

2. 卫生法是卫生法律规范的总和　我国卫生法由一系列调整卫生社会关系的法律规范构成。根据立法机关的不同，卫生法分为狭义和广义两种。狭义的卫生法仅指由全国人民代表大会及其常务委员会制定的卫生法律；广义的卫生法不仅包括上述各种卫生法律，还包括有立法权的其他国家机关制定的卫生行政法规、规章，以及宪法和其他法律规范性文件中有关卫生方面的规定。根据卫生法是否具有专门性，可将卫生法律规范分为两部分：一是国家有权立法机关制定的专门卫生法律、行政法规和规章；二是散见于其他法律、行政法规、规章中的卫生法律方面的规定。目前，我国现已制定的卫生法主要有：《传染病防治法》《国境卫生检疫法》《职业病防治法》《精神卫生法》《食品安全法》《药品管理法》《执业医师法》《母婴保健法》《献血法》《人口与计划生育法》《红十字会法》和《中医药法》等。

二、卫生法的特征

（一）调节方式的多重性

卫生法调节方式的多重性取决于卫生法调整的卫生社会关系的广泛性和复杂性。卫生法涉及领域广泛，内容纷繁复杂，又有较强的技术性、专业性，至今尚未形成统一的法典。卫生法

NOTE

律规范赖以存在的法律形式、法律文件的种类不一，数量繁多，具有多种法律渊源。其法源体系除通过专门的卫生法律文件系统规定外，还表现于宪法，散见于民法、行政法、刑法、经济法、劳动法等规范体系的相关规定中。这一特点决定了卫生法的诸法合体和多重调节方式并用的显著特征。卫生法既采用行政方式来调节卫生行政管理活动中产生的社会关系，又采用民事方式来调节卫生服务活动中产生的权利和义务关系，还采用刑事方式来追究触犯刑法的卫生行为的相应刑事法律责任。卫生法一方面采用自身具有的专门调节方式调整卫生社会关系，另一方面借助民法、行政法、刑法、劳动法、诉讼法等部门法的调节方式调整卫生社会关系，以实现对公民生命健康权益的维护和卫生事业良性发展的保障。

（二）专业性和技术性

卫生法的专业性体现在卫生法与自然科学特别是医学发展的紧密联系。卫生法的技术性体现为对自然科学特别是医学技术规范的法律确认。卫生法调整对象的特定性，决定了卫生立法应当符合医学等自然科学的发展规律。卫生法的许多内容是依据现代医学、生物学、公共卫生学等自然科学的基本原理和研究成果而制定的，含有大量的医学技术和生命科学研究成果，体现着医学等自然科学的发展和进步，体现了卫生法专业性的突出特征。卫生法保护人体生命健康的终极目的，决定了卫生立法必然会将直接关系到公民生命安全的医学方法、工作程序、操作规范、卫生标准等技术规范法律化。医学技术规范是卫生法不可缺少的重要组成部分，具有举足轻重的作用。

（三）强行性和指导性

卫生法律规范具有强行性特征。其强行性表现为行为主体在卫生法律规范适用上的作为或不作为。绝大多数义务性规则属于强行性规范。卫生法作为调整卫生社会关系的专门法律，具有鲜明的国家干预性。卫生法的强行性规范较多，其目的在于维护社会安全和卫生秩序，保障公民生命健康。卫生法律规范的指导性是指卫生法律规范在适用上由行为主体自行做出选择。允许行为主体在规定范围内自行选择或者协商确定“为”还是“不为”。这种指导性法律规范多见于民法中的卫生法律规定，以及卫生法中如“可以”等条款的规定。

三、卫生法的基本原则

卫生法的基本原则，是卫生立法的指导思想和基本依据，是卫生法所确认的卫生社会关系主体及其卫生活动必须遵循的基本准则，在卫生司法活动中起指导和制约作用。

（一）保护公民健康原则

保护公民健康原则，是指每个公民都依法享有改善卫生条件、获得基本医疗保健的权利，以增进身心健康，使身体、精神和社会适应上处于完好状态。健康是促进人的全面发展的必然要求，是经济社会发展的基础条件，是民族昌盛和国家富强的重要标志，也是广大人民群众的共同追求。健康权是一项基本人权，健康权的实现是一切卫生工作和卫生立法的最终目的。一方面，任何人都有权获得平等的健康保护权利。另一方面，人人皆有获得有质量的健康保护的权利。总之，开展卫生工作应把人民健康放在优先发展的战略地位。

（二）保障社会健康原则

保护社会健康原则，是指协调个人利益与社会健康利益的关系，动员全社会参与推进健康中国建设。推进健康中国建设是全面建成小康社会、基本实现社会主义现代化的重要基础，是

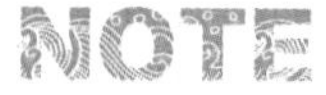

全面提升中华民族健康素质、实现人民健康与经济社会协调发展的国家战略，是积极参与全球健康治理、履行2030年可持续发展议程国际承诺的重大举措。社会健康利益，是一种社会整体利益。卫生立法应当以保护公民健康权利，保障社会健康利益为己任，增进个人和社会健康，提高公民健康水平，大力发展卫生事业，以形成健康文明的生活方式，提高全民族身体素质、健康水平和生活质量，促进人的全面发展和社会和谐与文明进步。这一原则是党的群众路线在卫生法治建设中的体现，反映了卫生工作的社会性。

（三）预防为主原则

预防为主原则，是指卫生工作要坚持“预防为主，综合治理”的方针。这是由卫生工作的性质，以及我国经济社会发展水平决定的。它要求：①任何卫生工作都必须立足于预防。制定卫生政策，采取卫生措施，考虑卫生资源投入，都应当把预防放在优先地位。②预防与医疗是一个相辅相成的有机整体。要建立以预防为主的医疗防御体系，统筹规划，防治结合，联防联控，群防群控，共建共享健康中国。③预防和医疗都是保护人体健康的方法和手段。无病防病、有病治病、防治结合，是预防为主原则的总要求。

（四）公平原则

公平原则，是指以利益均衡作为价值判断标准来配置卫生资源，协调卫生服务活动，以便社会成员能够普遍得到卫生服务的基本准则。其基本要求是以农村和基层为重点，推动健康领域基本公共服务均等化，维护基本医疗卫生服务的公益性，逐步缩小城乡、地区、人群间基本健康服务和健康水平的差异，实现全民健康覆盖。合理配置可使用的卫生资源，让广大人民群众享有公平可及、系统连续的预防、治疗、康复、健康促进等健康服务；提高医疗卫生服务质量和水平，实现医疗公平、共建共享、健康公平、全民健康。

（五）中西医协调发展原则

中西医协调发展原则，是指从大健康、大卫生的角度出发，把中医药和西医药管理体系建设、服务体系建设、人才队伍建设、财政投入、政策保障等方面摆在同等重要的位置部署发展，促进中医药和西医药全面协调发展。推动中医药与西医药相互学习、相互补充，发挥各自优势，坚持中西医结合，共同服务人民群众健康。

（六）国家卫生监督原则

国家卫生监督原则，是指卫生行政部门或者法律授权的公共卫生事务管理的组织，对辖区内有关单位和个人贯彻执行国家卫生法律、法规、规章和标准情况进行监察督导。监督内容主要包括：医政监督、药政监督等其他有关卫生监督。要求把专业性监督与社会监督、群众监督紧密结合起来，严格依法办事，保障良好的社会卫生环境。

四、卫生法的作用

卫生法的作用，是指卫生法律对人的行为以及社会所产生的影响，包括对人的行为的规范和对社会关系的调整和保护。作为国家制定的社会规范，卫生法对人的行为具有指引、评价、预测、教育和强制等规范作用。卫生法的社会作用主要概括为以下几个方面：

（一）保障卫生事业发展

国家通过卫生法律确认卫生事业的性质，保障卫生事业在国家发展全局中的战略地位，调整卫生活动领域中的社会关系，保障卫生事业健康有序发展。

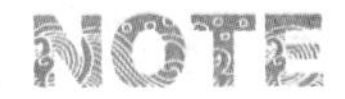

（二）维护公民健康权益

卫生法律以保障公民健康权益为宗旨。通过卫生法律规范医疗、预防、保健机构和人员从业（执业）行为和卫生服务活动，规范药品和其他医疗卫生产（用）品的产、供、销活动，调整卫生行政机关与公民、法人或其他组织在从事经济与社会活动中发生的与公众健康有关的权利义务关系，以维护和保障公民健康权益。

（三）规范行政管理行为

国家通过卫生法律确立政府责任与各部门职责的分工，明确卫生行政机关在管理卫生、医疗、医药、卫生检疫等方面的职责，以及与其相适应的职权，保证卫生行政管理依法行使权力，依法履行职责，实现卫生行政管理的有序化、科学化。

五、卫生法的渊源

卫生法的渊源，又称卫生法的法源，是指卫生法律规范的各种具体表现形式。我国卫生法的渊源主要有以下几种形式：

（一）宪法

宪法是国家的根本大法，具有最高法律效力，是包括卫生法在内的国家一切立法的基础，也是我国卫生法的渊源。我国宪法关于卫生的规定主要有：①国家发展医疗卫生事业，发展现代医药和我国传统医药，鼓励和支持农村集体经济组织、国家企业事业组织和街道组织举办各种医疗卫生设施，开展群众性的卫生活动，保护人民健康。②发展社会保险、社会救济和医疗卫生事业。③保护婚姻、家庭、母亲和儿童的合法权益等。

（二）卫生法律

法律包括由全国人民代表大会制定的基本法律和全国人民代表大会常委会制定的普通法律。目前我国尚未制定卫生基本法律，现有的专门卫生法律都是普通法律，如《传染病防治法》《国境卫生检疫法》《职业病防治法》《精神卫生法》《食品安全法》《药品管理法》《执业医师法》《母婴保健法》《献血法》《人口与计划生育法》《红十字会法》和《中医药法》。此外，非专门性的卫生法律，如《刑法》《劳动法》《婚姻法》《侵权责任法》等法律中有关卫生的条款也属于卫生法律规范。

（三）卫生法规

卫生法规，是指由行使行政立法权的国务院和有地方立法权的地方权力机关制定的卫生规范性文件。主要包括：①国务院依法制定的卫生行政法规，如《公共场所卫生管理条例》《医疗机构管理条例》等；②有立法权的地方人民代表大会及其常务委员会制定的地方性卫生法规，如《北京市精神卫生条例》《河北省中医药条例》等。

（四）卫生自治条例、单行条例

卫生自治条例、单行条例，是指民族自治地方的人民代表大会依法在职权范围内依照当地民族的政治、经济、文化的特点，制定发布的有关本地区卫生方面的法律文件。自治区的自治条例和单行条例，报全国人民代表大会常务委员会批准后生效。自治州、自治县的自治条例和单行条例，报省或者自治区的人民代表大会常务委员会批准后生效，并报全国人民代表大会常务委员会备案。自治条例、单行条例，只适用于民族自治地方。

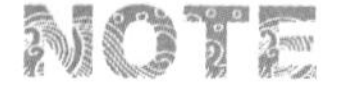

（五）卫生规章

规章，又称行政规章，是有关行政机关依法制定的关于行政管理的规范性文件。它分为部门规章和地方政府规章两种：①国务院卫生行政部门单独或者与国务院有关部门联合制定发布的规范性文件，称为卫生部门规章。②省、自治区、直辖市和设区的市、自治州的人民政府制定发布的卫生方面的规范性文件，称为地方政府卫生规章。规章不得与宪法、法律、行政法规相抵触，地方政府规章还不得与地方性法规相抵触。

（六）卫生标准

卫生标准是卫生工作中应遵循的技术标准和准则，包括各种卫生技术规范、操作规范等。卫生标准被卫生法律规范所确认就成为卫生法的组成部分，成为卫生监督、监测、管理和卫生法的执行的具体标准。

（七）法律解释

有权机关对卫生法律、法规、规章所做的解释，也是卫生法的渊源。全国人民代表大会常务委员会《关于加强法律解释工作的决议》规定：①凡关于法律、法令条文本身需要进一步明确界限或做补充规定的，由全国人民代表大会常务委员会进行解释或用法令加以规定；②凡属于法院审判工作中具体应用法律、法令的问题，由最高人民法院进行解释。凡属于检察院检察工作中具体应用法律、法令的问题，由最高人民检察院进行解释。最高人民法院和最高人民检察院的解释如果有原则性的分歧，报请全国人民代表大会常务委员会解释或决定；③不属于审判和检察工作中的其他法律、法令如何具体应用的问题，由国务院及主管部门进行解释；④凡属于地方性法规条文本身需要进一步明确界限或做补充规定的，由制定法规的省、自治区、直辖市人民代表大会常务委员会进行解释或作出规定。凡属于地方性法规如何具体应用的问题，由省、自治区、直辖市人民政府主管部门进行解释。

（八）国际条约

国际条约，是指由我国与外国签订的或者批准、承认的某些国际条约。它可由全国人大常委会决定同外国缔结，或者由国务院按职权范围同外国缔结。国际条约虽然不属于我国国内法的范畴，但其一旦生效，除我国声明保留的条款外，对我国具有法的约束力，如《国际卫生条例》等。

六、卫生法的产生和发展

（一）我国卫生法的产生与发展

我国卫生立法的萌芽时期应在两千多年前的周代，西周的《周礼》翔实记载了当时的医事管理制度，包括司理医药机构、病历书写和医生考核制度等。封建时代是我国卫生立法逐步发展和渐趋完善时期。从《秦律》《汉律》《唐律疏议》《宋律》《元典章》《大清律》中，均可看到有关医药管理机构、传染病防治、医学教育、公共卫生、医疗事故处理等方面的规定。

辛亥革命以后，我国卫生法开始趋向专门化、具体化。当时的国民政府制定颁布了全国卫生行政大纲和一系列卫生法律法规，如《传染病预防条例》《医师暂行条例》《中医条例》《助产士条例》《药师法》等，内容涉及卫生防疫、中医药管理、卫生技术人员管理等诸多方面。

新中国成立后，我国卫生法进入了一个崭新的发展时期。1954 年颁布的第一部《宪法》规定，中华人民共和国劳动者在年老、疾病或者丧失劳动能力的时候，有获得物质帮助的权

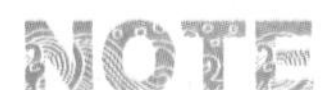

利。国家举办社会保险、社会救济和群众卫生事业，并且逐步扩大这些设施，以保证劳动者享受这种权利。20 世纪 50 年代，国家制定了一系列卫生工作方针，确立了卫生行政管理体制，建立了卫生防疫体系和医疗服务体系，实行了劳保医疗制度和公费医疗制度，同时规定了我国卫生行政机关的组织、职权、工作方式和责任，也规定了我国基本卫生制度、卫生管理领域和卫生管理方式。

1982 年《宪法》是我国卫生法发展的重要基础。它不仅规定了国家发展卫生事业的目的、国家发展卫生事业的指导思想，同时也规定了国家发展卫生事业的内容。1982 年制定了具有里程碑意义的《食品卫生法》；1985 年制定的《药品管理法》建立起了新的药品监督管理体制；1987 年制定的《国境卫生检疫法》和 1989 年制定的《传染病防治法》标志着我国公共卫生领域进入法制化管理轨道；1994 年制定的《医疗机构管理条例》揭开了医疗领域立法的新序幕。此后相继制定的《母婴保健法》《献血法》《执业医师法》等使我国卫生领域立法不断迈上新台阶。

进入 21 世纪，我国卫生法不断发展完善，连续颁布了几个具有标志性意义的法律法规。2002 年的《医疗事故处理条例》第一次系统地规定了我国患者的权利；2003 年的《中医药条例》是我国第一部综合性的中医药专门法规；2003 年的《突发公共卫生事件应急条例》建立了我国第一套应急管理体制和机制；此外，我国还制定了《职业病防治法》《食品安全法》《精神卫生法》和《中医药法》，重新修订颁布了《药品管理法》《传染病防治法》《职业病防治法》等。

（二）国外卫生法的产生与发展

国外也早在奴隶社会时期就出现了卫生法的萌芽，如古印度的《摩奴法典》、古巴比伦的《汉谟拉比法典》和古罗马的《十二铜表法》《阿基拉法》《科尼利阿法》等，都比较具体的记载了包括饮水、尸体掩埋、牲畜屠宰、食品卫生、弃婴、堕胎、行医资格、医生失职的惩处等方面的规定以及当时社会的卫生法治思想。

欧洲封建国家建立后，卫生立法有了新的发展。一是各国卫生法所规定和调整的范围不断扩大，涉及公共卫生、卫生制度、食品和药品管理、学校卫生管理、卫生检疫等方面；二是对医师资格的规定更加严格，如 12 世纪西西里王罗格尔二世颁布了欧洲历史上最早的禁止未经政府考试的医生行医的法令；三是以英法为代表的专门卫生法律、卫生成文法开始出现，如 13 世纪法国腓特烈二世制定《医师开业法》《药剂师开业法》，以及 15 世纪英国颁布的行医制度和城市公共卫生制度等。

工业革命以后，资本主义国家的专门性卫生立法迅速发展。如 1883 年德国俾斯麦政府颁布的《疾病保险法》，成为世界上最早的医疗保险制度。英国先后颁布《药品食品法》和《全国检疫法》等卫生法律；日本于 1874 年颁布《医务工作条例》后，陆续制定《药剂师法》和《医师法》等；美国先后通过了《都会保健法案》和《经济食品与药物法》等一系列专门的卫生法律。

第二次世界大战后，各国更加重视卫生立法。首先各国以宪法形式明确规定了公民健康权及政府责任。如英国的《国家卫生服务法》、法国的《社会保障法》、美国的《社会保障法》等。其次是各国把卫生立法作为贯彻实施国家卫生方针、政策，推进卫生领域重大战略目标实施的主要手段，发挥卫生法在公共卫生、疾病控制、医疗保健、医政药政管理、个人健康，以

NOTE

及社会生活各方面的重要作用。

（三）国际卫生法

国际卫生法，是指国际组织制定的卫生方面的国际公约或者其他法律文件，其主要表现形式为国际卫生条例及其他各种卫生条约、公约等。

国际卫生法产生于19世纪中叶。近代以来，由于工业经济迅速发展和国际交通往来迅猛增加，对人类健康和地球生态带来日趋明显的影响，由此引发的疾病传播等卫生问题迫切需要国际合作来解决。1851年，第一次国际卫生会议在巴黎召开，制定了世界上第一个地区性的《国际卫生公约》，对国际卫生检疫领域中的问题做出了具体规定。《国际卫生公约》几经完善和发展，1951年第四届世界卫生大会通过了《国际公共卫生条例》，旨在最大限度防止疾病在国际的传播，对世界交通运输的干扰减少至最低限度。1969年第二十二届世界卫生大会对《国际公共卫生条例》进行了修改、充实，并改称为《国际卫生条例》。《国际卫生条例》体现了人类的共同利益，使国际卫生检疫从单纯隔离留验发展到疾病监测、卫生监督等阶段，使人类健康保护进入通过国际立法展开国际合作的新阶段。世界卫生组织（WHO）、联合国及其他有关机构，在推动国家间卫生立法的交流与合作及国际卫生立法方面发挥着重要作用。

第二节　卫生法律关系

一、卫生法律关系的概念

卫生法律关系，是指卫生法律规范在调整人的卫生行为过程中形成的权利和义务关系。根据卫生法律关系主体间的法律地位是否平等，卫生法律关系分为卫生行政法律关系和卫生服务法律关系两大类。

卫生行政法律关系，又称纵向卫生法律关系，是指卫生行政机关在依法进行卫生行政管理过程中，与被管理人之间形成的法律关系。卫生行政主体在进行行政管理过程中，与被管理者之间形成领导与服从的行政隶属法律关系。卫生服务法律关系，又称横向卫生法律关系，是指卫生服务活动中，提供卫生服务的主体与接受卫生服务者之间形成的法律关系。这一法律关系中，双方当事人之间的地位是平等的。卫生服务法律关系最主要的体现是医疗卫生机构及其从业人员为患者提供医疗卫生服务时形成的法律关系。

二、卫生法律关系的构成要素

卫生法律关系由主体、客体和内容三个要素构成，三者缺一不可。

（一）卫生法律关系的主体

卫生法律关系的主体，是指参与卫生法律关系享有权利和履行义务的公民、法人或者其他组织。主要包括卫生行政部门、卫生机构、卫生人员、企事业单位、社会团体和公民等。享有权利的一方，称为权利主体或权利人；承担义务的一方，称为义务主体或义务人。

（二）卫生法律关系的客体

卫生法律关系的客体，是指卫生法律关系中的权利和义务所共同指向的对象。

NOTE

1. 物 是指现实存在的，能够被人所支配、利用，具有一定价值和使用价值的物质财富，如食品、药品、化妆品、医疗器械等。物在法律上有不同的分类，如流通物、限制流通物和禁止流通物等，并非一切具有自然属性的物都能成为法律关系的客体，如假药和不合格食品，属于法律上的禁止流通物。

2. 行为 是指行为主体为达到一定目的所进行的活动，如申请许可、卫生审批、医疗服务等。行为分为作为和不作为两种形式。前者是积极的行为，后者是对一定行为的限制。

3. 人身利益 人格利益和身份利益，是人格权和身份权的客体，如患者的生命、健康、隐私等。

4. 精神产品 是指行为主体的脑力劳动所创造的智力成果，属于精神财富，如医药卫生科学发明、学术论文、医学著作等。

（三）卫生法律关系的内容

卫生法律关系的内容，是指卫生法律关系的主体针对特定客体在一定条件下依法享有的权利和承担的义务。卫生法律权利和义务是卫生法律关系的基本内容。卫生法律关系的当事人都是一定权利的享有者和义务的承担者。卫生法律关系本质上是当事人之间的权利义务关系。权利是卫生法律关系中的权利主体依照卫生法规定，根据自己的意愿做出或者不作出某种行为的可能性。义务是卫生法律关系中的义务主体依照卫生法规定，为了满足权利主体某种利益而为一定行为或者不为一定行为的必要性。

三、卫生法律关系的产生、变更和消灭

（一）卫生法律关系的产生

卫生法律关系的产生，是指在卫生活动中，因某种事实的存在，使人们之间为一定权益的实现而形成了权利和义务关系。如患者的就医行为引起医患服务法律关系的产生；卫生行政部门对公共场所进行卫生检查而引起卫生行政法律关系的产生等。

（二）卫生法律关系的变更

卫生法律关系的变更，是指因某种事实的存在而使原有的卫生法律关系发生变动。在已经形成的卫生法律关系中，常常会出现一些新的情况而使原本的法律关系产生变动。如卫生管理机关的设立与撤销，会引起卫生管理关系主体的变更；发生了医疗事故，可能会引起卫生法律关系内容的变更等。

（三）卫生法律关系的消灭

卫生法律关系的消灭，是指因某种事实的存在使原有卫生法律关系中的权利和义务消失和终止。卫生法律关系消失和终止主要有两个原因：①义务方依法履行了法定的义务，从而使卫生法律关系消失；②卫生法律关系主体双方或一方不存在了（如组织被撤销或者自然人死亡），使原本存在的卫生法律关系终止。

（四）法律事实的种类

法律事实，是指卫生法律规范所规定的，能够直接引起卫生法律关系产生、变更和消灭的客观情况。一切卫生法律关系的产生、变更和消灭，都是由一定的法律事实所引起的。以是否以人的意志为转移为依据，可将法律事实主要分为法律事件和法律行为两类。

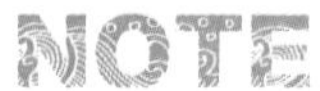

1. 法律事件 是指法律规定的能够直接引起卫生法律关系变动而又不以当事人意志为转

移的客观情况或现象，包括自然事件和社会事件。前者如人的生老病死等，如人的出生便产生了父母与子女的抚养关系和监护关系；后者如战争、卫生政策的突然改变等不可抗力的现象。

2. 法律行为　是指能够直接引起卫生法律关系变动，当事人有意识有目的的某种活动。分为合法行为和违法行为。卫生法律关系的产生、变更和消灭，绝大多数是由当事人的行为引起的。

第三节　卫生法的制定和实施

一、卫生法的制定

（一）卫生法制定的概念

卫生法的制定，又称卫生立法，是指有权的国家机关依照法定的权限和程序，制定、认可、修改或者废止规范性卫生法律文件的活动。制定和认可是卫生法的创制的两种方式。制定是指国家机关进行的直接卫生立法活动；认可是指国家机关进行的旨在赋予某些卫生习惯、判例、法理及法的效力的活动；修改和废止是指随着社会发展进步，国家机关适时变更现行卫生法律规范的活动。

（二）卫生法制定的基本原则

卫生法制定的基本原则，是指卫生立法应遵循的基本准则，是立法指导思想在立法实践中的重要体现。根据《立法法》的规定，卫生立法活动应当遵循以下基本原则：

1. 遵循宪法基本原则　又称为合宪原则，表现为立法机关必须按照宪法规定的职权和程序来进行卫生立法，制定卫生法律、法规及其他规范性法律文件，必须以宪法为依据，不得与宪法相抵触。宪法是国家的根本大法，是人民意志和利益的集中体现，只有坚持和维护宪法原则，才能使卫生立法工作坚持正确的政治方向，反映人民群众医药卫生方面的愿望和要求，以保障和实现宪法所确定的公民的健康权益。

2. 维护法制统一原则　是指包括立法在内的法律内部的和谐统一。法制统一原则要求：①卫生立法应当立足全局，统筹兼顾；②各立法机关应当依照宪法和立法法规定的立法权限和程序立法，理清各卫生法律、法规之间的效力等级，使之互不矛盾；③各部门法之间应当相互补充和配合，防止重复；④避免不同类别法律规范之间的矛盾，或者同一类别法律规范之间的矛盾；⑤卫生立法应当从国家的整体利益出发，维护社会主义法制的统一和尊严。

3. 坚持民主立法原则　是指卫生立法要坚持群众路线，广泛听取人民群众的意见，在民主的基础上，实现卫生立法的民主性、科学性。民主立法的原则要求：①立法主体要具有广泛性，立法权的根本属于人民，由人民行使；②立法内容要具有人民性，以维护人民利益为宗旨，确认和保障人民的权利；③立法活动过程和程序要具有民主性，立法要贯彻群众路线，使人民通过必要途径，参与立法，表达意愿。

4. 从实际出发原则　又称立法的适时性原则，是辩证唯物主义的思想路线在我国卫生立法中的具体运用和体现。从实际出发的原则要求：卫生立法要从我国国情出发，正确认识我国的国情，适应经济社会发展和全面深化改革的要求，科学合理地规定公民、法人，以及其他组

NOTE

织的权利与义务和国家机关的权力与责任，借鉴、吸收外国及本国历史上卫生立法的有益经验，正确对待和运用卫生法的移植和继承，并根据形势发展的要求，不断完善卫生法律，使我国卫生法符合国情、体现特色。

（三）卫生法的制定程序

卫生法的制定程序，是指有权的国家机关制定卫生法所必须遵循的法定步骤和方式。《立法法》对法律的制定程序作了明确规定，也对行政法规和地方性法规和规章作了原则性规定，卫生法的制定必须依照法定程序进行。以卫生法律为例，其制定程序包括：

1. 卫生法律议案的提出 享有法律议案提案权的机关或个人向立法机关提出关于制定、修改、废止某项卫生法律的正式提案。

2. 卫生法律草案的审议 卫生法律议案列入日程以后，有权机关或者有权机关委托专家起草卫生法律草案。卫生法律草案应经过常委会会议审议或全国人大教科文卫委员会、法律委员会审议等。

3. 卫生法律案的表决、通过 卫生法律案提请全国人民代表大会常委会三次审议后，由常委会全体会议投票表决，全体组成人员过半数同意为通过。

4. 卫生法律的公布 获全国人民代表大会常委会通过的卫生法律，由国家主席以主席令的形式公布。卫生法律的公布是卫生立法的最后程序，是卫生法律生效的前提。法律通过后，凡是未经公布的，均不发生法律效力。

二、卫生法的实施

卫生法的实施，是指通过一定的方式使卫生法律规范在社会生活中得到贯彻和实现的活动。卫生法的实施过程，是把卫生法的规定转化为主体行为的过程，是卫生法作用于社会关系的特殊形式。卫生法的实施主要包括卫生法的遵守、适用和执行，以及卫生行政执法监督。

（一）卫生法的遵守

1. 卫生法遵守的概念 是指国家机关、社会组织和公民依照卫生法的规定，行使权利（权力）和履行义务（职责）的活动。守法是卫生法实施的一种重要形式。

2. 卫生法遵守的主体 是指一个国家中应当遵守卫生法律的人和组织。在我国，一切组织和个人都是守法的主体。守法主体具有广泛性，既包括一切国家机关、社会组织和我国全体公民，也包括我国领域内的外国组织、外国人和无国籍人。

3. 卫生法遵守的范围 是指守法主体必须遵守的行为规范种类。守法的范围取决于一个国家法的渊源，主要包括宪法、卫生法律、卫生行政法规、卫生规章、地方性卫生法规、卫生自治条例和单行条例及我国缔结或加入的国际卫生条约等。

4. 卫生法遵守的内容 包括履行法律义务和行使法律权利两个方面，是履行义务和行使权利的有机统一。

（二）卫生法的适用

1. 卫生法的适用概念 卫生法的适用有广义和狭义之分。广义的卫生法的适用，是指国家机关和法律授权委托的社会组织依照法定的职权和程序，将卫生法律规范运用到具体的人或组织中，从而解决具体问题的一种专门活动。包括卫生计生行政部门，以及法律授权的组织依法进行的卫生执法活动和司法机关依法处理有关违法犯罪案件的司法活动。狭义的卫生法的适用，仅指司法活动。这里仅指狭义的卫生法的适用。

2. 卫生法的效力范围　是指卫生法的生效范围或适用范围，即卫生法在什么时间、什么地方和对什么人适用，包括卫生法的时间效力、空间效力和对人的效力三个方面：①卫生法的时间效力，是指卫生法生效、失效及对生效前所发生的行为和事件是否具有溯及力的问题；②卫生法的空间效力，是指卫生法适用的地域范围。主要有以下几种情况：一是法律的效力及与制定机关管辖的全部领域。如全国人民代表大会及其常委会制定的卫生法律，国务院发布的卫生行政法规，在全国范围内有效。二是地方人民代表大会及其常务委员会、民族自治机关颁布的地方性卫生法规、自治条例、单行条例，在其行政管辖区域范围内有效。三是国家机关制定的卫生法律、法规，明确规定了特定的适用范围的，即在其规定的范围内有效。某些卫生法律一定条件下还有域外效力；③卫生法对人的效力，是指一国法律对哪些人有约束力。主要有以下几种情况：一是我国公民在我国领域内，一律适用我国卫生法；我国公民在我国领域以外，原则上适用我国卫生法。法律有特别规定的按法律规定。二是外国人、无国籍人在我国领域内，除了享有外交特权、豁免权，以及法律另有规定的情况外都适用我国卫生法；法律有特别规定的执行该规定。在卫生民事和商事方面，按我国法或国际私法有关冲突规范办理。

3. 卫生法的适用规则　是指卫生法律规范之间发生冲突时如何选择适用卫生法律规范。卫生法的适用规则有：①上位法优于下位法。法的位阶是指法的效力等级。效力等级高的是上位法，效力等级低的则为下位法。不同位阶的卫生法律规范发生冲突时，应当选择适用位阶高的卫生法律规范。一般说来，制定机关在国家机关体系中的地位越高，卫生法律规范的效力等级也越高；②特别法优于一般法。它只能在同一机关制定的卫生法中适用这一规则。同一机关制定的卫生法，特别规定与一般规定不一致的，适用特别规定。不同机关制定的卫生法律规范，适用制定机关等级决定法律效力的一般原则；③新法优于旧法。同一机关按照相同的程序先后就同一领域的问题制定两个以上的卫生法律规范，即同一机关制定的卫生法，新的规定与旧的规定不一致的，适用新的规定。适用这一规则的前提是卫生法律规范的同一位阶，特别是同一机关制定。

（三）卫生法的执行

1. 卫生法的执行概念　卫生法的执行，又称卫生行政执法，是卫生法实施的基本形式之一。广义上的卫生行政执法是指卫生行政机关和法律授权委托的组织从事卫生行政管理，依照法定职权和程序，贯彻实施卫生法律的一切活动。卫生行政执法分为具体卫生行政行为和抽象卫生行政行为两种。具体卫生行政行为是卫生行政主体针对特定对象具体运用卫生法律规范做出的，是直接对特定对象产生法律后果的行为。抽象卫生行政行为是指卫生行政主体针对广泛、不特定的对象制定具有普遍约束力规范性文件的行为。狭义上的卫生行政执法仅指卫生行政主体将卫生法律规范运用于现实生活中的具体对象，处理具体卫生行政事件所作出的具体卫生行政行为。这里仅指狭义上的卫生行政执法。

2. 卫生行政执法主体的种类　卫生行政执法主体包括医药卫生行政机关、法律授权委托组织。主要有卫生行政机关、食品药品监督管理部门、质量监督检验检疫机关、环境保护行政机关、安全生产监督管理部门，以及其他卫生行政执法部门。

3. 卫生行政执法行为　是指卫生行政执法主体在其法定职权范围内实施卫生行政执法活动、管理社会公共卫生事务的过程中，做出的具有法律意义和法律效力的行为。它分为：①行

NOTE

政赋权行为：主要有卫生行政许可、卫生行政奖励、卫生行政救助等。②行政权限行为：主要有卫生行政处罚、卫生行政强制、卫生行政命令等。③行政确认行为：主要有卫生行政证明、卫生行政鉴定等。④行政裁决行为：如医疗损害赔偿裁决、卫生权属纠纷裁决等。⑤行政救济行为：主要有行政撤销、行政变更、行政赔偿和行政补偿等。

（四）卫生行政执法监督

1. 卫生行政执法监督的概念 广义上的卫生行政执法监督，是指国家机关、社会组织和公民，依法对卫生行政执法主体的卫生行政执法活动的合法性进行的监督。狭义上的卫生行政执法监督，是指有法定监督职权的主体依照法律规定，对卫生行政执法主体的执法活动进行的督查、督促、检查和纠正。卫生行政执法监督是卫生法实施的重要环节，有利于提高卫生行政执法质量，保障公民、法人，以及其他组织的合法权益。

2. 卫生执法监督体系 是指国家机关、社会组织和公民依法对卫生行政执法活动的合法性进行监督所构成的多层次的系统。卫生行政执法监督体系可分为国家监督和社会监督两大系统，前者包括国家权力机关的监督、行政监督、审判监督和检察监督；后者包括社会组织监督、公民监督、法律职业群体监督，以及社会舆论监督等。

第四节　卫生法律责任与法律救济

一、卫生法律责任

（一）卫生法律责任的概念

卫生法律责任，是指法律规定的因损害法律上的权利义务关系而导致相关主体所应承担的强制性不利后果。卫生法律责任具有以下特点：①卫生法律责任是违反卫生法律规范的后果。②卫生法律责任必须由卫生法律规范明确规定。③卫生法律责任必须由法定机关予以追究。

（二）卫生法律责任的种类

根据所违反法律规范性质的不同，卫生法律责任可分为行政责任、民事责任和刑事责任。

1. 行政责任 是指因违反卫生行政法律规范或卫生行政法规定的事由所应承担的法定的不利后果。主要包括行政处罚和行政处分两种：①行政处罚是由特定卫生行政机关对违反卫生行政管理秩序的公民、法人，以及其他组织实施的一种卫生行政制裁。依照《行政处罚法》的规定，行政处罚的种类主要有：警告，罚款，没收违法所得、没收非法财物，责令停产停业，暂扣或者吊销许可证等。卫生行政处罚一般由卫生行政部门、食品药品监督管理部门决定，其中有的还须报请同级人民政府批准。②行政处分是由有管辖权的卫生行政机关对违反卫生行政法律、法规的国家机关工作人员或者被授权委托的执法人员所实施的惩罚措施。依照《公务员法》的规定，行政处分的种类主要有：警告、记过、记大过、降级、撤职、开除。

2. 民事责任 是指由于违反民事法律规范，侵害公民、法人或其他组织的合法权益，依法承担的法定不利后果。根据《民法总则》的规定，承担民事责任的方式有：停止损害，排除妨碍，消除危险，返还财产，恢复原状，修理、重作、更换，继续履行，赔偿损失，支付违约金，消除影响、恢复名誉，赔礼道歉等。卫生法所涉及的民事责任以赔偿损失为主要形式。

NOTE

3. 刑事责任 是指违反卫生法的行为，侵害了刑法所保护的社会关系，构成犯罪所应承担的法定不利后果。我国刑罚分为主刑和附加刑两大类。主刑包括管制、拘役、有期徒刑、无期徒刑和死刑。附加刑，又称从刑，包括罚金、剥夺政治权利、没收财产。对于外国人犯罪，还可以独立适用或附加适用驱逐出境。

二、卫生法律救济

（一）卫生法律救济的概念

卫生法律救济，是指卫生法律主体认为其合法权益受到侵害，依照法律规定向有权受理的国家机关告诉并要求解决，予以补救的法律制度。

（二）卫生法律救济的方式

卫生法律救济的方式主要包括卫生行政法律救济、卫生民事法律救济和卫生刑事法律救济。

1. 卫生行政法律救济 是指公民、法人或者其他组织认为卫生行政机关的行政行为造成其合法权益的损害，请求有关国家机关给予纠正、补济的法律制度的总称。

卫生行政法律救济的方式主要包括：①卫生行政诉讼。指公民、法人或者其他组织认为行政机关和行政机关工作人员的具体行政行为侵犯其合法权益，依法向人民法院提起诉讼的法律制度。②卫生行政复议。指公民、法人或者其他组织认为卫生行政机关的具体行政行为侵犯其合法权益，按照法定的程序和条件向做出该具体行政行为的上一级卫生行政机关提出行政复议申请，受理申请的行政机关对该具体行政行为进行复查，并做出复议决定的制度。卫生行政复议是行政机关内部纠错机制，以准司法的方式来审理特定的行政争议，是一种重要的法律救济。③卫生行政赔偿。指卫生行政机关及其工作人员违法行使职权，侵犯公民、法人或者其他组织的合法权益并造成损害，由行政主体给予赔偿的法律制度。

2. 卫生民事法律救济 是指民事主体基于卫生民事争议冲突依法向有权受理的国家机关告诉并要求解决，予以补救的法律制度。卫生民事法律救济的主要方式是卫生民事诉讼，一般又称为“打民事官司”，是国家利用公权力解决私权纠纷的活动，具有严格的规范性和国家强制性。

3. 卫生刑事法律救济 是指行为人的行为已经触犯刑法的规定，可能构成犯罪时，通过国家特定机关对涉嫌犯罪的单位或个人依法做出处理，对受害对象予以补救的法律制度。卫生刑事法律救济的主要方式是卫生刑事诉讼法律救济。

【思考题】

1. 国内卫生法发展的趋势与国外卫生法发展的趋势有何不同？
2. 卫生法制定有何意义？
3. 简述卫生法的适用范围。

NOTE

第二章 传染病防治法律制度

第一节 概述

一、传染病的概念

传染病，是指由各种病原体引起的能在人与人、动物与动物或人与动物之间相互传播的一类疾病。病原体可以是微生物或寄生虫，包括病毒、立克次体、细菌、真菌、螺旋体、原虫等。

传染病的传播和流行需要具备三个环节：传染源（能排出病原体的人或动物）、传播途径（病原体传染他人的途径）和易感者（对传染病无免疫力者）。切断其中任何一个环节，就可以防止传染病的传播和流行。

二、传染病防治立法

20 世纪 50 年代初，卫生部制定了《种痘暂行办法》《交通检疫暂行办法》《民用航空检疫暂行办法》《传染病管理办法》等卫生法律。1957 年，第一届全国人大常委会通过了我国第一部卫生专门法律《国境卫生检疫条例》。同年，国务院批准了《国境卫生检疫条例实施规则》。改革开放后，传染病相关立法步伐进一步加快。1978 年，经国务院批准，卫生部颁布了《急性传染病管理条例》。1986 年 12 月，第六届全国人大常委会第十八次会议通过了《国境卫生检疫法》。为了预防、控制和消除传染病的发生与流行，保障人体健康和公共卫生，1989 年 2 月 21 日，第七届全国人大常委会第六次会议通过了《传染病防治法》，并于 2004 年进行了修订。1989 年、1991 年，卫生部分别发布了经国务院批准的《中国国境卫生检疫法实施细则》《传染病防治法实施办法》。1998 年，国务院发布了《国内交通卫生检疫条例》。

进入 21 世纪，与传染病防治有关的立法进程继续加速。国务院陆续发布了《突发公共卫生事件应急条例》《医疗废物管理条例》《病原微生物实验室生物安全管理条例》《疫苗流通和预防接种管理条例》《艾滋病防治条例》《血吸虫病防治条例》。卫生部也发布了新的《消毒管理办法》《传染性非典型肺炎防治管理办法》《突发公共卫生事件与传染病疫情监测信息报告管理办法》《医疗机构传染病预检分诊管理办法》《医院感染管理办法》，以及新的《性病防治管理办法》《结核病防治管理办法》。

三、传染病防治法的适用范围

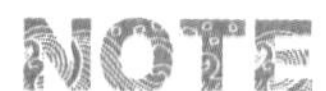

根据《传染病防治法》的规定，在中华人民共和国领域内的一切单位和个人，必须接受疾病预防控制机构、医疗机构有关传染病的调查、检验、采集样本、隔离治疗等预防、控制措

施，如实提供有关情况。“一切单位”包括我国的一切机关、团体、企事业单位，也包括在我国境内的外资企业、中外合资、合作企业等。“一切个人”包括我国领域内的一切自然人，包括中国人、具有外国国籍的人和无国籍人，外交人员也没有传染病防治方面的豁免权。

四、传染病防治方针与原则

根据《传染病防治法》的规定，国家对传染病防治实行预防为主的方针，防治结合、分类管理、依靠科学、依靠群众的原则。

1. 预防为主　传染病防治要把预防工作放在首位，防患于未然。从预防传染病发生入手，通过采取各种防治措施，使传染病不发生、不流行。预防为主并非轻视医疗，而是要求无病防病，有病治病，立足于防。

2. 防治结合　在贯彻预防为主方针的前提下，实行预防措施和治疗措施相结合。它既符合阻断形成传染病流行的3个环节，即管理传染源、切断传播途径、保护易感人群，又符合由过去单纯的生物医学模式向生物－心理－社会医学模式转变。

3. 分类管理　根据传染病不同病种的传播方式、传播速度、流行强度，以及对人类健康危害程度的不同，参照国际统一分类标准所确定的一种科学管理原则。传染病实行分类管理既是法律的原则性与灵活性相结合的体现，也是经济有效的突出重点、兼顾一般管理原则的体现，符合我国国情，特别是符合我国广大农村的客观情况。

4. 依靠科学　在传染病防治工作中，要发扬科学精神，坚持科学决策；普及科学知识，加强科学引导；做好科学预防，实行科学治疗；依靠科学技术，组织科学攻关。

5. 依靠群众　传染病防治工作的依靠力量是群众，工作对象也是群众，所以传染病防治工作必须以群众自觉参与和积极配合为条件。国家支持和鼓励公民个人参与传染病防治工作，同时，公民也应当根据法律规定，接受疾病预防控制机构、医疗机构有关传染病的调查、检验、采集样本、隔离治疗等预防和控制措施，并如实提供有关情况。

五、传染病的分类

（一）《传染病防治法》中规定的法定传染病及其分类

传染病种类很多，哪一种传染病应当列入法定传染病，是根据我国社会经济的发展水平、传染病的发病水平和危害程度，并结合国际通用作法决定的。同时，根据传染病对人体健康和社会的危害程度，将传染病分为甲类、乙类和丙类，对不同类别的传染病采取相应的预防和控制措施。我国《传染病防治法》将列为法定管理的37种传染病分为甲类、乙类和丙类。

1. 甲类传染病　鼠疫、霍乱。

2. 乙类传染病　传染性非典型肺炎、艾滋病、病毒性肝炎、脊髓灰质炎、人感染高致病性禽流感、麻疹、流行性出血热、狂犬病、流行性乙型脑炎、登革热、炭疽、细菌性和阿米巴性痢疾、肺结核、伤寒和副伤寒、流行性脑脊髓膜炎、百日咳、白喉、新生儿破伤风、猩红热、布鲁氏菌病、淋病、梅毒、钩端螺旋体病、血吸虫病、疟疾。

3. 丙类传染病　流行性感冒、流行性腮腺炎、风疹、急性出血性结膜炎、麻风病、流行性和地方性斑疹伤寒、黑热病、棘球蚴病（包虫病）、丝虫病，除霍乱、细菌性和阿米巴性痢疾、伤寒和副伤寒以外的感染性腹泻病。

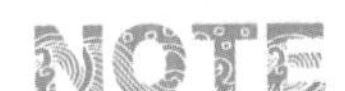

（二）法定传染病种类及分类的动态调整

伴随着人类社会的不断延续，致病性菌毒种也会不断变化，也必然会有新的危害严重的传染病出现。同时，科学技术的发展也使人类不断找到应对某种传染病的有效手段。因此，法定传染病的种类及分类也应根据具体情况，经法定程序做相应的动态调整。根据《传染病防治法》的规定，国务院卫生行政部门根据传染病暴发、流行情况和危害程度，可以决定增加、减少或者调整乙类、丙类传染病病种并予以公布。对乙类传染病中传染性非典型肺炎、炭疽中的肺炭疽和人感染高致病性禽流感，采取甲类传染病的预防、控制措施。其他乙类传染病和突发原因不明的传染病需要采取甲类传染病的预防、控制措施的，由国务院卫生行政部门及时上报，经国务院批准后予以公布、实施。需要解除依照上述规定采取的甲类传染病预防、控制措施的，由国务院卫生行政部门上报，经国务院批准后予以公布。省、自治区、直辖市人民政府对本行政区域内常见、多发的其他地方性传染病，可以根据情况决定按照乙类或者丙类传染病管理并予以公布，报国务院卫生行政部门备案。

2008 年 5 月 2 日，卫生部决定将手足口病列入《传染病防治法》规定的丙类传染病进行管理。2009 年 4 月 30 日，卫生部经国务院批准，将甲型 H1N1 流感纳入《传染病防治法》规定的乙类传染病，并采取甲类传染病的预防、控制措施。2013 年 10 月 28 日，国家卫生计生委发布《关于调整部分法定传染病病种管理工作的通知》，将人感染 H7N9 禽流感纳入法定乙类传染病；将甲型 H1N1 流感从乙类调整为丙类，并纳入现有流行性感冒进行管理。解除对人感染高致病性禽流感采取的传染病防治法规定的甲类传染病预防、控制措施。

六、传染病防治的管理体制

我国传染病防治管理体制的特点为政府领导、多部门分工合作、全社会配合协作。

（一）各级人民政府的职责

各级人民政府领导传染病防治工作。县级以上人民政府制定传染病防治规划并组织实施，建立健全传染病防治的疾病预防控制、医疗救治和监督管理体系。

（二）政府有关部门的职责

国务院卫生行政部门主管全国传染病防治及其监督管理工作。县级以上地方人民政府卫生行政部门负责本行政区域内的传染病防治及其监督管理工作。县级以上人民政府其他部门在各自的职责范围内负责传染病防治工作。军队的传染病防治工作，依照传染病防治法和国家有关规定办理，由中国人民解放军卫生行政部门实施监督管理。

（三）疾病预防控制机构的职责

各级疾病预防控制机构承担传染病监测、预测、流行病学调查、疫情报告，以及其他预防、控制工作。

（四）医疗机构的职责

医疗机构承担与医疗救治有关的传染病防治工作和责任区域内的传染病预防工作。城市社区和农村基层医疗机构在疾病预防控制机构的指导下，承担城市社区、农村基层相应的传染病防治工作。

（五）社会其他组织和个人的职责

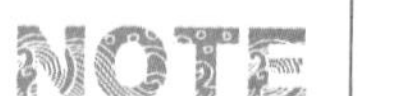

居民委员会、村民委员会应当组织居民、村民参与社区、农村的传染病预防与控制活动。

新闻媒体应当无偿开展传染病防治和公共卫生教育的公益宣传。各级各类学校应当对学生进行健康知识和传染病预防知识的教育。医学院校应当加强预防医学教育和科学研究，对在校学生，以及其他与传染病防治相关人员进行预防医学教育和培训，为传染病防治工作提供技术支持。中华人民共和国领域内的一切单位和个人，必须接受疾病预防控制机构、医疗机构有关传染病的调查、检验、采集样本、隔离治疗等预防、控制措施，如实提供有关情况。发现传染病患者或者疑似传染病患者时，应当及时向附近的疾病预防控制机构或者医疗机构报告。

七、传染病患者、病原携带者和疑似传染病患者合法权益保护

传染病患者、疑似传染病患者，是指根据卫生部发布的《传染病防治法规定管理的传染病诊断标准》，符合传染病患者和疑似传染病患者诊断标准的人。病原携带者，是指感染病原体无临床症状但能排除病原体的人。

根据《传染病防治法》的规定，国家和社会应当关心、帮助传染病患者、病原携带者和疑似传染病患者，使其得到及时救治。任何单位和个人不得歧视传染病患者、病原携带者和疑似传染病患者。疾病预防控制机构、医疗机构不得泄露涉及个人隐私的有关信息、资料。

第二节　传染病防治法的主要内容

一、传染病预防

传染病防治的主要方针是预防为主，所以传染病预防在整个传染病防治工作中无疑居于非常重要的地位。

（一）组织开展群众性卫生活动

各级人民政府组织开展群众性卫生活动，进行预防传染病的健康教育，倡导文明健康的生活方式，提高公众对传染病的防治意识和应对能力，加强环境卫生建设，消除鼠害和蚊、蝇等病媒生物的危害。各级人民政府农业、水利、林业行政部门按照职责分工负责指导和组织消除农田、湖区、河流、牧场、林区的鼠害与血吸虫危害，以及其他传播传染病的动物和病媒生物的危害。铁路、交通、民用航空行政部门负责组织消除交通工具，以及相关场所的鼠害和蚊、绳等病媒生物的危害。地方各级人民政府应当有计划地建设和改造公共卫生设施，改善饮用水卫生条件，对污水、污物、粪便进行无害化处置。

（二）制定传染病预防控制预案

传染病预防控制预案，是指经过一定程序制定的开展传染病预防控制工作的事先指导方案。县级以上地方人民政府应当制定传染病预防、控制预案，报上一级人民政府备案。

传染病预防、控制预案通常包括以下内容：①传染病预防控制指挥部的组成和相关部门的职责。②传染病的监测、信息收集、分析、报告、通报制度。③疾病预防控制机构、医疗机构在发生传染病疫情时的任务与职责。④传染病暴发、流行情况的分级，以及相应的应急工作方案。⑤传染病预防、疫点疫区现场控制，应急设施、设备、救治药品和医疗器械，以及其他物资和技术的储备与调用。

（三）预防接种

国家实行有计划的预防接种制度；国家对儿童实行预防接种证制度；国家免疫规划项目的预防接种实行免费。国务院卫生行政部门和省、自治区、直辖市人民政府卫生行政部门，根据传染病预防、控制的需要，制定传染病预防接种规划并组织实施。用于预防接种的疫苗必须符合国家质量标准。医疗机构、疾病预防控制机构与儿童的监护人应当相互配合，保证儿童及时接受预防接种。

（四）传染病监测

国家建立传染病监测制度。国务院卫生行政部门制定国家传染病监测规划和方案。省、自治区、直辖市人民政府卫生行政部门根据国家传染病监测规划和方案，制定本行政区域的传染病监测计划和工作方案。各级疾病预防控制机构对传染病的发生、流行，以及影响其发生、流行的因素，进行监测；对国外发生、国内尚未发生的传染病或者国内新发生的传染病，进行监测。

（五）传染病预警

国家建立传染病预警制度。国务院卫生行政部门和省、自治区、直辖市人民政府根据传染病发生、流行趋势的预测，及时发出传染病预警，根据情况予以公布。地方人民政府和疾病预防控制机构接到国务院卫生行政部门或者省、自治区、直辖市人民政府发出的传染病预警后，应当按照传染病预防、控制预案，采取相应的预防、控制措施。

（六）防止医源性感染和医院感染

医疗机构必须严格执行国务院卫生行政部门规定的管理制度、操作规范，防止传染病的医源性感染和医院感染。医疗机构应当确定专门的部门或者人员，承担传染病疫情报告、本单位的传染病预防、控制，以及责任区域内的传染病预防工作；承担医疗活动中与医院感染有关的危险因素监测、安全防护、消毒、隔离和医疗废物处置工作。疾病预防控制机构应当指定专门人员负责对医疗机构内传染病预防工作进行指导、考核，开展流行病学调查。

（七）防止传染病病原体的实验室感染和病原微生物的扩散

疾病预防控制机构、医疗机构的实验室和从事病原微生物实验的单位，应当符合国家规定的条件和技术标准，建立严格的监督管理制度，对传染病病原体样本按照规定的措施实行严格监督管理，严防传染病病原体的实验室感染和病原微生物的扩散。

（八）防止经血液传播疾病的发生

采供血机构、生物制品生产单位必须严格执行国家有关规定，保证血液、血液制品的质量。禁止非法采集血液或者组织他人出卖血液。疾病预防控制机构、医疗机构使用血液和血液制品，必须遵守国家有关规定，防止因输入血液、使用血液制品引起经血液传播疾病的发生。

（九）加强有关消毒工作

对被传染病病原体污染的污水、污物、场所和物品，有关单位和个人必须在疾病预防控制机构的指导下或者按照其提出的卫生要求，进行严格消毒处理。

用于传染病防治的消毒产品、饮用水供水单位供应的饮用水和涉及饮用水卫生安全的产品，应当符合国家卫生标准和卫生规范。饮用水供水单位从事生产或者供应活动，应当依法取得卫生许可证。

NOTE

（十）自然疫源地大型建设项目卫生调查及传染病监测

自然疫源地，是指某些可引起人类传染病的病原体在自然界的野生动物中长期存在和循环的地区。在国家确认的自然疫源地计划兴建水利、交通、旅游、能源等的，应当事先由省级以上疾病预防控制机构对施工环境进行卫生调查。建设单位应当根据疾病预防控制机构的意见，采取必要的传染病预防、控制措施。施工期间，建设单位应当设专人负责工地上的卫生防疫工作。工程竣工后，疾病预防控制机构应当对可能发生的传染病进行监测。

（十一）人畜共患传染病管理

县级以上人民政府农业、林业行政部门，以及其他有关部门，依据各自的职责负责与人畜共患传染病有关的动物传染病的防治管理工作。与人畜共患传染病有关的野生动物、家畜家禽，经检疫合格后，方可出售、运输。

二、传染病疫情的报告、通报和公布

（一）传染病疫情的报告

1. 疫情报告主体　疾病预防控制机构、医疗机构和采供血机构及其执行职务的人员发现传染病防治法规定的传染病疫情或者发现其他传染病暴发、流行以及突发原因不明的传染病时，应当遵循疫情报告属地管理原则，按照国务院规定的或者国务院卫生行政部门规定的内容、程序、方式和时限报告。军队医疗机构向社会公众提供医疗服务，发现规定的传染病疫情时，应当按照国务院卫生行政部门的规定报告。任何其他单位和个人发现传染病患者或者疑似传染病患者时，也应依法进行报告。

《突发公共卫生事件与传染病疫情监测信息报告管理办法》进一步明确规定，各级各类医疗机构、疾病预防控制机构、采供血机构均为责任报告单位；其执行职务的人员和乡村医生、个体开业医生均为责任疫情报告人，必须按照传染病防治法的规定进行疫情报告，履行法律规定的义务。

2. 疫情报告的内容及要求　疫情报告的主要内容有传染病防治法规定的传染病疫情，其他传染病暴发、流行情况，突发原因不明的传染病及传染病菌种、毒种丢失情况。

依法负有传染病疫情报告职责的人民政府有关部门、疾病预防控制机构、医疗机构、采供血机构及其工作人员，不得隐瞒、谎报、缓报传染病疫情。

3. 疫情报告的程序、方式及时限　根据《传染病信息报告管理规范（2015 年版）》的要求，传染病报告实行属地化管理，首诊负责制。传染病报告卡由首诊医生或其他执行职务的人员负责填写。现场调查时发现的传染病病例，由属地医疗机构诊断并报告。采供血机构发现阳性病例也应填写报告卡。

传染病疫情信息实行网络直报或直接数据交换。不具备网络直报条件的医疗机构，在规定的时限内将传染病报告卡信息报告属地乡镇卫生院、城市社区卫生服务中心或县级疾病预防控制机构进行网络报告，同时传真或寄送传染病报告卡至代报单位。

责任报告单位和责任疫情报告人发现甲类传染病和乙类传染病中的肺炭疽、传染性非典型肺炎等按照甲类管理的传染病患者或疑似患者时，或发现其他传染病和不明原因疾病暴发时，应于 2 小时内将传染病报告卡通过网络报告。对其他乙类、丙类传染病患者、疑似患者和规定报告的传染病病原携带者在诊断后，应于 24 小时内进行网络报告。不具备网络直报条件的医

NOTE

疗机构及时向属地乡镇卫生院、城市社区卫生服务中心或县级疾病预防控制机构报告，并于24小时内寄送出传染病报告卡至代报单位。

（二）传染病疫情的通报

传染病疫情是传染病防治过程中的核心信息，掌握该信息的部门应当及时向其他相关部门通报。国务院卫生行政部门应当及时向国务院其他有关部门和各省、自治区、直辖市人民政府卫生行政部门通报全国传染病疫情，以及监测、预警的相关信息。毗邻的以及相关的地方人民政府卫生行政部门，应当及时互相通报本行政区域的传染病疫情及监测、预警的相关信息。

县级以上人民政府有关部门发现传染病疫情时，应当及时向同级人民政府卫生行政部门通报。中国人民解放军卫生行政部门发现传染病疫情时，应当向国务院卫生行政部门通报。

动物防疫机构和疾病预防控制机构，应当及时互相通报动物间和人间发生的人畜共患传染病疫情，以及相关信息。

（三）传染病疫情信息的公布

传染病疫情信息事关人民群众的切身利益，国家应当保证公众的知情权，切实加强政府信息公开，对传染病疫情信息进行及时、准确地公布。《传染病防治法》规定，国家建立传染病疫情信息公布制度。国务院卫生行政部门定期公布全国传染病疫情信息。省、自治区、直辖市人民政府卫生行政部门定期公布本行政区域的传染病疫情信息。传染病暴发、流行时，国务院卫生行政部门负责向社会公布传染病疫情信息，并可以授权省、自治区、直辖市人民政府卫生行政部门向社会公布本行政区域的传染病疫情信息。

三、传染病疫情的控制

（一）控制措施

1. 医疗机构采取的控制措施 医疗机构发现甲类传染病时，应当及时采取下列措施：①对患者、病原携带者予以隔离治疗，隔离期限根据医学检查结果确定；②对疑似患者，确诊前在指定场所单独隔离治疗；③对医疗机构内的患者、病原携带者、疑似患者的密切接触者，在指定场所进行医学观察和采取其他必要的预防措施。拒绝隔离治疗或者隔离期未满擅自脱离隔离治疗的，可以由公安机关协助医疗机构采取强制隔离治疗措施。

医疗机构发现乙类或者丙类传染病患者，应当根据病情采取必要的治疗和控制传播措施。医疗机构对本单位内被传染病病原体污染的场所、物品，以及医疗废物，必须依照法律、法规的规定实施消毒和无害化处置。

2. 疾病预防控制机构采取的控制措施 疾病预防控制机构发现传染病疫情或者接到传染病疫情报告时，应当及时采取下列措施：①对传染病疫情进行流行病学调查，根据调查情况提出划定疫点、疫区的建议，对被污染的场所进行卫生处理，对密切接触者，在指定场所进行医学观察和采取其他必要的预防措施，并向卫生行政部门提出疫情控制方案；②传染病暴发、流行时，对疫点、疫区进行卫生处理，向卫生行政部门提出疫情控制方案，并按照卫生行政部门的要求采取措施；③指导下级疾病预防控制机构实施传染病预防、控制措施，组织、指导有关单位对传染病疫情的处理。

（二）发生甲类传染病病例的场所或者人员的隔离措施

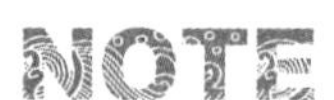

对已经发生甲类传染病病例的场所或者该场所内的特定区域的人员，所在地的县级以上地

方人民政府可以实施隔离措施，并同时向上一级人民政府报告；接到报告的上级人民政府应当即时做出是否批准的决定。上级人民政府做出不予批准决定的，实施隔离措施的人民政府应当立即解除隔离措施。在隔离期间，实施隔离措施的人民政府应当对被隔离人员提供生活保障；被隔离人员有工作单位的，所在单位不得停止支付其隔离期间的工作报酬。隔离措施的解除，由原决定机关决定并宣布。

（三）传染病暴发、流行时的紧急措施

传染病暴发、流行时，县级以上地方人民政府应当立即组织力量，按照预防、控制预案进行防治，切断传染病的传播途径，必要时，报经上一级人民政府决定，可以采取下列紧急措施并予以公告：①限制或者停止集市、影剧院演出或者其他人群聚集的活动；②停工、停业、停课；③封闭或者封存被传染病病原体污染的公共饮用水源、食品，以及相关物品；④控制或者扑杀染疫野生动物、家畜家禽；⑤封闭可能造成传染病扩散的场所。

上级人民政府接到下级人民政府关于采取前款所列紧急措施的报告时，应当即时做出决定。紧急措施的解除，由原决定机关决定并宣布。

（四）宣布疫区与疫区封锁

疫区，是指传染病在人群中暴发、流行，其病原体向周围播散时所能波及的地区。甲类、乙类传染病暴发、流行时，县级以上地方人民政府报经上一级人民政府决定，可以宣布本行政区域部分或者全部为疫区；国务院可以决定并宣布跨省、自治区、直辖市的疫区。县级以上地方人民政府可以在疫区内采取传染病防治中规定的针对传染病暴发、流行的那些紧急措施，并可以对出入疫区的人员、物资和交通工具实施卫生检疫。

省、自治区、直辖市人民政府可以决定对本行政区域内的甲类传染病疫区实施封锁；但是，封锁大、中城市的疫区或者封锁跨省、自治区、直辖市的疫区，以及封锁疫区导致中断干线交通或者封锁国境的，由国务院决定。疫区封锁的解除，由原决定机关决定并宣布。

（五）交通卫生检疫

发生甲类传染病时，为了防止该传染病通过交通工具及其乘运的人员、物资传播，可以实施交通卫生检疫。国务院 1998 年发布的《国内交通卫生检疫条例》对此进行了专门规定。2016 年修改的《国境卫生检疫法实施细则》对入境出境的交通卫生检疫也做出了规定。

（六）紧急调集人员及物资，临时征用

传染病暴发、流行时，根据传染病疫情控制的需要，国务院有权在全国范围或者跨省、自治区、直辖市范围内，县级以上地方人民政府有权在本行政区域内紧急调集人员或者调用储备物资，临时征用房屋、交通工具，以及相关设施、设备。紧急调集人员的，应当按照规定给予合理报酬。临时征用房屋、交通工具，以及相关设施、设备的，应当依法给予补偿；能返还的，应当及时返还。

四、传染病防治保障措施

（一）经费与物资保障

国家将传染病防治工作纳入国民经济和社会发展计划，县级以上地方人民政府将传染病防治工作纳入本行政区域的国民经济和社会发展计划。

县级以上地方人民政府按照本级政府职责负责本行政区域内传染病预防、控制、监督工作

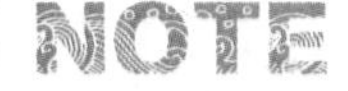

的日常经费。国务院卫生行政部门会同国务院有关部门，根据传染病流行趋势，确定全国传染病预防、控制、救治、监测、预测、预警、监督检查等项目。中央财政对困难地区实施重大传染病防治项目给予补助。省、自治区、直辖市人民政府根据本行政区域内传染病流行趋势，在国务院卫生行政部门确定的项目范围内，确定传染病预防、控制、监督等项目，并保障项目的实施经费。此外，县级以上人民政府负责储备防治传染病的药品、医疗器械和其他物资，以备调用。

（二）基层传染病防控体系建设

国家加强基层传染病防治体系建设，扶持贫困地区和少数民族地区的传染病防治工作。地方各级人民政府应当保障城市社区、农村基层传染病预防工作的经费。

（三）特定传染病困难人群的医疗救助

国家对患有特定传染病的困难人群实行医疗救助，减免医疗费用。目前实行医疗救治减免医疗费用的病种有结核病、艾滋病、晚期血吸虫病等。

（四）传染病防治人员的卫生防护、医疗保健和津贴

对从事传染病预防、医疗、科研、教学、现场处理疫情的人员，以及在生产、工作中接触传染病病原体的其他人员，有关单位应当按照国家规定，采取有效的卫生防护措施和医疗保健措施，并给予适当的津贴。

五、传染病防治的监督管理

（一）卫生行政部门的监督检查职责

省级以上人民政府卫生行政部门负责组织对传染病防治重大事项的处理。

县级以上人民政府卫生行政部门对传染病防治工作履行下列监督检查职责：①对下级人民政府卫生行政部门履行规定的传染病防治职责进行监督检查；②对疾病预防控制机构、医疗机构的传染病防治工作进行监督检查；③对采供血机构的采供血活动进行监督检查；④对用于传染病防治的消毒产品及其生产单位进行监督检查，并对饮用水供水单位从事生产或者供应活动，以及涉及饮用水卫生安全的产品进行监督检查；⑤对传染病菌种、毒种和传染病检测样本的采集、保藏、携带、运输、使用进行监督检查；⑥对公共场所和有关单位的卫生条件和传染病预防、控制措施进行监督检查。

县级以上人民政府卫生行政部门在履行监督检查职责时，有权进入被检查单位和传染病疫情发生现场调查取证，查阅或者复制有关的资料和采集样本。被检查单位应当予以配合，不得拒绝、阻挠。

（二）临时控制措施

县级以上地方人民政府卫生行政部门在履行监督检查职责时，发现被传染病病原体污染的公共饮用水源、食品，以及相关物品，如不及时采取控制措施可能导致传染病传播、流行的，可以采取封闭公共饮用水源、封存食品，以及相关物品或者暂停销售的临时控制措施，并予以检验或者进行消毒。经检验，属于被污染的食品，应当予以销毁；对未被污染的食品或者经消毒后可以使用的物品，应当解除控制措施。

NOTE

第三节　艾滋病和传染性非典型肺炎防治法律制度

一、艾滋病防治的法律规定

（一）艾滋病防治立法

艾滋病（AIDS），是指人类免疫缺陷病毒（艾滋病病毒）引起的获得性免疫缺陷综合征，主要通过血液、性接触和母婴进行传播。

自1981年美国发现第一例艾滋病患者以来，艾滋病已经成为全球性疾病。1985年6月，我国发现第一例艾滋病患者。目前我国艾滋病的流行形势主要表现为：①艾滋病流行波及范围广，全国低流行与局部地区和特定人群中的高流行并存，疫情上升趋势明显；②艾滋病感染者陆续进入发病期，面临艾滋病发病、死亡高峰；③性传播已成为主要传播途径，男性同性性行为人群疫情上升明显，配偶间传播增加，未开展预防母婴传播项目地区的母婴传播率处于较高水平。

为了预防、控制艾滋病的发生与流行，保障人体健康和公共卫生，2006年1月29日，国务院发布了《艾滋病防治条例》，自2006年3月1日起施行。这是当前我国有关艾滋病防治的专门立法。

（二）艾滋病的宣传教育

地方各级人民政府和政府有关部门应当组织开展艾滋病防治，以及关怀和不歧视艾滋病病毒感染者、艾滋病患者及其家属的宣传教育，提倡健康文明的生活方式，营造良好的艾滋病防治的社会环境。医疗卫生机构、计划生育技术服务机构、出入境检验检疫机构、学校、妇女联合会、红十字会、新闻媒体、其他机关、团体、企业事业单位、个体经济组织都应当根据《艾滋病防治条例》的要求承担与艾滋病防治有关的宣传教育职责。

（三）艾滋病的预防与控制

国家建立健全艾滋病监测网络，实行艾滋病自愿咨询和自愿检测制度。县级以上地方人民政府和政府有关部门应当根据本行政区域艾滋病的流行情况制定措施，鼓励和支持居民委员会、村民委员会及其他有关组织和个人推广预防艾滋病的行为干预措施，帮助有易感染艾滋病病毒危险行为的人群改变行为。

血站、单采血浆站、临时采集血液的医疗机构，均应当对采集的人体血液、血浆进行艾滋病检测。采集或者使用人体组织、器官、细胞、骨髓等的，也应当进行艾滋病检测。未经艾滋病检测或者艾滋病检测阳性的，不得采集或者使用。

（四）艾滋病的治疗与救助

医疗机构应当为艾滋病病毒感染者和艾滋病患者提供艾滋病防治咨询、诊断和治疗服务。医疗机构不得因就诊的患者是艾滋病病毒感染者或者艾滋病患者，推诿或者拒绝对其其他疾病进行治疗。对确诊的艾滋病病毒感染者和艾滋病患者，医疗卫生机构的工作人员应当将其感染或者发病的事实告知本人；本人为无行为能力人或者限制行为能力人的，应当告知其监护人。医疗卫生机构应当按照国务院卫生行政部门制定的预防艾滋病母婴传播技术指导方案的规定，

NOTE

对孕产妇提供艾滋病防治咨询和检测，对感染艾滋病病毒的孕产妇及其婴儿，提供预防艾滋病母婴传播的咨询、产前指导、阻断、治疗、产后访视、婴儿随访和检测等服务。

县级以上人民政府应当采取下列艾滋病防治关怀、救助措施：①向农村艾滋病患者和城镇经济困难的艾滋病患者免费提供抗艾滋病病毒治疗药品；②对农村和城镇经济困难的艾滋病病毒感染者、艾滋病患者适当减免抗机会性感染治疗药品的费用；③向接受艾滋病咨询、检测的人员免费提供咨询和初筛检测；④向感染艾滋病病毒的孕产妇免费提供预防艾滋病母婴传播的治疗和咨询。

生活困难的艾滋病患者遗留的孤儿和感染艾滋病病毒的未成年人接受义务教育的，应当免收杂费、书本费；接受学前教育和高中阶段教育的，应当减免学费等相关费用。县级以上地方人民政府应当对生活困难并符合社会救助条件的艾滋病病毒感染者、艾滋病患者及其家属给予生活救助。县级以上地方人民政府有关部门应当创造条件，扶持有劳动能力的艾滋病病毒感染者和艾滋病患者，从事力所能及的生产和工作。

（五）艾滋病病毒感染者、艾滋病患者的权利与义务

艾滋病病毒感染者、艾滋病患者享有法律法规规定的权利，任何单位和个人不得歧视艾滋病病毒感染者、艾滋病患者及其家属。艾滋病病毒感染者、艾滋病患者及其家属享有的婚姻、就业、就医、入学等合法权益受法律保护。未经本人或者其监护人同意，任何单位或者个人不得公开艾滋病病毒感染者、艾滋病患者及其家属的姓名、住址、工作单位、肖像、病史资料，以及其他可能推断出其具体身份的信息。

艾滋病病毒感染者和艾滋病患者应当履行下列义务：①接受疾病预防控制机构或者出入境检验检疫机构的流行病学调查和指导；②将感染或者发病的事实及时告知与其有性关系者；③就医时，将感染或者发病的事实如实告知接诊医生；④采取必要的防护措施，防止感染他人。艾滋病病毒感染者和艾滋病患者不得以任何方式故意传播艾滋病。

二、传染性非典型肺炎防治的法律规定

（一）传染性非典型肺炎防治立法

传染性非典型肺炎是一种由 SARS 冠状病毒引起的具有明显传染性，可累及多个脏器和系统，以肺炎为主要临床表现的急性呼吸道传染病，又称为严重急性呼吸综合征。该病具有传染性强、人群普遍易感、病情进展快、预后较差和危害大的特点。

为了有效预防和控制传染性非典型肺炎的发生与流行，保障公众的身体健康和生命安全，2003 年 5 月 12 日，卫生部发布了《传染性非典型肺炎防治管理办法》。

（二）传染性非典型肺炎防治体系

国务院卫生行政部门对全国传染性非典型肺炎的疾病防治工作实施统一监督管理。县级以上地方卫生行政部门对本行政区域传染性非典型肺炎的疾病防治工作实施监督管理。

各级疾病预防控制机构按照专业分工，承担责任范围内的传染性非典型肺炎监测管理工作；各级各类医疗机构承担责任范围内的传染性非典型肺炎防治管理任务。

任何单位和个人，必须接受疾病预防控制机构、医疗机构、卫生监督机构有关传染性非典型肺炎的查询、检验、调查取证、监督检查，以及预防控制措施，并有权检举、控告违反《传染性非典型肺炎防治管理办法》的行为。

NOTE

（三）传染性非典型肺炎的预防与控制

各级疾病预防控制机构履行非典型性肺炎预防与控制的重要职责，必要时，向集中收治患者或者疑似患者的医疗机构派驻人员，协助医疗机构开展预防控制工作。

疾病预防控制机构、医疗机构、从事传染性非典型肺炎科学研究机构，必须严格执行有关管理制度、操作规程，防止医源性感染、医院内感染、实验室感染和致病性微生物的扩散。

有关单位和个人必须按照疾病预防控制机构的要求，对被传染性非典型肺炎病原体污染的污水、污物、粪便进行严密消毒后处理。

医疗机构、疾病预防控制机构发现传染性非典型肺炎患者或者疑似患者时，应当及时采取控制措施。

（四）传染性非典型肺炎的医疗救治

县级以上地方卫生行政部门应当指定专门的医疗机构负责收治患者或者疑似患者；指定专门机构和车辆负责转运工作，并建立安全的转诊制度；指定医疗机构设立发热门诊和隔离观察室，负责收治可疑发热患者，实行首诊负责制。发现患者或者疑似患者时，应当采取应急控制措施，并及时报告当地疾病预防控制机构。

各级各类医疗机构应当设立预防保健组织或者人员，承担本单位和责任地段的传染病预防、控制和疫情管理工作。

医疗机构收治患者或者疑似患者，实行先收治、后结算的办法，任何医疗机构不得以费用为由拒收患者。对农民（含进城务工农民）和城镇困难群众中的传染性非典型肺炎患者实行免费医疗，所发生救治费用由政府负担。

第四节　国境卫生检疫法律制度概要

一、国境卫生检疫的概念

国境卫生检疫，是指为了防止传染病由国外传入或者由国内传出，由国境卫生检疫机关及其工作人员在我国国际通航的港口、机场，以及陆地边境和国界江河的口岸，依法对入境出境的人员、交通工具、运输设备，以及行李、货物、邮包等物品实施传染病检疫、监测和卫生监督的活动。

为了防止传染病由国外传入或者由国内传出，实施国境卫生检疫，保护人体健康，1986年年12月2日，第六届全国人大常委会第十八次会议通过了《国境卫生检疫法》，自1987年5月1日起施行。2007年12月29日第十届全国人大常委会第三十一次会议、2009年8月27日第十一届全国人大常委会第十次会议分别对《国境卫生检疫法》进行了修改。

二、国境卫生检疫的对象

根据《国境卫生检疫法》的规定，国境卫生检疫的对象包括入境出境的人员、交通工具、运输设备，以及可能传播检疫传染病的行李、货物、邮包等物品。这些检疫对象都应当接受检疫，经国境卫生检疫机关许可，方准入境或者出境。

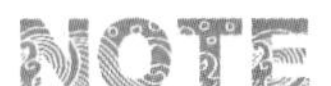

三、国境卫生检疫机关

国境卫生检疫机关，是指国家在国境口岸设立，代表国家在国境口岸行使检疫主权的卫生执法机构。我国目前的国境卫生检疫机关是国家质量监督检验检疫总局及其设在各地的出入境检验检疫机构。国境卫生检疫机关设立国境卫生检疫人员和国境口岸卫生监督员，代表国境卫生检疫机关行使国境卫生检疫职责。

四、国境卫生检疫的管理

（一）入出境检疫管理

入境的交通工具和人员，必须在最先到达的国境口岸的指定地点接受检疫。除引航员外，未经国境卫生检疫机关许可，任何人不准上下交通工具，不准装卸行李、货物、邮包等物品。出境的交通工具和人员，必须在最后离开的国境口岸接受检疫。

（二）对检疫传染患者、疑似检疫传染患者的管理

在国境口岸发现检疫传染病、疑似检疫传染病，或者有人非因意外伤害而死亡并死因不明的，国境口岸有关单位和交通工具的负责人，应当立即向国境卫生检疫机关报告，并申请临时检疫。国境卫生检疫机关依据检疫医师提供的检疫结果，对未染有检疫传染病或者已实施卫生处理的交通工具，签发入境检疫证或者出境检疫证。

国境卫生检疫机关对检疫传染病染疫人必须立即将其隔离，隔离期限根据医学检查结果确定；对检疫传染病染疫嫌疑人应当将其留验，留验期限根据该传染病的潜伏期确定。因患检疫传染病而死亡的尸体，必须就近火化。

（三）对行李、货物、邮包等物品的管理

国境卫生检疫机关对来自疫区的、被检疫传染病污染的或者可能成为检疫传染病传播媒介的行李、货物、邮包等物品，应当进行卫生检查，实施消毒、除鼠、除虫或者其他卫生处理。

（四）对尸体、骸骨的管理

入境、出境的尸体、骸骨的托运人或者其代理人，必须向国境卫生检疫机关申报，经卫生检疫合格后，方准运进或者运出。对因患检疫传染病而死亡的患者尸体，必须就近火化，不准移运。

五、传染病监测

国境卫生检疫机关对入境、出境的人员实施传染病监测，并且采取必要的预防、控制措施。

国境卫生检疫机关有权要求入境、出境的人员填写健康申明卡，出示某种传染病的预防接种证书、健康证明或者其他有关证件。对患有监测传染病的人、来自国外监测传染病流行区的人或者与监测传染患者密切接触的人，国境卫生检疫机关应当区别情况，发给就诊方便卡，实施留验或者采取其他预防、控制措施，并及时通知当地卫生行政部门。各地医疗单位对持有就诊方便卡的人员，应当优先诊治。

六、卫生监督和卫生处理

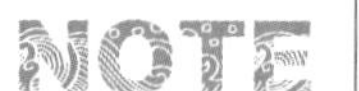

国境卫生监督的内容包括：①监督和指导有关人员对啮齿动物、病媒昆虫的防除；②检查

和检验食品、饮用水及其储存、供应、运输设施；③监督从事食品、饮用水供应的从业人员的健康状况，检查其健康证明书；④监督和检查垃圾、废物、污水、粪便、压舱水的处理。

国境卫生检疫机关设立国境口岸卫生监督员，执行国境卫生检疫机关交给的任务。国境口岸卫生监督员在执行任务时，有权对国境口岸和入境、出境的交通工具进行卫生监督和技术指导，对卫生状况不良和可能引起传染病传播的因素提出改进意见，协同有关部门采取必要的措施，进行卫生处理。

第五节　法律责任

一、地方各级人民政府的法律责任

地方各级人民政府未依照规定履行报告职责，或者隐瞒、谎报、缓报传染病疫情，或者在传染病暴发、流行时，未及时组织救治、采取控制措施的，由上级人民政府责令改正，通报批评；造成传染病传播、流行或者其他严重后果的，对负有责任的主管人员，依法给予行政处分；构成犯罪的，依法追究刑事责任。

二、卫生行政部门的法律责任

卫生行政部门违反规定，有下列情形之一的，由本级人民政府、上级人民政府卫生行政部门责令改正，通报批评；造成传染病传播、流行或者其他严重后果的，对负有责任的主管人员和其他直接责任人员，依法给予行政处分；构成犯罪的，依法追究刑事责任：①未依法履行传染病疫情通报、报告或者公布职责，或者隐瞒、谎报、缓报传染病疫情的；②发生或者可能发生传染病传播时未及时采取预防、控制措施的；③未依法履行监督检查职责，或者发现违法行为不及时查处的；④未及时调查、处理单位和个人对下级卫生行政部门不履行传染病防治职责的举报的；⑤其他失职、渎职行为。

县级以上人民政府有关部门未依照规定履行传染病防治和保障职责的，由本级人民政府或者上级人民政府有关部门责令改正，通报批评；造成传染病传播、流行或者其他严重后果的，对负有责任的主管人员和其他直接责任人员，依法给予行政处分；构成犯罪的，依法追究刑事责任。

三、疾病预防控制机构的法律责任

疾病预防控制机构违反规定，有下列情形之一的，由县级以上人民政府卫生行政部门责令限期改正，通报批评，给予警告；对负有责任的主管人员和其他直接责任人员，依法给予降级、撤职、开除的处分，并可以依法吊销有关责任人员的执业证书；构成犯罪的，依法追究刑事责任：①未依法履行传染病监测职责的；②未依法履行传染病疫情报告、通报职责，或者隐瞒、谎报、缓报传染病疫情的；③未主动收集传染病疫情信息，或者对传染病疫情信息和疫情报告未及时进行分析、调查、核实的；④发现传染病疫情时，未依据职责及时采取规定的措施的；⑤故意泄露传染病患者、病原携带者、疑似传染病患者、密切接触者涉及个人隐私的有关

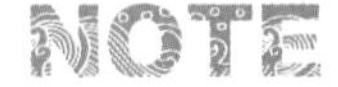

信息、资料的。

四、医疗机构的法律责任

医疗机构违反规定，有下列情形之一的，由县级以上人民政府卫生行政部门责令改正，通报批评，给予警告；造成传染病传播、流行或者其他严重后果的，对负有责任的主管人员和其他直接责任人员，依法给予降级、撤职、开除的处分，并可以依法吊销有关责任人员的执业证书；构成犯罪的，依法追究刑事责任：①未按照规定承担本单位的传染病预防、控制工作、医院感染控制任务和责任区域内的传染病预防工作的；②未按照规定报告传染病疫情，或者隐瞒、谎报、缓报传染病疫情的；③发现传染病疫情时，未按照规定对传染病患者、疑似传染病患者提供医疗救护、现场救援、接诊、转诊的，或者拒绝接受转诊的；④未按照规定对本单位内被传染病病原体污染的场所、物品，以及医疗废物实施消毒或者无害化处置的；⑤未按照规定对医疗器械进行消毒，或者对按照规定一次使用的医疗器具未予销毁，再次使用的；⑥在医疗救治过程中未按照规定保管医学记录资料的；⑦故意泄露传染病患者、病原携带者、疑似传染病患者、密切接触者涉及个人隐私的有关信息、资料的。

五、采供血机构的法律责任

采供血机构未按照规定报告传染病疫情，或者隐瞒、谎报、缓报传染病疫情，或者未执行国家有关规定，导致因输入血液引起经血液传播疾病发生的，由县级以上人民政府卫生行政部门责令改正，通报批评，给予警告；造成传染病传播、流行或者其他严重后果的，对负有责任的主管人员和其他直接责任人员，依法给予降级、撤职、开除的处分，并可以依法吊销采供血机构的执业许可证；构成犯罪的，依法追究刑事责任。

非法采集血液或者组织他人出卖血液的，由县级以上人民政府卫生行政部门予以取缔，没收违法所得，可以并处十万元以下的罚款；构成犯罪的，依法追究刑事责任。

六、国境卫生检疫机关、动物防疫机构的法律责任

国境卫生检疫机关、动物防疫机构未依法履行传染病疫情通报职责的，由有关部门在各自职责范围内责令改正，通报批评；造成传染病传播、流行或者其他严重后果的，对负有责任的主管人员和其他直接责任人员，依法给予降级、撤职、开除的处分；构成犯罪的，依法追究刑事责任。

七、铁路、交通、民用航空经营单位的法律责任

铁路、交通、民用航空经营单位未依照规定优先运送处理传染病疫情的人员，以及防治传染病的药品和医疗器械的，由有关部门责令限期改正，给予警告；造成严重后果的，对负有责任的主管人员和其他直接责任人员，依法给予降级、撤职、开除的处分。

八、国境卫生检疫机关工作人员的法律责任

国境卫生检疫机关工作人员应当秉公执法，忠于职守，对入境、出境的交通工具和人员，及时进行检疫；违法失职的，给予行政处分，情节严重构成犯罪的，依法追究刑事责任。

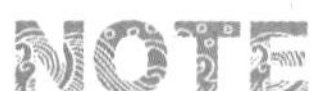

九、其他单位和个人的法律责任

1. 违反传染病防治法规定，有下列情形之一，导致或者可能导致传染病传播、流行的，由县级以上人民政府卫生行政部门责令限期改正，没收违法所得，可以并处五万元以下的罚款；已取得许可证的，原发证部门可以依法暂扣或者吊销许可证；构成犯罪的，依法追究刑事责任：①饮用水供水单位供应的饮用水不符合国家卫生标准和卫生规范的；②涉及饮用水卫生安全的产品不符合国家卫生标准和卫生规范的；③用于传染病防治的消毒产品不符合国家卫生标准和卫生规范的；④出售、运输疫区中被传染病病原体污染或者可能被传染病病原体污染的物品，未进行消毒处理的；⑤生物制品生产单位生产的血液制品不符合国家质量标准的。

2. 违反传染病防治法规定，有下列情形之一的，由县级以上地方人民政府卫生行政部门责令改正，通报批评，给予警告，已取得许可证的，可以依法暂扣或者吊销许可证；造成传染病传播、流行，以及其他严重后果的，对负有责任的主管人员和其他直接责任人员，依法给予降级、撤职、开除的处分，并可以依法吊销有关责任人员的执业证书；构成犯罪的，依法追究刑事责任：①疾病预防控制机构、医疗机构和从事病原微生物实验的单位，不符合国家规定的条件和技术标准，对传染病病原体样本未按照规定进行严格管理，造成实验室感染和病原微生物扩散的；②违反国家有关规定，采集、保藏、携带、运输和使用传染病菌种、毒种和传染病检测样本的；③疾病预防控制机构、医疗机构未执行国家有关规定，导致因输入血液、使用血液制品引起经血液传播疾病发生的。

3. 未经检疫出售、运输与人畜共患传染病有关的野生动物、家畜家禽的，由县级以上地方人民政府畜牧兽医行政部门责令停止违法行为，并依法给予行政处罚。

4. 在国家确认的自然疫源地兴建水利、交通、旅游、能源等大型建设项目，未经卫生调查进行施工的，或者未按照疾病预防控制机构的意见采取必要的传染病预防、控制措施的，由县级以上人民政府卫生行政部门责令限期改正，给予警告，处五千元以上三万元以下的罚款；逾期不改正的，处三万元以上十万元以下的罚款，并可以提请有关人民政府依据职责权限，责令停建、关闭。

5. 单位和个人违反传染病防治法的规定，导致传染病传播、流行，给他人人身、财产造成损害的，应当依法承担民事责任。

6. 违反国境卫生检疫法的规定，有下列行为之一的单位或者个人，国境卫生检疫机关可以根据情节轻重，给予警告或者罚款：①逃避检疫，向国境卫生检疫机关隐瞒真实情况的；②入境的人员未经国境卫生检疫机关许可，擅自上下交通工具，或者装卸行李、货物、邮包等物品，不听劝阻的。

7. 违反国境卫生检疫法的规定，引起检疫传染病传播或者有引起检疫传染病传播严重危险的，依照《刑法》的相关规定追究刑事责任。

【思考题】

1. 传染病防治的关键是什么？
2. 如何保护传染病患者、病原携带者和疑似传染病患者合法权益？
3. 为什么国家重视对艾滋病和传染性非典型肺炎的防治？

NOTE

第三章　突发公共卫生事件应急法律制度

第一节　概述

一、突发公共卫生事件的概念

突发公共卫生事件（以下简称突发事件），是指突然发生，造成或者可能造成社会公众健康严重损害的重大传染病疫情、群体性不明原因疾病、重大食物和职业中毒，以及其他严重影响公众健康的事件。

突发事件是突然发生的，不易预测，具有公共卫生属性，针对不特定社会群体，并对公众健康的损害和影响达到一定程度。

二、突发公共卫生事件应急立法

为了有效预防、及时控制和消除突发事件的危害，保障公众身体健康与生命安全，维护正常的社会秩序，2003 年 5 月 9 日，国务院发布了《突发公共卫生事件应急条例》。为依法惩治妨害预防、控制突发传染病疫情等灾害的犯罪活动，保障预防、控制突发传染病疫情等灾害工作的顺利进行，2003 年 5 月 14 日，最高人民法院、最高人民检察院公布了《关于办理妨害预防、控制突发传染病疫情等灾害的刑事案件具体应用法律若干问题的解释》。

为了预防和减少突发事件的发生，控制、减轻和消除突发事件引起的严重社会危害，规范突发事件应对活动，保护人民生命财产安全，维护国家安全、公共安全、环境安全和社会秩序，2007 年 8 月 30 日，第十届全国人大常委会第二十九次会议通过了《突发事件应对法》，自 2007 年 11 月 1 日起施行。《突发事件应对法》对突发事件的预防与应急准备、监测与预警、应急处置与救援、事后恢复与重建等应对活动做出了明确规定。

三、突发公共卫生事件的处理方针与原则

突发事件应急工作，应当遵循预防为主、常备不懈的方针，贯彻统一领导、分级负责、反应及时、措施果断、依靠科学、加强合作的原则。

（一）预防为主，常备不懈

预防为主是我国卫生工作的基本原则，应对突发事件需要提高全社会的防范意识，落实各项防范措施，做好人员、物资、技术及设备的应急储备工作，且突发事件的防范工作应坚持常抓不懈。

（二）统一领导，分级负责

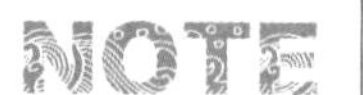

突发事件应急处理的各项工作中应贯彻统一领导的原则，按照突发事件对公众健康造成或

可能造成的危害程度，划分等级，分级管理，分级负责。

（三）反应及时，措施果断

突发事件发生后相关部门应及时做出反应，采取果断、正确的措施，有效控制局面，减少或消除损害的后果。

（四）依靠科学，加强合作

突发事件应急工作应充分依靠科学，重视开展相关科研和培训，为应急处理提供科技保障，同时，相关部门应通力合作，共享资源。

四、突发公共卫生事件的分类分级

（一）突发事件的分类

1. 重大传染疫情　是指某种传染病在短时间内发生、波及范围广，出现大量患者和死亡病例，其发病率远远超过常年的发病率水平。

2. 群体性不明原因疾病　是指短时间内（通常是指两周内），在某个相对集中的区域内（如同一个医疗机构、自然村、社区、建筑工地、学校等集体单位）同时或者相继出现3例及以上相同临床表现，经县级及以上医院组织专家会诊，不能诊断或解释病因，有重症病例或死亡病例发生的疾病。

3. 重大食物和职业中毒　是指由于食品污染和职业危害的原因造成的人数众多或者伤亡较重的中毒事件。

4. 其他严重影响公众健康的事件　是指针对不特定的社会群体，造成或可能造成社会公众健康严重损害，影响正常社会秩序的重大事件。

（二）突发事件的分级

根据突发事件性质、危害程度、涉及范围，《国家突发公共卫生事件应急预案》将突发事件分为Ⅰ级（特别重大）、Ⅱ级（重大）、Ⅲ级（较大）和Ⅳ级（一般）四级，依次用红色、橙色、黄色、蓝色进行预警。其中，特别重大突发公共卫生事件主要包括：①肺鼠疫、肺炭疽在大、中城市发生并有扩散趋势，或肺鼠疫、肺炭疽疫情波及两个以上的省份，并有进一步扩散趋势；②发生传染性非典型肺炎、人感染高致病性禽流感病例，并有扩散趋势；③涉及多个省份的群体性不明原因疾病，并有扩散趋势；④发生新传染病或我国尚未发现的传染病发生或传入，并有扩散趋势，或发现我国已消灭的传染病重新流行；⑤发生烈性病菌株、毒株、致病因子等丢失事件；⑥周边及与我国通航的国家和地区发生特大传染病疫情，并出现输入性病例，严重危及我国公共卫生安全的事件；⑦国务院卫生行政部门认定的其他特别重大突发公共卫生事件。

五、突发事件应急组织体系及其职责

《国家突发公共卫生事件应急预案》将突发事件应急组织体系划分为以下四类并明确各自职责。

（一）应急指挥机构

1. 全国突发公共卫生事件应急处理指挥部　全国突发公共卫生事件应急指挥部负责对特别重大突发公共卫生事件的统一领导、统一指挥，做出处理突发公共卫生事件的重大决策。指

NOTE

挥部成员单位根据突发公共卫生事件的性质和应急处理的需要确定。

2. 省级突发公共卫生事件应急指挥部 由省级人民政府有关部门组成，实行属地管理的原则，负责对本行政区域内突发公共卫生事件应急处理的协调和指挥，做出处理本行政区域内突发公共卫生事件的决策，决定要采取的措施。

（二）日常管理机构

国务院卫生行政部门设立公共卫生事件应急办公室，负责全国突发事件应急处理的日常管理工作，其主要职责是：①拟订卫生应急和紧急医学救援政策、制度、规划、预案和规范措施；②指导全国卫生应急体系和能力建设；③指导、协调突发公共卫生事件的预防准备、监测预警、处置救援、总结评估等工作；④协调指导突发公共卫生事件和其他突发事件预防控制和紧急医学救援工作；⑤组织实施对突发急性传染病防控和应急措施；⑥对重大灾害、恐怖、中毒事件及核事故、辐射事故等组织实施紧急医学救援；⑦发布突发公共卫生事件应急处置信息。

国务院卫生行政部门设立卫生应急办公室（突发公共卫生事件应急指挥中心），负责全国突发事件应急处理的日常管理工作。

各省、自治区、直辖市人民政府卫生行政部门及军队、武警系统要参照国务院卫生行政部门突发公共卫生事件日常管理机构的设置及职责，结合各自实际情况，指定突发事件的日常管理机构，负责本行政区域或本系统内突发事件应急的协调、管理工作。

各市（地）级、县级卫生行政部门要指定机构负责本行政区域内突发事件应急的日常管理工作。

（三）专家咨询委员会

国务院卫生行政部门和省级卫生行政部门负责组建突发公共卫生事件专家咨询委员会。市（地）级和县级卫生行政部门可根据本行政区域内突发公共卫生事件应急工作需要，组建突发公共卫生事件应急处理专家咨询委员会。

（四）应急处理专业技术机构

医疗机构、疾病预防控制机构、卫生监督机构、出入境检验检疫机构是突发公共卫生事件应急处理的专业技术机构。应急处理专业技术机构要结合本单位职责开展专业技术人员处理突发公共卫生事件能力培训，提高快速应对能力和技术水平，在发生突发公共卫生事件时，要服从卫生行政部门的统一指挥和安排，开展应急处理工作。

第二节 突发公共卫生事件处理

一、预防与应急准备

（一）突发事件应急预案

国务院卫生行政部门按照分类指导、快速反应的要求，制定全国突发事件应急预案，报请国务院批准。省、自治区、直辖市人民政府根据全国突发事件应急预案，结合本地实际情况，制定本行政区的突发事件应急预案。国家突发事件总体预案由国家专项应急预案、国务院部门

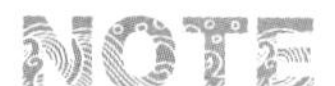

应急预案和省级地方应急预案构成。

全国突发事件应急预案应当包括：①突发事件应急处理指挥部的组成和相关部门的职责；②突发事件的监测与预警；③突发事件信息的收集、分析、报告、通报制度；④突发事件应急处理技术和监测机构及其任务；⑤突发事件的分级和应急处理工作方案；⑥突发事件预防、现场控制，应急设施、设备、救治药品和医疗器械，以及其他物资和技术的储备与调度；⑦突发事件应急处理专业队伍的建设和培训。

省、自治区、直辖市人民政府制定突发事件应急预案应依据全国突发事件应急预案，将全国突发事件应急预案融入本地区的突发事件应急预案中去，确保其保持正常运行状态；同时，还要根据自己的特点，结合本地实际情况，制定适合当地实际的突发事件应急预案。

（二）突发事件预防控制体系的建设

1. 应急知识教育　县级以上政府应组织有关部门利用多种形式对社会公众广泛开展突发事件应急知识的普及教育，增强全社会的防范意识。

2. 监测和预警　突发公共卫生事件的监测分为国家级和地方各级卫生行政部门的监测。国家建立统一的突发公共卫生事件监测、预警与报告网络体系。各级医疗、疾病预防控制、卫生监督和出入境检疫机构负责开展突发公共卫生事件的日常监测工作。省级人民政府卫生行政部门按照国家统一规定要求，结合实际，组织开展重点传染病和突发公共卫生事件的主动监测。

各级人民政府卫生行政部门根据医疗机构、疾病预防控制机构、卫生监督机构提供的监测信息，按照公共卫生事件的发生发展规律及特点，及时分析其对公众身心健康的危害程度和可能的趋势，及时预警。

3. 应急储备　国务院有关部门和县级以上地方政府及有关部门，应根据突发事件应急预案的要求，保证应急设施、设备、救治药品和医疗器械等物资储备。发生突发事件时，应根据应急处理工作需要调用储备物资，卫生应急储备物资使用后要及时补充。经费列入本级政府财政预算，根据需要对边远贫困地区给予经费支持。

4. 急救医疗服务网络建设　提高医疗卫生机构应对各类突发事件救治能力，县级以上各级政府应加强急救医疗服务网络建设，配备救治药物、技术、设备和人员。设区的市级以上地方人民政府应设置与传染病防治工作需要相适应的传染病专科医院，或指定具备传染病防治条件和能力的医疗机构承担传染病防治任务。

县级以上地方政府卫生行政部门应定期对医疗卫生机构和人员开展突发事件应急处理相关知识技能的培训，定期组织突发事件应急演练，推广最新知识和先进技术。

二、报告、通报与信息发布

（一）突发事件应急报告

国务院卫生行政部门制定突发事件应急报告规范，建立重大、紧急疫情信息报告系统。突发事件信息报告，坚持依法管理，分级负责，快速准确，安全高效的原则。国务院卫生行政部门对全国突发事件信息报告实施统一监督管理。县级以上地方卫生行政部门对本行政区域突发事件信息报告实施监督管理。

NOTE

1. 报告主体 报告主体分为两种：①责任报告单位：县级以上各级人民政府卫生行政部门指定的突发公共卫生事件监测机构、各级各类医疗卫生机构、卫生计生行政部门、县级以上地方人民政府和检验检疫机构、食品药品监督管理机构、环境保护监测机构、教育机构等有关单位为突发事件的责任报告单位。②责任报告人：执行职务的医疗卫生机构的医务人员、检疫人员、疾病预防控制人员、乡村医生和个体开业医生等是责任报告人。

2. 报告内容和时限 有下列情形之一的，省、自治区、直辖市人民政府应当在接到报告1小时内，向国务院卫生行政部门报告：①发生或者可能发生传染病暴发、流行的。②发生或者发现不明原因的群体性疾病的。③发生传染病菌种、毒种丢失的。④发生或者可能发生重大食物和职业中毒事件的。

国务院卫生行政部门对可能造成重大社会影响的突发事件，应当立即向国务院报告。突发事件监测机构、医疗卫生机构和有关单位发现有上述需要报告情形之一，应当在2小时内向所在地县级人民政府卫生行政部门报告。接到报告的卫生行政部门应当在2小时内向本级人民政府报告，并同时向上级人民政府卫生行政部门和国务院卫生行政部门报告。县级人民政府应当在接到报告后2小时内向设区的市级人民政府或者上一级人民政府报告。设区的市级人民政府应当在接到报告后2小时内向省、自治区、直辖市人民政府报告。省、自治区、直辖市人民政府在接到报告1小时内，向国务院卫生行政部门报告。国务院卫生行政部门对可能造成重大社会影响的突发事件，立即向国务院报告。

接到报告的地方人民政府及卫生行政部门在依规定时间报告的同时，应立即组织力量调查核实、确证，采取必要控制措施，并及时报告调查情况。

（二）突发事件通报

国务院卫生行政部门应根据发生突发事件情况，及时向国务院有关部门和各省、自治区、直辖市人民政府卫生行政部门，以及军队有关部门通报。突发事件发生地的省、自治区、直辖市人民政府卫生行政部门，应及时向毗邻省、自治区、直辖市人民政府卫生行政部门通报。

接到通报的省、自治区、直辖市人民政府卫生行政部门，必要时应及时通知其区域内的医疗卫生机构。县级以上地方政府有关部门，已经发生或者发现可能引起突发事件的情形时，应当及时向同级人民政府卫生行政部门通报。

（三）突发事件信息发布

国家建立突发事件的信息发布制度。国务院卫生行政部门负责向社会发布突发事件的信息。必要时，可以授权省、自治区、直辖市人民政府卫生行政部门向社会发布本行政区域内突发事件的信息。信息发布应及时、准确、全面。

（四）突发事件举报

国家建立突发事件举报制度，公布统一的突发事件报告、举报电话。对举报突发事件有功的单位和个人实行奖励制度。

三、突发公共卫生事件的应急处理

（一）突发事件应急措施

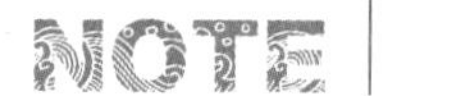

1. 应急预案启动 在全国范围内或者跨省、自治区、直辖市范围内启动全国突发事件应

急预案，由国务院卫生行政部门报国务院批准后实施。省、自治区、直辖市启动突发事件应急预案，由省、自治区、直辖市人民政府决定，并向国务院报告。

应急预案启动后，突发事件发生地的人民政府有关部门，应根据预案规定的职责要求，服从指挥部统一指挥，立即到达规定岗位，采取控制措施。医疗卫生机构、监测机构和科学研究机构，应当服从统一指挥，相互配合协作，集中力量开展科研工作。

2. 突发公共卫生事件的调查和评价　省以上政府卫生行政部门或其他有关部门制定的突发事件应急处理专业技术机构，负责突发事件的技术调查、确证、处置、控制和评价工作。国务院卫生行政部门或者其他有关部门指定的专业技术机构，有权进入现场调查、采样、技术分析和检验，对地方突发事件的应急处理工作进行技术指导，有关单位和个人应当予以配合，不得拒绝。对新发现的突发传染病、不明原因的群体性疾病、重大食物和职业中毒事件，国务院卫生行政部门应当尽快组织力量制定相关的技术标准、规范和控制措施。

3. 应急处理指挥部的成立　预案启动后，依其规定，应立即成立突发事件应急处理指挥部。全国突发公共卫生事件应急处理指挥部对地方各级人民政府及有关部门的应急工作按预案规定的职责进行督察和指导，并于事件处理过程中对其调派任务履行情况进行督促检查，地方政府及有关部门应配合。省、自治区、直辖市突发事件应急指挥部对本行政区域内应急工作督察和指导。

4. 法定传染病宣布　国务院卫生行政部门按新发现突发性传染病的危害程度、流行强度，及时宣布为法定传染病。宣布为甲类传染病的，由国务院决定；乙类、丙类传染病病种由国务院卫生行政部门决定并予以公布。

5. 应急物资的生产、供应、运送和人员调集　国务院有关部门和县级以上地方政府及有关部门，保证应急处理所需救护设备、药品、器械等物资的生产、供应。铁路、交通、民用航空行政主管部门应当保证及时运送。根据需要，突发事件应急处理指挥部有权紧急调集人员、储备的物资、交通工具及相关设施、设备。

6. 交通处置　交通工具上发现根据国务院卫生行政部门的规定需要采取应急控制措施的传染病患者、疑似传染病患者，其负责人应以最快方式通知前方停靠点，并向其营运单位报告。前方停靠点和营运单位应立即向其行政主管部门和县级以上地方政府卫生行政部门报告。卫生行政部门接报告后，应立即组织有关人员采取相应的医学处置措施。

7. 疫区控制　突发事件应急处理指挥部根据突发事件应急处理的需要，可以对食物和水源采取控制措施。必要时，对人员进行疏散或者隔离，并可以依法对传染病疫区实行封锁。

8. 政府及有关部门的职责　政府部门、公安部门、卫生行政部门、街道乡镇及居委会村委会、医疗机构、疾病预防机构、卫生监督机构、出入境检验检疫机构各就其位，各司其职，采取相应应急措施，履行相应职责。

（二）突发事件应急状态的终止

突发事件应急反应的终止需符合两个条件：一是突发事件隐患或相关危险因素消除，或末例传染病病例发生后经过最长潜伏期无新的病例出现；二是经过批准程序。

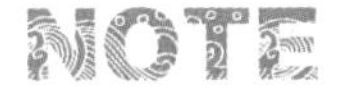

第三节 法律责任

一、各级政府未依法履行相应职责的法律责任

1. 县级以上地方政府及其卫生行政部门未依照《突发公共卫生事件应急条例》的规定履行报告职责，对突发事件隐瞒、缓报、谎报或者授意他人隐瞒、缓报、谎报的，对政府主要领导人及其卫生行政部门主要负责人，依法给予降级或者撤职的行政处分；造成传染病传播、流行或者对社会公众健康造成其他严重危害后果的，依法给予开除的行政处分；构成犯罪的，依法追究刑事责任。

2. 国务院有关部门、县级以上地方政府及其有关部门未依照《突发公共卫生事件应急条例》的规定完成突发事件应急处理所需要的设施、设备、药品和医疗器械等物资的生产、供应、运输和储备的，对政府主要领导人和政府部门主要负责人依法给予降级或者撤职的行政处分；造成传染病传播、流行或者对社会公众健康造成其他严重危害后果的，依法给予开除的行政处分；构成犯罪的，依法追究刑事责任。

3. 突发事件发生后，县级以上地方政府及其有关部门对上级人民政府有关部门的调查不予配合，或者采取其他方式阻碍、干涉调查的，对政府主要领导人和政府部门主要负责人依法给予降级或者撤职的行政处分；构成犯罪的，依法追究刑事责任。

4. 县级以上各级政府卫生行政部门和其他有关部门在突发事件调查、控制、医疗救治工作中玩忽职守、失职、渎职的，由本级人民政府或者上级人民政府有关部门责令改正、通报批评、给予警告；对主要负责人、负有责任的主管人员和其他责任人员依法给予降级、撤职的行政处分；造成传染病传播、流行或者对社会公众健康造成其他严重危害后果的，依法给予开除的行政处分；构成犯罪的，依法追究刑事责任。

5. 县级以上各级政府有关部门拒不履行应急处理职责的，由同级人民政府或者上级人民政府有关部门责令改正、通报批评、给予警告；对主要负责人、负有责任的主管人员和其他责任人员依法给予降级、撤职的行政处分；造成传染病传播、流行或者对社会公众健康造成其他严重危害后果的，依法给予开除的行政处分；构成犯罪的，依法追究刑事责任。

二、医疗机构违反规定的法律责任

医疗卫生机构有下列行为之一的，由卫生行政部门责令改正、通报批评、给予警告；情节严重的，吊销《医疗机构执业许可证》；对主要负责人、负有责任的主管人员和其他直接责任人员依法给予降级或者撤职的纪律处分；造成传染病传播、流行或者对社会公众健康造成其他严重危害后果，构成犯罪的，依法追究刑事责任：①未依照《突发公共卫生事件应急条例》的规定履行报告职责，隐瞒、缓报或者谎报的；②未依照《突发公共卫生事件应急条例》的规定及时采取控制措施的；③未依照《突发公共卫生事件应急条例》的规定履行突发事件监测职责的；④拒绝接诊患者的；⑤拒不服从突发事件应急处理指挥部调度的。

NOTE

三、有关单位和个人违反职责的法律责任

有关单位和个人未依照《突发公共卫生事件应急条例》的规定履行报告职责，隐瞒、缓报或者谎报，阻碍突发事件应急处理工作人员执行职务，拒绝国务院卫生行政部门或者其他有关部门指定的专业技术机构进入突发事件现场，或者不配合调查、采样、技术分析和检验的，对有关责任人员依法给予行政处分或者纪律处分；触犯《治安管理处罚法》，构成违反治安管理行为的，由公安机关依法予以处罚；构成犯罪的，依法追究刑事责任。

四、其他法律责任

在突发事件发生期间，散布谣言、哄抬物价、欺骗消费者，扰乱社会秩序、市场秩序的，由公安机关或者工商行政管理部门依法给予行政处罚；构成犯罪的，依法追究刑事责任。

【思考题】

1. 突发公共卫生事件的应急处理关键是什么？
2. 各级人民政府卫生行政部门在应对公共卫生事件中应处于何种地位？
3. 突发公共卫生事件预防控制体系中什么起主导作用？

第四章 医疗机构管理法律制度

第一节 概述

一、医疗机构的概念

医疗机构，是指依法定程序设立，取得《医疗机构执业许可证》，从事疾病诊断、治疗活动的卫生机构的总称。医疗机构以救死扶伤、防病治病、为人民服务为宗旨。医疗机构具有以下特征：

1. 医疗机构必须依法成立 医疗机构的依法成立必须依据国务院《医疗机构管理条例》及其实施细则的规定进行设置和登记。只有依法取得《医疗机构执业许可证》的单位或者个人才能开展相应的诊断、治疗活动。

2. 医疗机构主要从事疾病诊断、治疗活动 根据设立卫生机构的目的不同，我国将提供医疗卫生服务的卫生机构主要分为医疗机构和疾病预防控制机构等。前者主要开展疾病诊断、治疗活动，后者主要开展卫生防疫、疾病预防和控制活动。

3. 医疗机构是从事疾病诊断、治疗活动的卫生机构的总称 我国的医疗机构是由一系列开展疾病诊断、治疗活动的卫生机构组成的。医院、社区卫生服务中心（站）、卫生院、诊所、村卫生室等是我国医疗机构的主要形式。

二、医疗机构的分类

1. 以医疗机构的功能、任务、规模等为标准 1994 年，卫生部根据国务院《医疗机构管理条例》制定了《医疗机构管理条例实施细则》，其中第 3 条规定了医疗机构的类别，共分为 12 类。

为推动社区卫生发展，2006 年，卫生部印发《关于修订〈医疗机构管理条例实施细则〉第三条有关内容的通知》，在医疗机构的类别中增加了社区卫生机构。2017 年 2 月 21 日，国家卫生计生委发布了《关于修改〈医疗机构管理条例实施细则〉的决定》，其中将医疗机构类别修改为：①综合医院、中医医院、中西医结合医院、民族医医院、专科医院、康复医院；②妇幼保健院、妇幼保健计划生育服务中心；③社区卫生服务中心、社区卫生服务站；④中心卫生院、乡（镇）卫生院、街道卫生院；⑤疗养院；⑥综合门诊部、专科门诊部、中医门诊部、中西医结合门诊部、民族医门诊部；⑦诊所、中医诊所、民族医诊所、卫生所、医务室、卫生保健所、卫生站；⑧村卫生室（所）；⑨急救中心、急救站；⑩临床检验中心；⑪专科疾病防治院、专科疾病防治所、专科疾病防治站；⑫护理院、护理站；⑬医学检验实验室、病理诊断中心、医学影像诊断中心、血液透析中心、安宁疗护中心；⑭其他诊疗机构。其他的卫生机构要在本机构业务范围之外开展诊疗活动的，必须依法取得相应的行政许可证后才能从事有关的诊疗活动。

NOTE

2. 以医疗机构的性质等为标准 医疗机构按其性质可分为营利性医疗机构和非营利性医疗机

构。其中，营利性医疗机构，是指医疗服务所得收益可用于投资者经济回报的医疗机构。政府不举办营利性医疗机构。非营利性医疗机构，是指为社会公众利益服务而设立和运营的医疗机构，其收入用于弥补医疗服务成本，实际运营中的收支结余只能用于自身的发展，如改善医疗条件、引进技术、开展新的医疗服务项目等。目前，我国医疗服务体系中，非营利性医疗机构占主导地位。

为促进医疗机构持续健康发展，2012 年，卫生部发布的《关于社会资本举办医疗机构经营性质的通知》规定，社会资本可以按照经营目的自主申办营利性或非营利性医疗机构；2000 年卫生部、国家中医药管理局、财政部和国家人口和计划生育委员会联合印发的《关于城镇医疗机构分类管理的实施意见》中“城镇个体诊所、股份制、股份合作制和中外合资合作医疗机构一般定为营利性医疗机构”的规定不再适用。

三、医疗机构管理立法

1951 年，当时的政务院批准发布了我国第一个医疗机构管理方面的行政法规《医院诊所管理暂行条例》。此后，国务院及卫生部又陆续制定了《县卫生院暂行组织通则》《县属区卫生所暂行组织通则》等规范性文件。改革开放后，国家实行多层次、多形式和多渠道办医的政策，允许私人和社会团体举办医疗机构，军队、企事业单位的医疗机构对社会开放等。为此，卫生部制定了《全国城市街道卫生院工作条例》《综合医院组织编制原则》《全国医院工作条例》《医院工作制度》《医师、中医师个体开业暂行管理办法》《医院分级管理办法》。

为了加强对医疗机构的管理，促进医疗卫生事业的发展，保障公民健康，1994 年 2 月 26 日，国务院发布了《医疗机构管理条例》。为配合《医疗机构管理条例》的实施，卫生部于同年 9 月发布了《医疗机构管理条例实施细则》，并发布了《医疗机构设置规划指导原则》《医疗机构诊疗科目名录》《医疗机构基本标准（试行）》等规范性文件。1995 年 7 月，卫生部发布了《医疗机构评审办法》。为适应改革开放的需要，2000 年 5 月，卫生部、外经贸部发布了《中外合资、合作医疗机构管理暂行办法》。2000 年 7 月，卫生部、国家中医药管理局、财政部、国家人口和计划生育委员会联合发布了《关于城镇医疗机构分类管理的实施意见》。2007 年、2008 年和 2010 年，卫生部、商务部先后发布了《〈中外合资、合作医疗机构管理暂行办法〉的补充规定》《〈中外合资、合作医疗机构管理暂行办法〉的补充规定二》《台湾服务提供者在大陆设立独资医院管理暂行办法》《香港和澳门服务提供者在内地设立独资医院管理暂行办法》。此外，卫生部还于 2002 年发布了《医疗美容服务管理办法》，2006 年发布了《妇幼保健机构管理办法》，2009 年发布了《医疗机构校验管理办法（试行）》，2011 年发布了《医院评审暂行办法》。2016 年 9 月，国家卫生计生委发布了《医疗质量管理办法》。这些条例、规章的颁布实施使我国对各级各类医疗机构的管理走上了规范化、法制化的轨道。

第二节　医疗机构的设置

一、医疗机构设置规划

医疗机构设置规划，是以卫生区域内居民实际医疗服务需求为依据，以合理配置利用医疗卫生资源及公平地向全体公民提供高质量的基本医疗服务为目的，将各级各类、不同隶属关系、不同所有制形式的医疗机构统一规划设置和布局。医疗机构设置规划是区域卫生规划的重要组成部分，是卫生行政部门审批医疗机构的依据。

根据《医疗机构管理条例》的规定，县级以上地方人民政府卫生行政部门应当根据本行政区域内的人口、医疗资源、医疗需求和现有医疗机构的分布状况，制定本行政区域医疗机构设置规划；机关、企业和事业单位可以根据需要设置医疗机构，并纳入当地医疗机构的设置规划；县级以上地方人民政府应当把医疗机构设置规划纳入当地的区域卫生法制规划和城乡建设发展总体规划。

医疗机构设置规划分为三级。省级和县级的医疗机构设置规划应当以设区的市级医疗机构设置规划为基础。县级医疗机构设置规划的重点是100张床以下的医疗机构的配置和布局；省级医疗机构设置规划的重点是500张床以上的医院、重点专科和重点专科医院、急救中心、临床检验中心等医疗机构的配置。

二、医疗机构设置的条件

单位或者个人设置医疗机构，必须经县级以上地方人民政府卫生行政部门审查批准，并取得设置医疗机构批准书，方可向有关部门办理其他手续。医疗机构不分类别、所有制形式、隶属关系、服务对象，其设置必须符合当地《医疗机构设置规划》。

（一）设置条件

根据《医疗机构管理条例实施细则》的规定，在城市设置诊所的个人，必须同时具备下列条件：①经医师执业技术考核合格，取得《医师执业证书》；②取得《医师执业证书》或者医师职称后，从事五年以上同一专业的临床工作；③省、自治区、直辖市卫生行政部门规定的其他条件。在乡镇和村设置诊所的个人的条件，由省、自治区、直辖市卫生行政部门规定。

（二）不得申请设置的情形

根据《医疗机构管理条例实施细则》的规定，设置医疗机构应当符合医疗机构设置规划和医疗机构基本标准。有下列情形之一的，不得申请设置医疗机构：①不能独立承担民事责任的单位；②正在服刑或者不具有完全民事行为能力的个人；③医疗机构在职、因病退职或者停薪留职的医务人员；④发生二级以上医疗事故未满五年的医务人员；⑤因违反有关法律、法规和规章，已被吊销执业证书的医务人员；⑥被吊销《医疗机构执业许可证》的医疗机构法定代表人或者主要负责人；⑦省、自治区、直辖市政府卫生行政部门规定的其他情形。有上述第②、③、④、⑤、⑥项所列情形之一者，不得充任医疗机构的法定代表人或者主要负责人。2017年2月21日，国家卫生计生委发布的《关于修改〈医疗机构管理条例实施细则〉的决定》取消了“医疗机构在职、因病退职或者停薪留职的医务人员”不得申请设置医疗机构的情形。

（三）中医医疗机构的设置条件

中医医疗机构，是指依法取得医疗机构执业许可证的中医、中西医结合的医院、门诊部和诊所。依法设立的社区卫生服务中心（站）、乡镇卫生院等城乡基层卫生服务机构，应当能够提供中医医疗服务。开办中医医疗机构，应当符合国务院卫生行政部门制定的中医医疗机构设置的标准和当地区域卫生规划，并按照《医疗机构管理条例》的规定办理审批手续，取得医疗机构执业许可证后，方可从事中医医疗活动。

申请开业的中医医疗机构必须具备以下基本条件：①中医医院至少设病床30张；医师5人，其中主治中医师1人以上，中医师不少于2人；护师、护士不少于5人；有相应的药剂、放射、检验等医技人员和诊断、治疗等仪器设备。不足30张病床及相应条件者，不得成立医院。②中医门诊部至少有医师3人，其中中医师至少2人；护师（士）1～2人；并有相应的医技人员和房屋设备。③中医诊所有2名以上中医师及相应的房屋设备。④中医诊室有1名以上中医师及相应的房屋设备。

三、医疗机构设置的申请与审批

（一）医疗机构设置的申请

地方各级人民政府设置医疗机构，由政府指定或者任命的拟设医疗机构的筹建负责人申请；法人或者其他组织设置医疗机构，由其代表人申请；个人设置医疗机构，由设置人申请；两人以上合伙设置医疗机构，由合伙人共同申请。根据《医疗机构管理条例》的规定，申请设置医疗机构的单位和个人应当按照规定的程序和要求向县级以上地方人民政府卫生行政部门提交设置申请书、设置可行性研究报告、选址报告和建筑设计平面图。单位或者个人设置医疗机构，应当按照以下规定提出设置申请：不设床位或者床位不满100张的医疗机构，向所在地的县级人民政府卫生行政部门申请；床位在100张以上的医疗机构和专科医院按照省级人民政府卫生行政部门的规定申请。

（二）医疗机构设置申请的审批

县级以上地方人民政府卫生行政部门应当自受理设置申请之日起30日内，做出批准或者不批准的书面答复；批准设置的，发给设置医疗机构批准书；对不予批准的要以书面形式告知理由。卫生行政部门应当在核发《设置医疗机构批准书》的同时，向上一级卫生行政部门备案；上级卫生行政部门有权在接到备案报告之日起30日内纠正或者撤销下级卫生行政部门做出不符合当地《医疗机构设置规划》的设置审批。

床位在100张以上的综合医院、中医医院、中西医结合医院、民族医医院，以及专科医院、疗养院、康复医院、妇幼保健院、急救中心、临床检验中心和专科疾病防治机构的设置审批权限的划分，由省、自治区、直辖市卫生行政部门规定；其他医疗机构的设置，由县级卫生行政部门负责审批。机关、企业和事业单位按照国家医疗机构基本标准设置为内部职工服务的门诊部、诊所、卫生所（室），报所在地的县级人民政府卫生行政部门备案。

县级以上地方卫生行政部门依据当地《医疗机构设置规划》审查和批准医疗机构的设置。申请设置医疗机构有下列情形之一的，不予批准：①不符合当地《医疗机构设置规划》；②设置人不符合规定的条件；③不能提供满足投资总额的资信证明；④投资总额不能满足各项预算开支；⑤医疗机构选址不合理；污水、污物、粪便处理方案不合理；⑥省、自治区、直辖市卫生行政部门规定的其他情形。

四、医疗机构执业登记

（一）登记申请

单位和个人在通过卫生行政部门对医疗机构的申请审批取得医疗机构批准书后，还必须再向相关的卫生行政部门申请医疗机构执业登记取得《医疗机构执业许可证》，才能从事疾病的诊断、治疗活动。申请医疗机构执业登记，应当具备下列条件：①有设置医疗机构批准书；②符合医疗机构的基本标准；③有适合的名称、组织机构和场所；④有与其开展的业务相适应的

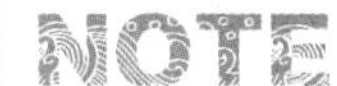

经费、设施、设备和专业卫生技术人员；⑤有相应的规章制度；⑥能够独立承担民事责任。

申请医疗机构执业登记必须填写《医疗机构申请执业登记注册书》，并向登记机关提交下列材料：①《设置医疗机构批准书》或者《设置医疗机构备案回执》；②医疗机构用房产权证明或者使用证明；③医疗机构建筑设计平面图；④验资证明、资产评估报告；⑤医疗机构规章制度；⑥医疗机构法定代表人或者主要负责人，以及各科室负责人名录和有关资格证书、执业证书复印件；⑦省、自治区、直辖市卫生行政部门规定提供的其他材料。

申请门诊部、诊所、卫生所、医务室、卫生保健所和卫生站登记的，还应当提交附设药房（柜）的药品种类清单、卫生技术人员名录及其有关资格证书、执业证书复印件，以及省、自治区、直辖市卫生行政部门规定提交的其他材料。

（二）执业登记事项

医疗机构执业登记的事项包括：①类别、名称、地址、法定代表人或者主要负责人；②所有制形式；③注册资金（资本）；④服务方式；⑤诊疗科目；⑥房屋建筑面积、床位（牙椅）；⑦服务对象；⑧职工人数；⑨执业许可证登记号（医疗机构代码）；⑩省、自治区、直辖市卫生行政部门规定的其他登记事项。

门诊部、诊所、卫生所、医务室、卫生保健所、卫生站除登记以上所列事项外，还应当核准登记附设药房（柜）的药品种类。

（三）审核批准

医疗机构的执业登记，由批准其设置的人民政府卫生行政部门办理。县级以上地方人民政府卫生行政部门自受理执业登记申请之日起 45 日内，根据《医疗机构管理条例》和《医疗机构基本标准》进行审查和实地考察、核实，并对有关执业人员进行消毒、隔离和无菌操作等基本知识和技能的现场抽查考核；审核合格的，予以登记，发给《医疗机构执业许可证》；审核不合格的，将审核结果以书面形式通知申请人。

（四）不予登记的情形

申请医疗机构执业登记有下列情形之一的，不予登记：①不符合《设置医疗机构批准书》核准的事项；②不符合《医疗机构基本标准》；③投资不到位；④医疗机构用房不能满足诊疗服务功能；⑤通讯、供电、上下水道等公共设施不能满足医疗机构正常运转；⑥医疗机构规章制度不符合要求；⑦消毒、隔离和无菌操作等基本知识和技能的现场抽查考核不合格；⑦省、自治区、直辖市卫生行政部门规定的其他情形。

（五）变更登记

医疗机构有以下情形之一的，必须向原登记机关办理变更登记：①改变名称、场所、主要负责人、诊疗科目、床位；②因分立或者合并而保留的医疗机构；③机关、企业和事业单位设置的为内部职工服务的医疗机构向社会开放。

第三节　医疗机构执业

一、医疗机构执业要求

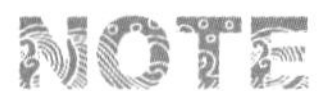

医疗机构开展执业活动，必须进行登记并取得《医疗机构执业许可证》，任何单位或者个

人未取得《医疗机构执业许可证》，不得开展诊疗活动，被吊销或者注销执业许可证后，不得继续开展诊疗活动。为内部职工服务的医疗机构的服务对象限定为设置单位的内部职工，未经许可和变更登记不得向社会开放。

二、医疗机构执业规则

医疗机构开展诊疗活动，必须遵守以下执业规则。

（一）严格按照登记的诊疗科目执业

医疗机构应当按照核准登记的诊疗科目开展诊断、治疗活动，需要改变诊疗科目的，应当按照规定的程序和要求，办理变更登记手续，未经允许不得擅自扩大业务范围。在执业活动中，医疗机构应当遵守法律、法规和医疗技术规范。

（二）主动公开医疗相关信息

医疗机构应当将《医疗执业许可证》、诊疗科目、诊疗时间和收费标准悬挂于明显处所。工作人员上岗工作，应当佩戴载有本人姓名、职务或者职称的标牌。医疗服务中患者使用的药品、血液及其制品、医用耗材和接受医疗服务的名称、数量、单价、金额及医疗总费用等情况，应以提供查询服务或提供费用清单的形式告知患者。

《医疗卫生服务单位信息公开管理办法（试行）》规定，从事疾病诊断、治疗和采供血等活动的医疗卫生服务单位应当公开下列信息：①卫生行政部门核发的执业许可证、卫生技术人员依法执业注册基本情况和卫生技术人员提供医疗服务时的身份标识；②经卫生行政部门批准开展的诊疗科目、准予登记的医疗技术及医疗技术临床应用情况；③经卫生行政部门批准使用的大型医用设备名称、从业人员资质及其使用管理情况；④提供的医疗服务项目、内容、流程情况；⑤提供的预约诊疗服务方式及门诊出诊医师信息；⑥医疗服务、常用药品和主要医用耗材的价格及其在医疗保险和新型农村合作医疗中的报销比例；⑦纳入医疗保险和新型农村合作医疗定点医疗机构的情况，医疗保险和新型农村合作医疗报销政策和补偿流程；⑧接受捐赠资助的情况和受赠受助财产的使用管理情况；⑨医疗纠纷处理程序、医疗服务投诉信箱和投诉咨询电话；⑩医疗服务中的便民服务措施；⑪职责范围内确定的主动公开的其他信息。

提供基本公共卫生服务和基本医疗服务的城市社区卫生机构、乡镇卫生院等基层医疗卫生服务单位还应当公开下列信息：①配备的国家基本药物名称、价格，配备血液的种类、规格、价格；②与本机构建立双向转诊关系的综合、中医（中西医结合、民族医）或者专科医院名称，支援本单位的专家姓名、专长和服务时间。

（三）规范使用医疗机构名称

医疗机构的印章、银行账户、牌匾，以及医疗文件中使用的名称应当与核准登记的医疗机构名称相同；使用两个以上名称的，应当与第一名称相同。标有医疗机构标识的票据和病历本册以及处方笺、各种检查的申请单、报告单、证明文书单、药品分装袋、制剂标签等不得买卖、出借和转让。

（四）全面加强医疗质量管理

医疗机构应当按照卫生行政部门的有关规定和标准加强医疗质量管理，实施医疗质量保证方案，确保医疗安全和服务质量，不断提高服务水平；医疗机构应当定期检查、考核各项规章

NOTE

制度和各级各类人员岗位责任制的执行和落实情况；医疗机构不得使用非卫生技术人员从事医疗卫生技术工作。

（五）加强对医务人员的医德教育和业务培训

医疗机构应当加强对医务人员的医德教育，组织医务人员学习医德规范，督促医务人员恪守职业道德；应当经常对医务人员进行“基础理论、基本知识、基本技能”的训练与考核，把“严格要求、严密组织、严谨态度”落实到各项工作中。

（六）积极救治患者

医疗机构对危重患者应当立即抢救；对限于设备或者技术条件不能诊治的患者，应当及时转诊；对传染病、精神病、职业病等患者的特殊诊治和处理，应当按照国家有关法律、法规的规定办理。

（七）按规定出具医学证明文件

未经医师（士）亲自诊查患者，医疗机构不得出具疾病诊断书、健康证明书或者死亡证明书等证明文件；未经医师（士）、助产人员亲自接产，医疗机构不得出具出生证明书或者死产报告书。医疗机构为死因不明者出具的《死亡医学证明书》，只作是否死亡的诊断，不作死亡原因的诊断；如有关方面要求进行死亡原因诊断的，医疗机构必须指派医生对尸体进行解剖和有关死因检查后方能做出死因诊断。

（八）尊重患者知情同意权

医疗机构在诊疗活动中，应当对患者实行保护性医疗措施，并取得患者家属和有关人员的配合；应当尊重患者对自己的病情、诊断、治疗的知情权利；因实施保护性医疗措施不宜向患者说明情况的，应当将有关情况通知患者家属。

医疗机构在实施手术、特殊检查、特殊治疗时，应当向患者作必要的解释，并应当取得其家属或者关系人同意并签字；无法取得患者意见时，应当取得家属或者关系人同意并签字；无法取得患者意见又无家属或者关系人在场，或者遇到其他特殊情况时，经治医师应当提出医疗处置方案，在取得医疗机构负责人或者被授权负责人员的批准后实施。

（九）加强药品管理

医疗机构必须按照有关药品管理的法律、法规，加强药品管理；不得使用假劣药品、过期和失效药品以及违禁药品。

（十）服从卫生行政部门的调遣

医疗机构必须承担相应的预防保健工作，承担县级以上人民政府卫生行政部门委托的支援农村、指导基层医疗卫生工作等任务；发生重大灾害、事故、疾病流行或者其他意外情况时，医疗机构及其卫生技术人员必须服从县级以上人民政府卫生行政部门的调遣

（十一）及时报告医疗质量安全事件

根据《医疗质量安全事件报告暂行规定》的规定，医疗机构应当设立或指定部门负责医疗质量安全事件信息报告工作，为医疗质量安全事件信息报告工作提供必要的物质条件支持，并配备专职或兼职工作人员；应当向核发其《医疗机构执业许可证》的卫生行政部门网络直报医疗质量安全事件或者疑似医疗质量安全事件；尚不具备网络直报条件的医疗机构应当通过电话、传真等形式，向有关卫生行政部门报告医疗质量安全事件。

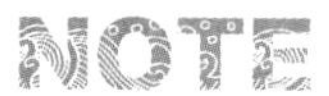

医疗质量安全事件的报告时限如下：①造成 2 人以下轻度残疾、器官组织损伤导致一般功

能障碍或其他人身损害后果的一般医疗质量安全事件，医疗机构应当自事件发现之日起15日内，上报有关信息；②造成2人以下死亡或中度以上残疾、器官组织损伤导致严重功能障碍或造成3人以上中度以下残疾、器官组织损伤或其他人身损害后果的重大医疗质量安全事件，医疗机构应当自事件发现之时起12小时内，上报有关信息；③造成3人以上死亡或重度残疾的特大医疗质量安全事件，医疗机构应当自事件发现之时起2小时内，上报有关信息。

（十二）正确发布医疗广告

医疗机构发布医疗广告，应当在发布前申请医疗广告审查；未取得《医疗广告审查证明》，不得发布医疗广告。医疗机构应当按照《医疗广告审查证明》核准的广告成品样件内容与媒体类别发布医疗广告，医疗广告内容需要改动或者医疗机构的执业情况发生变化，与经审查的医疗广告成品样件内容不符的，医疗机构应当重新提出审查申请。

医疗广告的表现形式不得含有下列内容：①表示功效、安全性的断言或者保证；②说明治愈率或者有效率；③与其他药品、医疗器械的功效和安全性或者其他医疗机构比较；④利用广告代言人作推荐、证明；⑤涉及医疗技术、诊疗方法、疾病名称、药物的；⑥淫秽、迷信、荒诞的；⑦使用解放军和武警部队名义的；⑧利用患者、卫生技术人员、医学教育科研机构及人员，以及其他社会社团、组织的名义、形象作证明的。

医疗机构在其法定控制地带标示仅含有医疗机构名称、标识、联系方式的自设性户外广告，无须申请医疗广告审查。医疗机构禁止利用新闻报道形式、医疗资讯服务类专题节（栏）目或以介绍健康、养生知识等形式发布或变相发布医疗广告。有关医疗机构的人物专访、专题报道等宣传内容，可以出现医疗机构名称，但不得出现有关医疗机构的地址、联系方式等医疗广告内容；不得在同一媒介的同一时间段或者版面发布该医疗机构的广告。

第四节　处方管理

一、处方的概念

处方，是指由注册的执业医师和执业助理医师（以下简称医师）在诊疗活动中为患者开具的、由取得药学专业技术职务任职资格的药学专业技术人员（以下简称药师）审核、调配、核对，并作为患者用药凭证的医疗文书。处方包括医疗机构病区用药医嘱单。医师开具处方和药师调剂处方应当遵循安全、有效、经济的原则。

处方主要包括以下内容：①前记。包括医疗机构名称，费别，患者姓名、性别、年龄，门诊或住院病历号，科别或病区和床位号，临床诊断，开具日期等。可添列特殊要求的项目。麻醉药品和第一类精神药品处方还应当包括患者身份证明编号，代办人姓名、身份证明编号。②正文。以R_p或R（拉丁文Recipe的缩写）标示，分列药品名称、剂型、规格、数量、用法用量。③后记。医师签名或者加盖专用签章，药品金额，以及审核、调配、核对、发药药师签名或者加盖专用签章。

为了便于对不同种类处方的区分，《处方管理办法》还对处方的颜色做出了具体规定：普通处方的印刷用纸为白色；急诊处方印刷用纸为淡黄色，右上角标注“急诊”；儿科处方印刷

NOTE

用纸为淡绿色，右上角标注“儿科”。

二、处方权的获得

（一）一般处方权的获得

《处方管理办法》规定：①经注册的执业医师在执业地点取得相应的处方权。经注册的执业助理医师在医疗机构开具的处方，应当经所在执业地点执业医师签名或加盖专用签章后方有效。经注册的执业助理医师在乡、民族乡、镇、村的医疗机构独立从事一般的执业活动，可以在注册的执业地点取得相应的处方权。医师应当在注册的医疗机构签名留样或者专用签章备案后，方可开具处方；②试用期人员开具处方，应当经所在医疗机构有处方权的执业医师审核并签名或加盖专用签章后方有效。进修医师由接收进修的医疗机构对其胜任本专业工作的实际情况进行认定后授予相应的处方权。

（二）特殊处方权的获得

特殊处方权，是指对麻醉药品和精神药品的处方权。医疗机构应当按照《处方管理办法》及《麻醉药品和精神药品管理条例》等有关规定，对本机构执业医师、药师进行麻醉药品和精神药品使用知识及规范化管理的培训。执业医师经考核合格，取得麻醉药品和第一类精神药品的处方权后，方可在本机构开具麻醉药品和第一类精神药品处方，但不得为自己开具该类药品处方。试用期人员开具处方，应当经所在医疗机构有处方权的执业医师审核并签名或加盖专用签章后方有效。进修医师由接收进修的医疗机构对其胜任本专业工作的实际情况进行认定后授予相应的处方权。

三、处方书写规则

处方书写应当符合下列规则：①患者一般情况、临床诊断填写清晰、完整，并与病历记载相一致；②每张处方限于一名患者的用药；③字迹清楚，不得涂改；如需修改，应当在修改处签名并注明修改日期；④药品名称应当使用规范的中文名称书写，没有中文名称的可以使用规范的英文名称书写；医疗机构或者医师、药师不得自行编制药品缩写名称或者使用代号；书写药品名称、剂量、规格、用法、用量要准确规范，药品用法可用规范的中文、英文、拉丁文或者缩写体书写，但不得使用“遵医嘱”“自用”等含糊不清字句；⑤患者年龄应当填写实足年龄，新生儿、婴幼儿写日、月龄，必要时要注明体重；⑥西药和中成药可以分别开具处方，也可以开具一张处方，中药饮片应当单独开具处方；⑦开具西药、中成药处方，每一种药品应当另起一行，每张处方不得超过 5 种药品；⑧中药饮片处方的书写，一般应当按照“君、臣、佐、使”的顺序排列；调剂、煎煮的特殊要求注明在药品右上方，并加括号，如布包、先煎、后下等；对饮片的产地、炮制有特殊要求的，应当在药品名称之前写明；⑨药品用法用量应当按照药品说明书规定的常规用法用量使用，特殊情况需要超剂量使用时，应当注明原因并再次签名；⑩除特殊情况外，应当注明临床诊断；⑪开具处方后的空白处画一斜线以示处方完毕；⑫处方医师的签名式样和专用签章应当与院内药学部门留样备查的式样相一致，不得任意改动，否则应当重新登记留样备案。

药品剂量与数量用阿拉伯数字书写。剂量应当使用法定剂量单位：重量以克（g）、毫克（mg）、微克（μg）、纳克（ng）为单位；容量以升（L）、毫升（mL）为单位；国际单位

NOTE

(IU)、单位(U);中药饮片以克(g)为单位。片剂、丸剂、胶囊剂、颗粒剂分别以片、丸、粒、袋为单位;溶液剂以支、瓶为单位;软膏及乳膏剂以支、盒为单位;注射剂以支、瓶为单位,应当注明含量;中药饮片以剂为单位。

四、处方开具

医师应当根据医疗、预防、保健需要,按照诊疗规范、药品说明书中的药品适应证、药理作用、用法、用量、禁忌、不良反应和注意事项等开具处方;开具麻醉药品、第一类精神药品处方,应当按照国务院卫生行政部门制定的麻醉药品和精神药品临床应用指导原则;开具医疗用毒性药品、放射性药品的处方应当严格遵守有关法律、法规和规章的规定。

医师开具处方应当使用经药品监督管理部门批准并公布的药品通用名称、新活性化合物的专利药品名称和复方制剂药品名称,也可以使用由国务院卫生行政部门公布的药品习惯名称开具处方;开具院内制剂处方时应当使用经省级卫生行政部门审核、药品监督管理部门批准的名称。医师利用计算机开具、传递普通处方时,应当同时打印出纸质处方,其格式与手写处方一致;打印的纸质处方经签名或者加盖签章后有效。

五、处方有效期和使用限量

处方开具当日有效,特殊情况下需延长有效期的,由开具处方的医师注明有效期限,但有效期最长不得超过3天。

处方一般不得超过7日用量;急诊处方一般不得超过3日用量;对于某些慢性病、老年病或特殊情况,处方用量可适当延长,但医师应当注明理由。

为门(急)诊患者开具的麻醉药品注射剂,每张处方为1次常用量;控缓释制剂,每张处方不得超过7日常用量;其他剂型,每张处方不得超过3日常用量。第一类精神药品注射剂,每张处方为1次常用量;控缓释制剂,每张处方不得超过7日常用量;其他剂型,每张处方不得超过3日常用量。哌甲酯用于治疗儿童多动症时,每张处方不得超过15日常用量。第二类精神药品一般每张处方不得超过7日常用量;对于慢性病或某些特殊情况的患者,处方用量可以适当延长,医师应当注明理由。

为门(急)诊癌症疼痛患者和中、重度慢性疼痛患者开具的麻醉药品、第一类精神药品注射剂,每张处方不得超过3日常用量;控缓释制剂,每张处方不得超过15日常用量;其他剂型,每张处方不得超过7日常用量。为住院患者开具的麻醉药品和第一类精神药品处方应当逐日开具,每张处方为1日常用量。对于需要特别加强管制的麻醉药品,盐酸二氢埃托啡处方为1次常用量,仅限于二级以上医院内使用;盐酸哌替啶处方为1次常用量,仅限于医疗机构内使用。医疗机构应当要求长期使用麻醉药品和第一类精神药品的门(急)诊癌症患者,以及中、重度慢性疼痛患者,每3个月复诊或者随诊1次。

六、处方调剂

(一)调剂权的获得

具有药师以上专业技术职务任职资格的人员负责处方审核、评估、核对、发药,以及安全用药指导;药士从事处方调配工作。药师应当凭医师处方调剂处方药品,非经医师处方不得调

NOTE

剂。经考核合格取得麻醉药品和第一类精神药品调剂资格后，药师方可在本机构调剂麻醉药品和第一类精神药品。

（二）处方调剂应遵守的规定

药师应当按照操作规程调剂处方药品：认真审核处方，准确调配药品，正确书写药袋或粘贴标签，注明患者姓名和药品名称、用法、用量，包装；向患者交付药品时，按照药品说明书或者处方用法，进行用药交代与指导，包括每种药品的用法、用量、注意事项等。核发药品时，应当核对打印的纸质处方，无误后发给药品，并将打印的纸质处方与计算机传递处方同时收存备查。

药师调剂处方时必须做到“四查十对”：查处方，对科别、姓名、年龄；查药品，对药名、剂型、规格、数量；查配伍禁忌，对药品性状、用法用量；查用药合理性，对临床诊断。应当认真逐项检查处方前记、正文和后记书写是否清晰、完整，并确认处方的合法性；应当对处方用药适宜性进行审核，审核内容包括：①规定必须做皮试的药品，处方医师是否注明过敏试验及结果的判定；②处方用药与临床诊断的相符性；③剂量、用法的正确性；④选用剂型与给药途径的合理性；⑤是否有重复给药现象；⑥是否有潜在临床意义的药物相互作用和配伍禁忌；⑦其他用药不适宜情况。药师经处方审核后，认为存在用药不适宜时，应当告知处方医师，请其确认或者重新开具处方，并应当记录，按照有关规定报告。药师在完成处方调剂后，应当在处方上签名或者加盖专用签章。

七、处方点评与处方保管

（一）处方点评

1. 处方点评的概念 是指根据相关法规、技术规范，对处方书写的规范性及药物临床使用的适宜性（用药适应证、药物选择、给药途径、用法用量、药物相互作用、配伍禁忌等）进行评价，发现存在或潜在的问题，制定并实施干预和改进措施，促进临床药物合理应用的过程。处方点评是医院持续医疗质量改进和药品临床应用管理的重要组成部分，是提高临床药物治疗学水平的重要手段。

2. 处方点评的原则 处方点评工作应坚持科学、公正、务实的原则，有完整、准确的书面记录，并通报临床科室和当事人。

3. 处方点评的实施 医院药学部门应当会同医疗管理部门，根据医院诊疗科目、科室设置、技术水平、诊疗量等实际情况，确定具体抽样方法和抽样率，其中门急诊处方的抽样率不应少于总处方量的1‰，且每月点评处方绝对数不应少于100张；病房（区）医嘱单的抽样率（按出院病历数计）不应少于1%，且每月点评出院病历绝对数不应少于30份。

医院处方点评小组应当按照确定的处方抽样方法随机抽取处方，并按照《处方点评工作表》对门急诊处方进行点评；病房（区）用药医嘱的点评应当以患者住院病历为依据，实施综合点评，点评表格由医院根据本院实际情况自行制定。处方点评小组在处方点评工作过程中发现不合理处方，应当及时通知医疗管理部门和药学部门。

三级以上医院应当逐步建立健全专项处方点评制度。专项处方点评是医院根据药事管理和药物临床应用管理的现状和存在的问题，确定点评的范围和内容，对特定的药物或特定疾病的药物（如国家基本药物、血液制品、中药注射剂、肠外营养制剂、抗菌药物、辅助

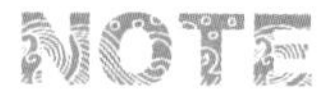

治疗药物、激素等临床使用及超说明书用药、肿瘤患者和围手术期用药等）使用情况进行的处方点评。

4. 处方点评的结果 处方点评结果分为合理处方和不合理处方。不合理处方包括不规范处方、用药不适宜处方和超常处方。

有下列情况之一的，应当判定为不规范处方：①处方的前记、正文、后记内容缺项，书写不规范或者字迹难以辨认的；②医师签名、签章不规范或者与签名、签章的留样不一致的；③药师未对处方进行适宜性审核的（处方后记的审核、调配、核对、发药栏目无审核调配药师及核对发药药师签名，或者单人值班调剂未执行双签名规定）；④新生儿、婴幼儿处方未写明日、月龄的；⑤西药、中成药与中药饮片未分别开具处方的；⑥未使用药品规范名称开具处方的；⑦药品的剂量、规格、数量、单位等书写不规范或不清楚的；⑧用法、用量使用“遵医嘱”、“自用”等含糊不清字句的；⑨处方修改未签名并注明修改日期，或药品超剂量使用未注明原因和再次签名的；⑩开具处方未写临床诊断或临床诊断书写不全的；⑪单张门急诊处方超过5种药品的；⑫无特殊情况下，门诊处方超过7日用量，急诊处方超过3日用量，慢性病、老年病或特殊情况下需要适当延长处方用量未注明理由的；⑬开具麻醉药品、精神药品、医疗用毒性药品、放射性药品等特殊管理药品处方未执行国家有关规定的；⑭医师未按照抗菌药物临床应用管理规定开具抗菌药物处方的；⑮中药饮片处方药物未按照“君、臣、佐、使”的顺序排列，或未按要求标注药物调剂、煎煮等特殊要求的。

有下列情况之一的，应当判定为用药不适宜处方：①适应证不适宜的；②遴选的药品不适宜的；③药品剂型或给药途径不适宜的；④无正当理由不首选国家基本药物的；⑤用法、用量不适宜的；⑥联合用药不适宜的；⑦重复给药的；⑧有配伍禁忌或者不良相互作用的；⑨其他用药不适宜情况的。

有下列情况之一的，应当判定为超常处方：①无适应证用药；②无正当理由开具高价药的；③无正当理由超说明书用药的；④无正当理由为同一患者同时开具2种以上药理作用相同药物的。

5. 监督管理 卫生行政部门和医院应当对开具不合理处方的医师，采取教育培训、批评等措施；对于开具超常处方的医师按照《处方管理办法》的规定予以处理：对出现超常处方3次以上且无正当理由的医师提出警告，限制其处方权；限制处方权后，仍连续2次以上出现超常处方且无正当理由的，取消其处方权。一个考核周期内5次以上开具不合理处方的医师，应当认定为医师定期考核不合格，应离岗参加培训；对患者造成严重损害的，卫生行政部门应当按照相关法律、法规、规章给予相应处罚。

（二）处方保管

1. 一般药品处方的保存 普通处方、急诊处方、儿科处方保存期限为1年，医疗用毒性药品、第二类精神药品处方保存期限为2年，麻醉药品和第一类精神药品处方保存期限为3年。处方保存期满后，经医疗机构主要负责人批准、登记备案，方可销毁。

2. 特殊药品处方的保存 应当根据麻醉药品和精神药品处方开具情况，按照麻醉药品和精神药品品种、规格对其消耗量进行专册登记，登记内容包括发药日期、患者姓名、用药数量。专册保存期限为3年。

NOTE

第五节　抗菌药物临床应用管理

一、抗菌药物的概念

抗菌药物，是指治疗细菌、支原体、衣原体、立克次体、螺旋体、真菌等病原微生物所致感染性疾病病原的药物，不包括治疗结核病、寄生虫病和各种病毒所致感染性疾病的药物，以及具有抗菌作用的中药制剂。

为加强医疗机构抗菌药物临床应用管理，规范抗菌药物临床应用行为，提高抗菌药物临床应用水平，促进临床合理应用抗菌药物，控制细菌耐药，保障医疗质量和医疗安全，2012 年 4 月 24 日，卫生部发布了《抗菌药物临床应用管理办法》。抗菌药物临床应用应遵循安全、有效、经济的原则。为进一步规范抗菌药物临床应用，2015 年 7 月 24 日，国家卫生计生委办公厅、国家中医药管理局办公室、解放军总后勤部卫生部药品器材局联合印发了《抗菌药物临床应用指导原则（2015 年版）》。

二、抗菌药物的分级

抗菌药物临床应用实行分级管理。根据安全性、疗效、细菌耐药性、价格等因素，将抗菌药物分为三级：非限制使用级、限制使用级和特殊使用级。抗菌药物分级管理目录由各省级卫生行政部门制定，报国务院卫生行政部门备案。具体划分标准如下：

1. 非限制使用级抗菌药物　是指经长期临床应用证明安全、有效，对细菌耐药性影响较小，价格相对较低的抗菌药物。

2. 限制使用级抗菌药物　是指经长期临床应用证明安全、有效，对细菌耐药性影响较大，或者价格相对较高的抗菌药物。

3. 特殊使用级抗菌药物　是指具有以下情形之一的抗菌药物：①具有明显或者严重不良反应，不宜随意使用的抗菌药物；②需要严格控制使用，避免过快产生耐药的抗菌药物；③疗效、安全性方面的临床资料较少的抗菌药物；④价格昂贵的抗菌药物。

三、抗菌药物临床应用规则

医疗机构应当严格执行《处方管理办法》《医疗机构药事管理规定》《抗菌药物临床应用指导原则》《国家处方集》等相关规定及技术规范，加强对抗菌药物遴选、采购、处方、调剂、临床应用和药物评价的管理。

（一）医疗机构抗菌药物供应目录的制定

医疗机构应当按照省级卫生行政部门制定的抗菌药物分级管理目录，制定本机构抗菌药物供应目录，并向核发其《医疗机构执业许可证》的卫生行政部门备案；抗菌药物供应目录包括采购抗菌药物的品种、品规，未经备案的抗菌药物品种、品规，医疗机构不得采购。医疗机构应当严格控制本机构抗菌药物供应目录的品种数量，同一通用名称抗菌药物品种，注射剂型和口服剂型均不得超过 2 种，具有相似或者相同药理学特征的抗菌药物不得重复列入供应目

NOTE

录。医疗机构确因临床工作需要，抗菌药物品种和品规数量超过规定的，应当向核发其《医疗机构执业许可证》的卫生行政部门详细说明原因和理由；说明不充分或者理由不成立的，卫生行政部门不得接受其抗菌药物品种和品规数量的备案。医疗机构应当定期调整抗菌药物供应目录品种结构，并于每次调整后15个工作日内向核发其《医疗机构执业许可证》的卫生行政部门备案，调整周期原则上为2年，最短不得少于1年。

（二）医疗机构抗菌药物的遴选和定期评估制度

医疗机构遴选和新引进抗菌药物品种，应当由临床科室提交申请报告，经药学部门提出意见后，由抗菌药物管理工作组审议。抗菌药物管理工作组2/3以上成员审议同意，并经药事管理与药物治疗学委员会2/3以上委员审核同意后方可列入采购供应目录。抗菌药物品种或者品规存在安全隐患、疗效不确定、耐药率高、性价比差或者违规使用等情况的，临床科室、药学部门、抗菌药物管理工作组可以提出清退或者更换意见。清退意见经抗菌药物管理工作组1/2以上成员同意后执行，并报药事管理与药物治疗学委员会备案；更换意见经药事管理与药物治疗学委员会讨论通过后执行。清退或者更换的抗菌药物品种或者品规原则上12个月内不得重新进入本机构抗菌药物供应目录。

（三）医疗机构抗菌药物的采购

医疗机构应当按照国家药品监督管理部门批准并公布的药品通用名称购进抗菌药物，优先选用《国家基本药物目录》《国家处方集》和《国家基本医疗保险、工伤保险和生育保险药品目录》收录的抗菌药物品种。基层医疗卫生机构只能选用基本药物中的抗菌药物品种。抗菌药物应当由药学部门统一采购供应，其他科室或者部门不得从事抗菌药物的采购、调剂活动，临床上不得使用非药学部门采购供应的抗菌药物。因特殊治疗需要，医疗机构需使用本机构抗菌药物供应目录以外抗菌药物的，可以启动临时采购程序，临时采购应当由临床科室提出申请，说明申请购入抗菌药物名称、剂型、规格、数量、使用对象和使用理由，经本机构抗菌药物管理工作组审核同意后，由药学部门临时一次性购入使用。医疗机构应当严格控制临时采购抗菌药物品种和数量，同一通用名抗菌药物品种启动临时采购程序原则上每年不得超过5例次，如果超过5例次，应当讨论是否列入本机构抗菌药物供应目录，调整后的抗菌药物供应目录总品种数不得增加，并每半年将抗菌药物临时采购情况向核发其《医疗机构执业许可证》的卫生行政部门备案。

（四）抗菌药物处方权的授予

具有高级专业技术职务任职资格的医师，可授予特殊使用级抗菌药物处方权；具有中级以上专业技术职务任职资格的医师，可授予限制使用级抗菌药物处方权；具有初级专业技术职务任职资格的医师，在乡、民族乡、镇、村的医疗机构独立从事一般执业活动的执业助理医师以及乡村医生，可授予非限制使用级抗菌药物处方权。二级以上医院应当定期对医师和药师进行抗菌药物临床应用知识和规范化管理的培训，医师经本机构培训并考核合格后，方可获得相应的处方权。其他医疗机构依法享有处方权的医师、乡村医生和从事处方调剂工作的药师，由县级以上地方卫生行政部门组织相关培训、考核，经考核合格的，授予相应的抗菌药物处方权或者抗菌药物调剂资格。

（五）抗菌药物预防感染指征的掌握

医疗机构和医务人员应当严格掌握使用抗菌药物预防感染的指征。预防感染、治疗轻度或

NOTE

者局部感染应当首选非限制使用级抗菌药物；严重感染、免疫功能低下合并感染或者病原菌只对限制使用级抗菌药物敏感时，方可选用限制使用级抗菌药物。严格控制特殊使用级抗菌药物使用，特殊使用级抗菌药物不得在门诊使用。临床应用特殊使用级抗菌药物应当严格掌握用药指证，经抗菌药物管理工作组指定的专业技术人员会诊同意后，由具有相应处方权医师开具处方。因抢救生命垂危的患者等紧急情况，医师可以越级使用抗菌药物，越级使用抗菌药物应当详细记录用药指证，并应于24小时内补办越级使用抗菌药物的必要手续。

医疗机构应当制定并严格控制门诊患者静脉输注使用抗菌药物比例；村卫生室、诊所和社区卫生服务站使用抗菌药物开展静脉输注活动，应当经县级卫生行政部门核准。

（六）抗菌药物临床应用的监测

医疗机构应当开展抗菌药物临床应用监测工作，分析本机构及临床各专业科室抗菌药物使用情况，评估抗菌药物使用适宜性；对抗菌药物使用趋势进行分析，对抗菌药物不合理使用情况应当及时采取有效干预措施；应当根据临床微生物标本检测结果合理选用抗菌药物，临床微生物标本检测结果未出具前，医疗机构可以根据当地和本机构细菌耐药监测情况经验选用抗菌药物，临床微生物标本检测结果出具后根据检测结果进行相应调整。

医疗机构应当开展细菌耐药监测工作，建立细菌耐药预警机制，并采取下列相应措施：①主要目标细菌耐药率超过30%的抗菌药物，应当及时将预警信息通报本机构医务人员；②主要目标细菌耐药率超过40%的抗菌药物，应当慎重经验用药；③主要目标细菌耐药率超过50%的抗菌药物，应当参照药敏试验结果选用；④主要目标细菌耐药率超过75%的抗菌药物，应当暂停针对此目标细菌的临床应用，根据追踪细菌耐药监测结果，再决定是否恢复临床应用。

（七）抗菌药物临床应用情况的检查与报告

医疗机构应当建立本机构抗菌药物临床应用情况排名、内部公示和报告制度，应当对临床科室和医务人员抗菌药物使用量、使用率和使用强度等情况进行排名并予以内部公示，对排名后位或者发现严重问题的医师进行批评教育，情况严重的予以通报。

医疗机构应当按照要求对临床科室和医务人员抗菌药物临床应用情况进行汇总，并向核发其《医疗机构执业许可证》的卫生行政部门报告。非限制使用级抗菌药物临床应用情况，每年报告1次；限制使用级和特殊使用级抗菌药物临床应用情况，每半年报告1次。

（八）抗菌药物临床应用异常情况的处理

医疗机构应当对以下抗菌药物临床应用异常情况开展调查，并根据不同情况做出处理：①使用量异常增长的抗菌药物；②半年内使用量始终居于前列的抗菌药物；③经常超适应证、超剂量使用的抗菌药物；④企业违规销售的抗菌药物；⑤频繁发生严重不良事件的抗菌药物。

四、抗菌药物临床应用的监督管理

（一）抗菌药物的处方及医嘱点评

医疗机构抗菌药物管理机构应当定期组织相关专业技术人员对抗菌药物处方、医嘱实施点评，并将点评结果作为医师定期考核、临床科室和医务人员绩效考核依据。

（二）医师及药师违规行为的处理

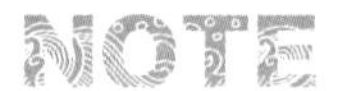

医疗机构应当对出现抗菌药物超常处方3次以上且无正当理由的医师提出警告，限制其特

殊使用级和限制使用级抗菌药物处方权。医师出现下列情形之一的，医疗机构应当取消其处方权：①抗菌药物考核不合格的；②限制处方权后，仍出现超常处方且无正当理由的；③未按照规定开具抗菌药物处方，造成严重后果的；④未按照规定使用抗菌药物，造成严重后果的；⑤开具抗菌药物处方牟取不正当利益的。

药师未按照规定审核抗菌药物处方与用药医嘱，造成严重后果的，或者发现处方不适宜、超常处方等情况未进行干预且无正当理由的，医疗机构应当取消其药物调剂资格。

医师处方权和药师药物调剂资格取消后，在6个月内不得恢复其处方权和药物调剂资格。

第六节　法律责任

一、违反《医疗机构管理条例》的法律责任

（一）未取得《医疗机构执业许可证》擅自执业的法律责任

未取得《医疗机构执业许可证》擅自执业的，由县级以上人民政府卫生行政部门责令其停止执业活动，没收非法所得和药品、器械，并处以三千元以下的罚款。有下列情形之一的，责令其停止执业活动，没收非法所得的药品、器械，处以三千元以上一万元以下的罚款：①因擅自执业曾受过卫生行政部门处罚；②擅自执业的人员为非卫生技术专业人员；③擅自执业时间在3个月以上；④给患者造成伤害；⑤使用假药、劣药蒙骗患者；⑥以行医为名骗取患者钱物；⑦省、自治区、直辖市卫生行政部门规定的其他情形。

（二）逾期不校验《医疗机构执业许可证》仍从事诊疗活动的法律责任

逾期不校验《医疗机构执业许可证》仍从事诊疗活动的，由县级以上人民政府卫生行政部门责令其限期补办校验手续；拒不校验的，吊销其《医疗机构执业许可证》。

（三）出卖、转让、出借《医疗机构执业许可证》的法律责任

转让、出借《医疗机构执业许可证》的，没收其非法所得，并处以三千元以下的罚款。有下列情形之一的，没收其非法所得，处以三千元以上五千元以下的罚款，并吊销《医疗机构执业许可证》：①出卖《医疗机构执业许可证》；②转让或者出借《医疗机构执业许可证》是以营利为目的；③受让方或者承借方给患者造成伤害；④转让、出借《医疗机构执业许可证》给非卫生技术专业人员；⑤省、自治区、直辖市卫生行政部门规定的其他情形。

（四）诊疗活动超出登记范围的法律责任

除急诊和急救外，医疗机构诊疗活动超出登记的诊疗科目范围，情节轻微的，由县级以上人民政府卫生行政部门处以警告。有下列情形之一的，责令其限期改正，并可处以三千元以下罚款：①超出登记的诊疗科目范围的诊疗活动累计收入在三千元以下；②给患者造成伤害。有下列情形之一的，处以三千元罚款，并吊销《医疗机构执业许可证》：①超出登记的诊疗科目范围的诊疗活动，累计收入在三千元以上；②给患者造成伤害；③省、自治区、直辖市卫生行政部门规定的其他情形。

（五）任用非卫生技术人员从事医疗卫生技术工作的法律责任

任用非卫生技术人员从事医疗卫生技术工作的，由县级以上人民政府卫生行政部门责令其

NOTE

限期改正，并可处以三千元以下罚款。有下列情形之一的，处以三千元以上五千元以下罚款，并可以吊销其《医疗机构执业许可证》：①任用两名以上非卫生技术人员从事诊疗活动；②任用的非卫生技术人员给患者造成伤害。医疗机构使用卫生技术人员从事本专业以外的诊疗活动的，按使用非卫生技术人员处理。

（六）出具虚假证明文件的法律责任

医疗机构出具虚假证明文件，情节轻微的，由县级以上人民政府卫生行政部门予以警告，并可处以五百元以下的罚款。有下列情形之一的，处以五百元以上一千元以下的罚款：①出具虚假证明文件造成延误诊治的；②出具虚假证明文件给患者精神造成伤害的；③造成其他危害后果的。对直接责任人员由所在单位或者上级机关给予行政处分。

二、违反《处方管理办法》的法律责任

医疗机构有下列情形之一的，由县级以上卫生行政部门按照《医疗机构管理条例》的规定，责令限期改正，并可处以五千元以下的罚款；情节严重的，吊销其《医疗机构执业许可证》：①使用未取得处方权的人员、被取消处方权的医师开具处方的；②使用未取得麻醉药品和第一类精神药品处方资格的医师开具麻醉药品和第一类精神药品处方的；③使用未取得药学专业技术职务任职资格的人员从事处方调剂工作的。

医疗机构未按照规定保管麻醉药品和精神药品处方，或者未依照规定进行专册登记的，按照《麻醉药品和精神药品管理条例》的规定，由设区的市级卫生行政部门责令限期改正，给予警告；逾期不改正的，处五千元以上一万元以下的罚款；情节严重的，吊销其印鉴卡；对直接负责的主管人员和其他直接责任人员，依法给予降级、撤职、开除的处分。

三、违反《抗菌药物临床应用管理办法》的法律责任

医疗机构有下列情形之一的，由县级以上卫生行政部门责令限期改正；逾期不改的，进行通报批评，并给予警告；造成严重后果的，对负有责任的主管人员和其他直接责任人员，给予处分：①未建立抗菌药物管理组织机构或者未指定专（兼）职技术人员负责具体管理工作的；②未建立抗菌药物管理规章制度的；③抗菌药物临床应用管理混乱的；④未按照《抗菌药物临床应用管理办法》规定执行抗菌药物分级管理、医师抗菌药物处方权限管理、药师抗菌药物调剂资格管理或者未配备相关专业技术人员的；⑤其他违反《抗菌药物临床应用管理办法》规定行为的。

医疗机构有下列情形之一的，由县级以上卫生行政部门责令限期改正，给予警告，并可根据情节轻重处以三万元以下罚款；对负有责任的主管人员和其他直接责任人员，可根据情节给予处分：①使用未取得抗菌药物处方权的医师或者使用被取消抗菌药物处方权的医师开具抗菌药物处方的；②未对抗菌药物处方、医嘱实施适宜性审核，情节严重的；③非药学部门从事抗菌药物购销、调剂活动的；④将抗菌药物购销、临床应用情况与个人或者科室经济利益挂钩的；⑤在抗菌药物购销、临床应用中牟取不正当利益的。

未经县级卫生行政部门核准，村卫生室、诊所、社区卫生服务站擅自使用抗菌药物开展静脉输注活动的，由县级以上地方卫生行政部门责令限期改正，给予警告；逾期不改的，可根据情节轻重处以一万元以下罚款。

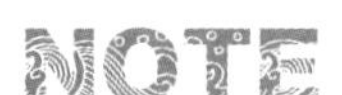

【思考题】

1. 简述医疗机构的分类。
2. 医疗机构开展诊疗活动的条件有哪些？
3. 医疗机构登记应符合哪些条件？
4. 简述医疗机构的执业规则。
5. 处方书写的规则有哪些？
6. 医疗机构处方保管的要求有哪些？

NOTE

第五章 卫生技术人员管理法律制度

第一节 执业医师法律制度

一、概述

（一）执业医师的概念

执业医师，是指依法取得执业医师资格并经注册，在医疗、预防、保健机构中，按照其注册的执业类别和范围，独立从事相应的医疗工作的人员，包括执业医师和执业助理医师两类。

（二）执业医师法制建设

新中国成立后，国家重视对医师的管理，相继颁布了一系列规范医师执业的法律规范，如1951年颁布的《医师暂行条例》《中医师暂行条例》等。党的十一届三中全会以后，卫生部制定发布了一系列规范性文件，使医师管理逐步法制化，如《卫生技术人员职称及晋升条例（试行）》《医院工作人员职责》《医师、中医师个体开业暂行管理办法》《外来医师来华短期行医管理办法》等。

为了加强医师队伍建设，提高医师的职业道德和业务素质，保障医师和患者的合法权益，保护人民健康，1998年6月26日，第九届全国人大常委会第三次会议通过了《执业医师法》，自1999年5月1日起施行。其适用范围是依法取得执业医师资格或者执业助理医师资格，经注册在医疗、预防、保健机构中执业的专业医务人员。为了贯彻实施《执业医师法》，1999年卫生部成立了国家医师资格考试委员会，并发布了《医师资格考试暂行办法》《医师执业注册暂行办法》（现为《医师执业注册管理办法》）《关于医师执业注册中执业范围的暂行规定》《医师外出会诊管理暂行规定》《传统医学师承和确有专长人员医师资格考核考试办法》等配套规定。

二、医师资格考试

《执业医师法》规定，国家实行医师执业注册制度。执业医师资格考试是评价申请医师资格者是否具备执业所必需的专业知识与技能、是否具备从事医疗行业所必需的资格的考试。

医师资格考试分为执业医师资格考试和执业助理医师资格考试。医师资格考试的办法由国务院卫生行政部门制定。医师资格考试由省级以上人民政府卫生行政部门组织实施。

（一）考试类别

医师资格考试类别分为临床、中医（包括中医、民族医和中西医结合）、口腔、公共卫生4类。考试方式分为实践技能考试和医学综合考试。医师资格考试由国家统一组织考试，每年考一次。

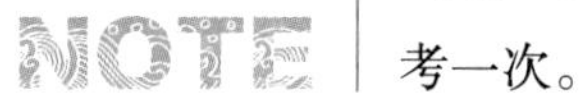

（二）考试条件

根据《执业医师法》的规定，具有下列条件之一的，可以参加执业医师资格考试：①具有高等学校医学专业本科以上学历，在执业医师指导下，在医疗、预防、保健机构中试用期满1年的；②取得执业助理医师执业证书后，具有高等学校医学专科学历，在医疗、预防、保健机构中工作满2年的；具有中等专业学校医学专业学历，在医疗、预防、保健机构中工作满5年的。

《执业医师法》规定，具有下列条件之一的，可以参加执业助理医师资格考试：具有高等学校医学专科学历或者中等专业学校医学专科学历，在执业医师指导下，在医疗、预防、保健机构中试用期满1年的。

以师承方式学习传统医学满3年或者经多年实践医术确有专长的，经县级以上人民政府卫生行政部门确定的传统医学专业组织或者医疗、预防、保健机构考核合格并推荐，可以参加执业医师资格或者执业助理医师资格考试。

三、医师执业注册

医师执业应当经注册取得《医师执业证书》，未经注册取得《医师执业证书》者，不得从事医疗、预防、保健活动。国家建立医师管理信息系统，实行医师电子注册管理。

（一）准予注册

根据《执业医师法》的规定，取得医师资格的，可以向所在地县级以上人民政府卫生行政部门申请注册。医师经注册后，可以在医疗、预防、保健机构中按照注册的执业地点、执业类别、执业范围执业，从事相应的医疗、预防、保健业务。未经医师注册取得执业证书，不得从事医师执业活动。

根据《医师执业注册管理办法》的规定，拟在医疗、保健机构中执业的人员，应当向批准该机构执业的卫生行政部门申请注册。拟在预防机构中执业的人员，应当向该机构的同级卫生行政部门申请注册。申请医师执业注册，应当提交下列材料：①医师执业注册申请审核表；②近6个月2寸白底免冠正面半身照片；③医疗、预防、保健机构的聘用证明；④省级以上卫生行政部门规定的其他材料。

获得医师资格后2年内未注册者、中止医师执业活动2年以上或者《医师执业注册管理办法》规定的不予注册情形消失的医师申请注册时，还应当提交在省级以上卫生行政部门指定的机构接受连续6个月以上的培训，并经考核合格的证明。

注册主管部门应当自收到注册申请之日起20个工作日内，对申请人提交的申请材料进行审核。审核合格的，予以注册并发放《医师执业证书》。

（二）不予注册

根据《医师执业注册管理办法》的规定，有下列情形之一的，不予注册：①不具有完全民事行为能力的；②因受刑事处罚，自刑罚执行完毕之日起至申请注册之日止不满2年的；③受吊销《医师执业证书》行政处罚，自处罚决定之日起至申请注册之日止不满2年的；④甲类、乙类传染病传染期、精神疾病发病期，以及身体残疾等健康状况不适宜或者不能胜任医疗、预防、保健业务工作的；⑤重新申请注册，经考核不合格的；⑥在医师资格考试中参与有组织作弊的；⑦被查实曾使用伪造医师资格或者冒名使用他人医师资格进行注册的；⑧国家卫

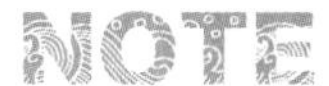

生计生委规定不宜从事医疗、预防、保健业务的其他情形的。

（三）注销注册

医师注册后有下列情形之一的，医师个人或者其所在的医疗、预防、保健机构，应当自知道或者应当知道之日起30日内报告注册主管部门，办理注销注册：①死亡或者被宣告失踪的；②受刑事处罚的；③受吊销《医师执业证书》行政处罚的；④医师定期考核不合格，并经培训后再次考核仍不合格的；⑤连续两个考核周期未参加医师定期考核的；⑥中止医师执业活动满2年的；⑦身体健康状况不适宜继续执业的；⑧出借、出租、抵押、转让、涂改《医师执业证书》的；⑨在医师资格考试中参与有组织作弊的；⑩本人主动申请的；⑪国家卫生计生委规定不宜从事医疗、预防、保健业务的其他情形的。

（四）变更注册

医师变更执业地点、执业类别、执业范围等注册事项的，应当通过国家医师管理信息系统提交医师变更执业注册申请及省级以上卫生计生行政部门规定的其他材料。医师只有一个执业机构的，视为其主要执业机构。医师承担经主要执业机构批准的卫生支援、会诊、进修、学术交流、政府交办事项等任务和参加卫生计生行政部门批准的义诊，以及在签订帮扶或者托管协议医疗机构内执业等除外。

注册主管部门应当自收到变更注册申请之日起20个工作日内办理变更注册手续。对因不符合变更注册条件不予变更的，应当自收到变更注册申请之日起20个工作日内书面通知申请人，并说明理由。

（五）重新注册

根据《执业医师法》的规定，中止医师执业活动2年以上及不予注册的情形消失的，申请重新执业，应当依法重新注册。根据《医师执业注册管理办法》的规定，重新申请注册的人员，应当提交在省级以上卫生计生行政部门指定的机构接受连续6个月以上的培训，并经考核合格的证明，方可依照法律的规定重新申请执业注册。

（六）备案

医师注册后有下列情况之一的，其所在的医疗、预防、保健机构应当自办理相关手续之日起30日内报注册主管部门，办理备案：①调离、退休、退职；②被辞退、开除；③省级以上卫生行政部门规定的其他情形。上述备案满2年且未继续执业的予以注销。

四、医师执业权利和义务

（一）医师的权利

医师在执业活动中享有下列权利：①在注册的执业范围内，进行医学诊查、疾病调查、医学处置、出具相应的医学证明文件，选择合理的医疗、预防、保健方案；②按照国务院卫生行政部门规定的标准，获得与本人执业活动相当的医疗设备基本条件；③从事医学研究、学术交流，参加专业学术团体；④参加专业培训，接受继续医学教育；⑤在执业活动中，人格尊严、人身安全不受侵犯；⑥获取工资报酬和津贴，享受国家规定的福利待遇；⑦对所在机构的医疗、预防、保健工作和卫生行政部门的工作提出意见和建议，依法参与所在机构的民主管理。

（二）医师的义务

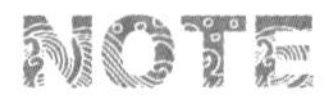

医师在执业活动中应当履行下列义务：①遵守法律、法规，遵守技术操作规范；②树立敬

业精神，遵守职业道德，履行医师职责，尽职尽责为患者服务；③关心、爱护、尊重患者，保护患者的隐私；④努力钻研业务，更新知识，提高专业技术水平；⑤宣传卫生保健知识，对患者进行健康教育。

五、医师执业

（一）执业地点、执业类别和执业范围

执业地点，是指执业医师执业的医疗、预防、保健机构所在地的省级行政区划和执业助理医师执业的医疗、预防、保健机构所在地的县级行政区划。执业类别，是指临床、中医（包括中医、民族医和中西医结合）、口腔、公共卫生 4 类。医师进行执业注册的类别必须以取得医师资格的类别为依据。执业范围，是指医师在医疗、预防、保健活动中从事的与其执业能力相适应的专业。

在计划生育技术服务机构中执业的临床医师，其执业范围为计划生育技术服务专业。在医疗机构中执业的临床医师以妇产科专业作为执业范围进行注册的，其范围含计划生育技术服务专业。

医师不得从事执业注册范围以外的其他执业活动，但下列情形的，不属于超范围执业：①对患者实施紧急医疗救护的；②临床医师依据《住院医师规范化培训规定》和《全科医师规范化培训试行办法》等，进行临床转科的；③依据国家有关规定，经医疗、预防、保健机构批准的卫生支农、会诊、学术交流、承担政府交办的任务和卫生行政部门批准的义诊等；④符合《医师外出会诊管理暂行规定》的；⑤省级以上卫生行政部门规定的其他情形。

（二）医师执业规则

医师在执业当中应当遵守下列规则：①实施医疗、预防、保健措施，签署有关医学证明文件，必须亲自诊查、调查，并按照规定及时填写医学文书，不得隐匿、伪造或者销毁医学文书及有关资料；不得出具与自己执业范围无关或者与执业类别不相符的医学证明文件；②对急危患者，应当采取紧急措施及时进行诊治；不得拒绝急救处置；③应当使用经国家有关部门批准使用的药品、消毒药剂和医疗器械。除正当治疗外，不得使用麻醉药品、医疗用毒性药品、精神药品和放射性药品；④应当如实向患者或者其家属介绍病情，但应注意避免对患者产生不利后果。医师进行实验性临床医疗，应当经医院批准并征得患者本人或者其家属同意；⑤不得利用职务之便，索取、非法收受患者财物或者牟取其他不正当利益；⑥遇有自然灾害、传染病流行、突发重大伤亡事故及其他严重威胁人民生命健康的紧急情况时，应当服从县级以上人民政府卫生行政部门的调遣；⑦医师发生医疗事故或者发现传染病疫情时，应当依照有关规定及时向所在机构或者卫生行政部门报告。发现患者涉嫌伤害事件或者非正常死亡时，应当按照有关规定向有关部门报告；⑧执业助理医师应当在执业医师的指导下，在医疗、预防、保健机构中按照其执业类别执业。在乡、民族乡、镇的医疗、预防、保健机构中工作的执业助理医师，可以根据医疗诊治的情况和需要，独立从事一般的执业活动。

（三）医师多点执业

《中共中央、国务院关于深化医药卫生体制改革的意见》提出，稳步推动医务人员的合理流动，促进不同医疗机构之间人才的纵向和横向交流，研究探索注册医师多点执业。2009 年 9 月 11 日，卫生部发出《关于医师多点执业有关问题的通知》。2017 年 2 月 28 日，国家卫生计

NOTE

生委发布了《医师执业注册管理办法》。

医师多点执业，是指医师在两个以上医疗机构从事诊疗活动，不包括医师外出会诊。国家对医师实行多点执业分类管理：①医师执行政府指令任务，如卫生支农、支援社区和急救中心（站）、医疗机构对口支援等，由所在医疗机构批准；②多个医院（社区卫生服务中心）以整合医疗资源、方便患者就医和提高医疗技术水平为目的，通过签订协议等形式，开展横向或纵向医疗合作的，相关医院（社区卫生服务中心）经向《医疗机构执业许可证》登记机关备案，医师可以在开展医疗合作的其他医院（社区卫生服务中心）执业。备案内容包括医师姓名、执业类别、职称、工作时间和执业地点。卫生行政部门应当做好医师执业注册信息备案管理，便于查询和监督；③在同一执业地点多个机构执业的医师，应当确定一个机构作为其主要执业机构，并向批准该机构执业的卫生计生行政部门申请注册；对于拟执业的其他机构，应当向批准该机构执业的卫生计生行政部门分别申请备案，注明所在执业机构的名称。医师跨执业地点增加执业机构，应当向批准该机构执业的卫生计生行政部门申请增加注册。

六、医师考核与培训

（一）考核

县级以上人民政府卫生行政部门负责指导、检查和监督医师考核工作。依据《医师定期考核管理办法》规定，受县级以上人民政府卫生行政部门委托的机构或者组织应当按照医师执业标准，对医师的业务水平、工作成绩和职业道德状况进行定期考核。医师的考核结果，考核机构应当报告准予注册的卫生行政部门备案，并作为医师晋升相应技术职务的条件。对考核不合格的医师，县级以上人民政府卫生行政部门可以责令其暂停执业活动3～6个月，并接受培训和继续医学教育。暂停执业活动期满，再次进行考核，对考核合格的，允许其继续执业；对考核仍不合格的，由县级以上人民政府卫生行政部门注销注册，收回《医师执业证书》。

（二）培训

县级以上人民政府卫生行政部门应当制定医师培训计划，对医师进行多种形式的培训，为医师接受继续医学教育提供条件。县级以上人民政府卫生行政部门应当采取有力措施，对在农村和少数民族地区从事医疗、预防、保健业务的医务人员实施培训。医疗、预防、保健机构应当按照规定和计划保证本机构医师的培训和继续医学教育。县级以上人民政府卫生行政部门委托的承担医师考核任务的医疗卫生机构，应当为医师的培训和接受继续医学教育提供和创造条件。

（三）规范化培训

1. 住院医师规培 住院医师规培即住院医师规范化培训，是毕业后医学教育的重要组成部分，目的是为各级医疗机构培养具有良好的职业道德、扎实的医学理论知识和临床技能，能独立、规范地承担本专业常见多发疾病诊疗工作的临床医师。

住院医师规范化培训对象为：①拟从事临床医疗工作的高等院校医学类相应专业（指临床医学类、口腔医学类、中医学类和中西医结合类）本科及以上学历毕业生；②已从事临床医疗工作并获得执业医师资格，需要接受培训的人员；③其他需要接受培训的人员。培训年限一般为3年。培训内容包括医德医风、政策法规、临床实践能力、专业理论知识、人际沟通交流等，重点提高临床规范诊疗能力，适当兼顾临床教学和科研素养。培训考核包括过程考核和结

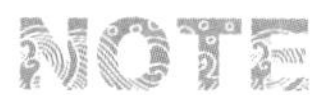

业考核，以过程考核为重点，过程考核合格和通过医师资格考试是参加结业考核的必备条件，结业考核包括理论考核和临床实践能力考核。对通过住院医师规范化培训结业考核的培训对象，颁发统一制式的《住院医师规范化培训合格证书》。

2. 全科医师规培　全科医师规培即全科医师规范化培训，属于毕业后医学教育阶段，是住院医师培养的一种形式。全科医师规范化培训对象为高等院校医学专业本科毕业后拟从事社区卫生服务工作的医师。培训时间为4年（共48个月），培训内容包括政治思想、职业道德、业务培训和计算机，按《全科医师规范化培训大纲（试行）》要求，分三阶段进行，各阶段考试考核均合格者，经各省、自治区、直辖市卫生行政部门审核后，发给国家卫生计生委统一印制的《全科医师规范化培训合格证书》。

第二节　护士法律制度

一、概述

护士，是指经执业注册取得护士执业证书，依照规定从事护理活动，履行保护生命、减轻痛苦、增进健康职责的卫生技术人员。

为了加强护士管理，提高护理质量，保障医疗和护理安全，保护护士的合法权益，1993年3月26日，卫生部发布了《护士管理办法》。为了维护护士的合法权益，规范护理行为，促进护理事业发展，保障医疗安全和人体健康，2008年1月23日，国务院发布了《护士条例》，自2008年5月12日起实施。2008年，卫生部发布了《护士执业注册管理办法》。2010年，卫生部、人力资源社会保障部联合发布了《护士执业资格考试办法》。

二、护士资格考试

国家护士执业资格考试是评价申请护士执业资格者是否具备执业所必需的护理专业知识与工作能力的考试。考试成绩合格者，可申请护士执业注册。

《护士执业资格考试办法》规定，具有护理、助产专业中专和大专学历的人员，参加护士执业资格考试并成绩合格，可取得护理初级（士）专业技术资格证书；护理初级（师）专业技术资格按照有关规定通过参加全国卫生专业技术资格考试取得。具有护理、助产专业本科以上学历的人员，参加护士执业资格考试并成绩合格，可以取得护理初级（士）专业技术资格证书；在达到《卫生技术人员职务试行条例》规定的护师专业技术职务任职资格年限后，可直接聘任护师专业技术职务。

（一）考试原则和科目

护士执业资格考试遵循公平、公开、公正的原则，实行国家统一考试制度，统一考试大纲、统一命题、统一合格标准，资格考试原则上每年举行一次。

护士执业资格考试包括专业实务和实践能力两个科目，一次考试通过两个科目为考试成绩合格。为加强对考生实践能力的考核，原则上采用“人机对话”考试方式进行。

在中等职业学校、高等学校完成国务院教育行政部门和国务院卫生行政部门规定的普通全

NOTE

日制3年以上的护理、助产专业课程学习，包括在教学、综合医院完成8个月以上护理临床实习，并取得相应学历证书的，可以申请参加护士执业资格考试。

（二）考试申请

申请参加护士执业资格考试的人员，应当在公告规定的期限内报名，并提交以下材料：①护士执业资格考试报名申请表；②本人身份证明；③近6个月2寸免冠正面半身照片3张；④本人毕业证书；⑤报考所需的其他材料。

申请人为在校应届毕业生的，应当持所在学校出具的应届毕业生毕业证明，到学校所在地的考点报名。学校可以为本校应届毕业生办理集体报名手续。申请人为非应届毕业生的，可以选择到人事档案所在地报名。

三、护士注册

（一）申请护士注册的条件

根据《护士执业注册管理办法》的规定，护士经执业注册取得《护士执业证书》后，方可按照注册的执业地点从事护理工作；未经执业注册取得《护士执业证书》者，不得从事诊疗技术规范规定的护理活动。

1. 注册条件 申请护士执业注册，应当具备下列条件：①具有完全民事行为能力；②在中等职业学校、高等学校完成国务院教育行政部门和国务院卫生行政部门规定的普通全日制3年以上的护理、助产专业课程学习，包括在教学、综合医院完成8个月以上护理临床实习，并取得相应学历证书；③通过国务院卫生行政部门组织的护士执业资格考试；④符合国务院卫生行政部门规定的健康标准。

2. 健康标准 申请护士执业注册，应当符合下列健康标准：①无精神病病史；②无色盲、色弱、双耳听力障碍；③无影响履行护理职责的疾病、残疾或者功能障碍。

3. 提交材料 申请护士执业注册，应当提交下列材料：①护士执业注册申请审核表；②申请人身份证明；③申请人学历证书及专业学习中的临床实习证明；④护士执业资格考试成绩合格证明；⑤省、自治区、直辖市人民政府卫生行政部门指定的医疗机构出具的申请人6个月内健康体检证明；⑥医疗卫生机构拟聘用的相关材料。

（二）护士执业注册管理部门

申请护士执业注册的，应当向拟执业地省、自治区、直辖市人民政府卫生行政部门提出申请。收到申请的卫生行政部门应当自收到申请之日起20个工作日内做出决定，对具备《护士条例》规定条件的，准予注册，并发给护士执业证书；对不具备规定条件的，不予注册，并书面说明理由。护士执业注册有效期为5年。

（三）护士执业注册

1. 变更注册 护士在其执业注册有效期内变更执业地点的，应当向拟执业地省、自治区、直辖市人民政府卫生行政部门报告。收到报告的卫生行政部门应当自收到报告之日起7个工作日内为其办理变更手续。护士跨省、自治区、直辖市变更执业地点的，收到报告的卫生行政部门还应当向其原执业地省、自治区、直辖市人民政府卫生行政部门通报。

2. 延续注册 护士执业注册有效期届满需要继续执业的，应当在有效期届满前30日，向原注册部门申请延续注册。注册部门自受理延续注册申请之日起20日内进行审核。审核合格

NOTE

的，予以延续注册。有下列情形之一的，不予延续注册：①不符合护士执业注册健康标准的；②被处以暂停执业活动，处罚期限未满的。

3. 注销注册　护士执业注册后有下列情形之一的，原注册部门办理注销执业注册：①注册有效期届满未延续注册；②受吊销《护士执业证书》处罚；③护士死亡或者丧失民事行为能力。

4. 重新注册　有下列情形之一的，拟在医疗卫生机构执业时，应当重新申请注册：①注册有效期届满未延续注册的；②受吊销《护士执业证书》处罚，自吊销之日起满2年的。重新申请注册的，应该按照规定提交材料。其中，中断护理执业活动超过3年的，还应当提交在省级卫生行政部门规定的教学、综合医院接受3个月临床护理培训并考核合格的证明。

四、护士执业权利和义务

（一）护士的权利

护士在执业活动中享有下列权利：①按照国家有关规定获取工资报酬、享受福利待遇、参加社会保险的权利。任何单位或者个人不得克扣护士工资，降低或者取消护士福利等待遇；②获得与其所从事的护理工作相适应的卫生防护、医疗保健服务的权利。从事直接接触有毒有害物质、有感染传染病危险工作的护士，有依照有关法律、行政法规的规定接受职业健康监护的权利；患职业病的，有依照有关法律、行政法规的规定获得赔偿的权利；③按照国家有关规定获得与本人业务能力和学术水平相应的专业技术职务、职称的权利；有参加专业培训、从事学术研究和交流、参加行业协会和专业学术团体的权利；④护士有获得疾病诊疗、护理相关信息的权利和其他与履行护理职责相关的权利，可以对医疗卫生机构和卫生行政部门的工作提出意见和建议。

（二）护士的义务

护士在执业活动中应履行下列义务：①应当遵守法律、法规、规章和诊疗技术规范的规定；②发现患者病情危急，应当立即通知医师；在紧急情况下为抢救垂危患者生命，应当先行实施必要的紧急救护。护士发现医嘱违反法律、法规、规章或者诊疗技术规范规定的，应当及时向开具医嘱的医师提出，必要时，应当向该医师所在科室的负责人或者医疗卫生机构负责医疗服务管理的人员报告；③应当尊重、关心、爱护患者，保护患者的隐私；④有义务参与公共卫生和疾病预防控制工作。发生自然灾害、公共卫生事件等严重威胁公众生命健康的突发事件，护士应当服从县级以上人民政府卫生行政部门或者所在医疗卫生机构的安排，参加医疗救护。

第三节　药师法律制度

一、概述

药师是指受过高等药学教育或在医疗预防机构、药事机构和制药企业从事药品调剂、制

NOTE

备、检定和生产等工作并经卫生部门审查合格的高级药学人员。药师可以分为执业药师、从业药师和医院药师等。

二、药师资格考试与注册

（一）执业药师资格考试与注册

执业药师，是指经全国统一考试合格，取得《执业药师资格证书》并经注册登记，在药品生产、经营、使用单位中执业的药学技术人员。

凡我国公民和获准在我国境内就业的其他国籍的人员具备以下条件之一者，均可申请参加执业药师资格考试：①取得药学、中药学或相关专业中专学历，从事药学或中药学专业工作满7年；②取得药学、中药学或相关专业大专学历，从事药学或中药学专业工作满5年；③取得药学、中药学或相关专业大学本科学历，从事药学或中药学专业工作满3年；④取得药学、中药学或相关专业第二学士学位、研究生班毕业或取得硕士学位，从事药学或中药学专业工作满1年；⑤取得药学、中药学或相关专业博士学位。上述相关专业是指化学专业、医学专业和生物学专业。

执业药师资格考试合格者，由各省、自治区、直辖市人事（职改）部门颁发人事部统一印制的、人事部与国家食品药品监督管理局用印的中华人民共和国《执业药师资格证书》。该证书在全国范围内有效。

执业药师资格实行注册制度，申请注册者，必须同时具备下列条件：①取得《执业药师资格证书》；②遵纪守法，遵守药师职业道德；③身体健康，能坚持在执业药师岗位工作；④经所在单位考核同意。国家药品监督管理局为全国执业药师资格注册管理机构，各省、自治区、直辖市药品监督管理局为注册机构。取得《执业药师资格证书》者，须按规定向所在省（区、市）药品监督管理局申请注册。经注册后，方可按照注册的执业类别、执业范围从事相应的执业活动。未经注册者，不得以执业药师身份执业。

（二）从业药师资格申报

在药品经营企业工作，具备以下条件之一者，均可申请通过认定取得从业药师资格：①取得药学（中药学）大学本科以上学历，从事药学（中药学）专业工作满1年的；取得药学（中药学）大学专科学历，从事药学（中药学）专业工作满3年的；②具有副主任药师（副主任中药师）以上专业技术职务的；③取得相关专业（医学、护理学、生物学、化学）大学专科以上学历并具有高级专业技术职务，从事药学专业工作满8年的。

三、药师的职责

（一）执业药师的职责

执业药师的职责是：①必须遵守职业道德，忠于职守，以对药品质量负责，保证人民用药安全有效为基本准则；②必须严格执行《药品管理法》及相关法规、政策，对违法行为或决定，有责任提出劝告制止、拒绝执行或向上级报告；③在执业范围内负责对药品质量的监督和管理，参与制定、实施药品全面质量管理及对本单位违反规定的处理；④负责处方的审核及监督调配，提供用药咨询与信息，指导合理用药，开展药物治疗的监测及药品疗效的评价等临床药学工作。

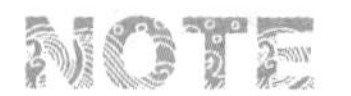

（二）从业药师的职责

从业药师的职责是：①必须遵守职业道德，忠于职守，以对药品质量负责、保障人民用药安全有效为基本准则；②必须严格执行《药品管理法》及国家有关药品监督管理的各项法律、法规及政策规定，严肃认真地从事药学业务和技术工作；③负责处方的审核、调配和药品的发放，保存处方档案；提供用药咨询与药品信息服务，指导合理用药，开展临床药学工作。

（三）医院药师的职责

医院药师的职责是：①负责药品采购供应、处方或者医嘱用药医嘱审核、药品调剂、静脉用药集中调配和医院制剂配制，指导病房（区）护士请领、使用与管理药品；②参与临床药物治疗，进行个体化药物治疗方案的设计与实施，开展药学查房，为患者提供药学专业技术服务；③参加查房、会诊、病例讨论和疑难、危重患者的医疗救治，协同医师做好药物使用遴选，对临床药物治疗提出意见或调整建议，与医师共同对药物治疗负责；④开展抗菌药物临床应用监测，实施处方点评与超常预警，促进药物合理使用；⑤开展药品质量监测，药品严重不良反应和药品损害的收集、整理、报告等工作；⑥掌握与临床用药相关的药物信息，提供用药信息与药学咨询服务，向公众宣传合理用药知识；⑦结合临床药物治疗实践，进行药学临床应用研究；开展药物利用评价和药物临床应用研究；参与新药临床试验和新药上市后安全性与有效性监测；⑧其他与医院药学相关的专业技术工作。

四、药师继续教育

（一）执业药师继续教育

根据《执业药师继续教育管理暂行办法》的规定，执业药师继续教育的目的是使执业药师保持良好的职业道德，以病患者和消费者为中心，开展药学服务；不断提高依法执业能力和业务水平，认真履行职责，维护广大人民群众身体健康，保障公众用药安全、有效、经济、合理。

执业药师继续教育的内容必须适应执业药师岗位职责的需求，注重科学性、针对性、实用性和先进性，适应执业药师提供高质量药学服务的基本要求。执业药师继续教育可采取面授、网授、函授等多种方式，实行学分制及采取学分登记制度。执业药师接受继续教育经考核合格后，由培训机构在《执业药师继续教育登记证书》登记盖章。《执业药师继续教育登记证书》是执业药师再次注册的必备证件。

（二）从业药师继续教育

取得从业药师资格的人员需参加继续教育，保持和提高业务水平。从业药师的继续教育按照国家药品监督管理局颁布的《执业药师继续教育管理暂行办法》执行。

（三）医院药师继续教育

医疗机构应当加强对药学专业技术人员的培养、考核和管理，制订培训计划，组织药学专业技术人员参加毕业后规范化培训和继续医学教育，将完成培训及取得继续医学教育学分情况，作为药学专业技术人员考核、晋升专业技术职务任职资格和专业岗位聘任的条件之一。

NOTE

第四节 法律责任

一、违反医师管理法规的法律责任

（一）以不正当手段取得医师执业证书的法律责任

以不正当手段取得《医师执业证书》的，由发给证书的卫生行政部门予以吊销；对负有直接责任的主管人员和其他直接责任人员，依法给予行政处分。

（二）医师违反执业规则的法律责任

医师在执业活动中，违反《执业医师法》规定，有下列行为之一的，由县级以上人民政府卫生行政部门给予警告或者责令暂停6个月以上1年以下执业活动；情节严重的，吊销其执业证书；构成犯罪的，依法追究刑事责任：①违反卫生行政规章制度或者技术操作规范，造成严重后果的；②由于不负责任延误急危患者的抢救和诊治，造成严重后果的；③造成医疗责任事故的；④未经亲自诊查、调查，签署诊断、治疗、流行病学等证明文件或者有关出生、死亡等证明文件的；⑤隐匿、伪造或者擅自销毁医学文书及有关资料的；⑥使用未经批准使用的药品、消毒药剂和医疗器械的；⑦不按照规定使用麻醉药品、医疗用毒性药品、精神药品和放射性药品的；⑧未经患者或者其家属同意，对患者进行实验性临床医疗的；⑨泄露患者隐私，造成严重后果的；⑩利用职务之便，索取、非法收受患者财物或者牟取其他不正当利益的；⑪发生自然灾害、传染病流行、突发重大伤亡事故，以及其他严重威胁人民生命健康的紧急情况时，不服从卫生行政部门调遣的；⑫发生医疗事故或者发现传染病疫情、患者涉嫌伤害事件或者非正常死亡，不按照规定报告的；⑬使用假学历骗取考试得来的医师证的。

医师在医疗、预防、保健工作中造成事故的，依照法律或者国家有关规定处理。

（三）非法行医的法律责任

未经批准擅自开办医疗机构行医或者非医师行医的，由县级以上人民政府卫生行政部门予以取缔，没收其违法所得及其药品、器械，并处十万元以下的罚款；对医师吊销其执业证书；给患者造成损害的，依法承担赔偿责任；构成犯罪的，依法追究刑事责任。

（四）阻碍医师依法执业的法律责任

阻碍医师依法执业，侮辱、诽谤、威胁、殴打医师或者侵犯医师人身自由、干扰医师正常工作、生活的，依照《治安管理处罚法》的规定处罚；构成犯罪的，依法追究刑事责任。

（五）医疗、预防、保健机构未履行报告职责的法律责任

医疗、预防、保健机构未依照《执业医师法》的规定履行报告职责，导致严重后果的，由县级以上人民政府卫生行政部门给予警告；并对该机构的行政负责人依法给予行政处分。

（六）卫生行政部门工作人员玩忽职守的法律责任

卫生行政部门工作人员或者医疗、预防、保健机构工作人员违反《执业医师法》的有关规定，弄虚作假、玩忽职守、滥用职权、徇私舞弊，尚不构成犯罪的，依法给予行政处分；构成犯罪的，依法追究刑事责任。

NOTE

二、违反护士管理法规的法律责任

（一）卫生行政部门工作人员的法律责任

卫生行政部门的工作人员未依照《护士条例》规定履行职责，在护士监督管理工作中滥用职权、徇私舞弊，或者有其他失职、渎职行为的，依法给予处分；构成犯罪的，依法追究刑事责任。

（二）医疗卫生机构的法律责任

医疗卫生机构有下列情形之一的，由县级以上地方人民政府卫生行政部门依据职责分工责令限期改正，给予警告；逾期不改正的，根据国务院卫生行政部门规定的护士配备标准和在医疗卫生机构合法执业的护士数量核减其诊疗科目，或者暂停其6个月以上1年以下执业活动；国家举办的医疗卫生机构有下列情形之一、情节严重的，还应当对负有责任的主管人员和其他直接责任人员依法给予处分：①护士的配备数量低于国务院卫生行政部门规定的护士配备标准的；②允许未取得护士执业证书的人员或者允许未依照规定办理执业地点变更手续、延续执业注册有效期的护士在本机构从事诊疗技术规范规定的护理活动的。

医疗卫生机构有下列情形之一的，依照有关法律、行政法规的规定给予处罚；国家举办的医疗卫生机构有下列情形之一、情节严重的，还应当对负有责任的主管人员和其他直接责任人员依法给予处分：①未执行国家有关工资、福利待遇等规定的；②对在本机构从事护理工作的护士，未按照国家有关规定足额缴纳社会保险费用的；③未为护士提供卫生防护用品，或者未采取有效的卫生防护措施、医疗保健措施的；④对在艰苦边远地区工作，或者从事直接接触有毒有害物质、有感染传染病危险工作的护士，未按照国家有关规定给予津贴的。

医疗卫生机构有下列情形之一的，由县级以上地方人民政府卫生行政部门依据职责分工责令限期改正，给予警告：①未制定、实施本机构护士在职培训计划或者未保证护士接受培训的；②未依照规定履行护士管理职责的。

（三）护士违反执业规则的法律责任

护士在执业活动中有下列情形之一的，由县级以上地方人民政府卫生行政部门依据职责分工责令改正，给予警告；情节严重的，暂停其6个月以上1年以下执业活动，直至由原发证部门吊销其《护士执业证书》：①发现患者病情危急未立即通知医师的；②发现医嘱违反法律、法规、规章或者诊疗技术规范的规定，未依照规定提出或者报告的；③泄露患者隐私的；④发生自然灾害、公共卫生事件等严重威胁公众生命健康的突发事件，不服从安排参加医疗救护的。

护士被吊销执业证书的，自执业证书被吊销之日起2年内不得申请执业注册。

（四）阻碍护士依法执业的法律责任

扰乱医疗秩序，阻碍护士依法开展执业活动，侮辱、威胁、殴打护士，或者有其他侵犯护士合法权益行为的，由公安机关依照《治安管理处罚法》的规定给予处罚；构成犯罪的，依法追究刑事责任。

三、违反执业药师管理法规的法律责任

单位和执业药师违反《药品管理法》和《执业药师资格制度暂行规定》的，必须承担相

NOTE

应的法律责任：①对未按规定配备执业药师的单位，应限期配备，逾期将追究单位负责人的责任；②对已在需由执业药师担任的岗位工作，但尚未通过执业药师资格考试的人员，要进行强化培训，限期达到要求。对经过培训仍不能通过执业药师资格考试者，必须调离岗位；③对涂改、伪造或以虚假和不正当手段获取《执业药师资格证书》或《执业药师注册证》的人员，发证机构应收回证书，取消其执业药师资格，注销注册。并对直接责任者根据有关规定给予行政处分，直至送交有关部门追究法律责任。

对执业药师违反《执业药师资格制度暂行规定》有关条款的，所在单位须如实上报，由药品监督管理部门根据情况给予处分。注册机构对执业药师所受处分，应及时记录在其《执业药师资格证书》中的备注《执业情况记录》栏内。执业药师在执业期间违反《药品管理法》及其他法律法规构成犯罪的，由司法机关依法追究其刑事责任。

【思考题】

1. 如何理解医师的超范围执业？
2. 简述医师的执业规则。
3. 如何看待医师的多点执业？
4. 简述护士的执业权利与执业义务。
5. 简述执业药师、从业药师和住院药师三者资格认定的异同。

第六章　中医药法律制度

第一节　概述

一、中医药的概念

中医药，是指包括汉族和少数民族医药在内的我国各民族医药的统称，是反映中华民族对生命、健康和疾病的认识，具有悠久历史传统和独特理论及技术方法的医药学体系。

中医药具有悠久的历史，是中华民族在与疾病长期斗争的过程中积累的宝贵财富，其有效的临床疗效和丰富的医学知识中蕴含着深厚的科学内涵，是中华民族优秀文化的重要组成部分，因而中医药具有鲜明的民族性。中医药是起源和形成于中国的医药学体系，是对中国几千年来医药学体系的概括和总结。在世界传统医药学中，唯有中医药学有着完整的理论体系和丰富的临床实践体系。

二、中医药立法

新中国成立以来，我国在中医药法律体系建设方面取得了巨大的成就。1982 年《宪法》明确规定，国家发展医药卫生事业，发展现代医药和我国传统医药。这从根本上确立了中医药的法律地位，为中医药的发展和法律制度的建设提供了根本法律依据。1997 年《中共中央、国务院关于卫生改革与发展的决定》充分肯定了中医药的重要地位和作用，进一步明确了中西医并重的方针，把中医药确定为卫生事业发展的重点领域，为中医药事业的快速健康发展指明了方向。为了继承和发展中医药学，保障和促进中医药事业的发展，保护人体健康，2003 年 4 月 7 日，国务院颁布了《中医药条例》，自 2003 年 10 月 1 日起施行。这是新中国成立以来第一部专门对中医药进行规范的行政法规。为了继承和弘扬中医药，保障和促进中医药事业发展，保护人民健康，2016 年 12 月 25 日，第十二届全国人大常委会第二十五次会议通过了《中医药法》，自 2017 年 7 月 1 日起施行。这是我国第一部全面、系统体现中医药特点的综合性法律。该法的出台为继承和弘扬中医药、促进中医药事业健康发展提供了有力的法律支撑。

此外，党中央和国务院发布了一系列关于中医药发展的战略规划。2009 年 3 月 17 日，中共中央、国务院发布了《关于深化医药卫生体制改革的意见》，明确要求充分发挥中医药（民族医药）在疾病预防控制、应对突发公共卫生事件、医疗服务中的作用；加强中医临床研究基地和中医院建设，组织开展中医药防治疑难疾病的联合攻关；在基层医疗卫生服务中，大力推广中医药适宜技术；采取扶持中医药发展政策，促进中医药继承和创新。2009 年 4 月 21 日，国务院发布了《关于扶持和促进中医药事业发展的若干意见》。2016 年 2 月 22 日，国务院发

NOTE

布了《中医药发展战略规划纲要（2016～2030年）》。2016年10月25日，中共中央、国务院发布了《“健康中国2030”规划纲要》，明确要求充分发挥中医药独特优势，主要体现为提高中医药服务能力、发展中医养生保健治未病服务、推进中医药继承创新。2016年12月6日，国务院新闻办发布了《中国的中医药》白皮书，这是我国首次发布介绍中医药发展状况的白皮书。

三、中医药发展的方针和原则

根据《中医药法》的规定，国家大力发展中医药事业，实行中西医并重的方针，建立符合中医药特点的管理制度，充分发挥中医药在我国医药卫生事业中的作用。发展中医药事业应当遵循中医药发展规律，坚持继承和创新相结合，保持和发挥中医药特色和优势，运用现代科学技术，促进中医药理论和实践的发展。国家鼓励中医西医相互学习，相互补充，协调发展，发挥各自优势，促进中西医结合。

四、中医药管理体制

根据《中医药法》的规定，国务院中医药主管部门负责全国的中医药管理工作。国务院其他有关部门在各自职责范围内负责与中医药管理有关的工作。县级以上地方人民政府中医药主管部门负责本行政区域的中医药管理工作。县级以上地方人民政府其他有关部门在各自职责范围内负责与中医药管理有关的工作。

五、中医药保障措施

县级以上人民政府应当为中医药事业发展提供政策支持和条件保障，将中医药事业发展经费纳入本级财政预算。县级以上人民政府及其有关部门制定基本医疗保险支付政策、药物政策等医药卫生政策，应当有中医药主管部门参加，注重发挥中医药的优势，支持提供和利用中医药服务。

县级以上人民政府及其有关部门应当按照法定价格管理权限，合理确定中医医疗服务的收费项目和标准，体现中医医疗服务成本和专业技术价值。

县级以上地方人民政府有关部门应当按照国家规定，将符合条件的中医医疗机构纳入基本医疗保险定点医疗机构范围，将符合条件的中医诊疗项目、中药饮片、中成药和医疗机构中药制剂纳入基本医疗保险基金支付范围。

国家加强中医药标准体系建设，根据中医药特点对需要统一的技术要求制定标准，并及时修订。中医药国家标准、行业标准由国务院有关部门依据职责制定或者修订，并在其网站上公布，供公众免费查阅。国家逐步推动建立中医药国际标准体系。

开展法律、行政法规规定的与中医药有关的评审、评估、鉴定活动，应当成立中医药评审、评估、鉴定的专门组织，或者有中医药专家参加。

国家采取措施，加大对少数民族医药传承创新、应用发展和人才培养的扶持力度，加强少数民族医疗机构和医师队伍建设，促进和规范少数民族医药事业发展。

NOTE

第二节　中医药服务

一、中医医疗机构

（一）中医医疗机构概述

1. 概念　医疗机构是指经过国家卫生行政部门的审核、批准，依法从事疾病的诊断、治疗活动的卫生机构的总称。中医医疗机构，是指依法设立的能够提供中医药（含民族医药）医疗服务的医疗机构。

2. 中医医疗机构的设置　县级以上人民政府应当将中医医疗机构建设纳入医疗机构设置规划，举办规模适宜的中医医疗机构，扶持有中医药特色和优势的医疗机构发展。合并、撤销政府举办的中医医疗机构或者改变其中医医疗性质，应当征求上一级人民政府中医药主管部门的意见。举办中医医疗机构应当按照国家有关医疗机构管理的规定办理审批手续，并遵守医疗机构管理的有关规定。

3. 中医医疗机构的主管部门　国务院中医药主管部门负责全国的中医药管理工作。国务院其他有关部门在各自职责范围内负责与中医药管理有关的工作。县级以上地方人民政府中医药主管部门负责本行政区域的中医药管理工作。县级以上地方人民政府其他有关部门在各自职责范围内负责与中医药管理有关的工作。

（二）中医医院管理

根据《全国中医医院工作条例（试行）》的规定，中医医院是运用中医中药防治疾病，保障人民健康的社会主义医疗卫生事业单位，必须贯彻执行党的卫生工作方针和中医政策，为社会主义现代化建设服务。

1. 工作制度　开展中医药服务，应当以中医药理论为指导，运用中医药技术方法，并符合国务院中医药主管部门制定的中医药服务基本要求。中医医院必须以中医中药为主，体现中医药的特色与优势。医疗工作必须以四诊八纲，理、法、方、药，辨证论治为指导，并积极采用现代科学技术，不断提高诊治水平。

2. 科室设置和编制管理　中医医院人员编制按病床与工作人员1∶1.3～1∶1.7设置。病床数与门诊量之比按1∶3计算，不符合1∶3时，按每增减100门诊人次增减6～8人。医生和药剂人员要高于西医综合医院的比例，护理人员可低于西医综合医院的比例。在医生和药剂人员中，中医、中药人员要占绝对多数。

3. 中药药剂管理　根据《中药调剂室工作制度（试行）》和《中药库管理制度（试行）》的规定，中药药剂管理要做到：①中药加工炮制、贮藏保管、调剂煎熬配方必须遵守操作规程和规章制度，保证药品质量；②坚持使用中药为主的前提下，应该以饮片为主、中成药为辅；③重治轻补，严格中成药购销；④创造条件，开展中药剂型改革。

（三）中医专科的管理

政府举办的综合医院、妇幼保健机构和有条件的专科医院、社区卫生服务中心、乡镇卫生院，应当设置中医药科室。根据卫生部《关于切实加强综合医院中医药工作的意见》，以及

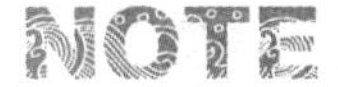

《关于加强中医专科建设的通知》的规定，中医科的地位和作用，在医院内与其他各科同样重要。中医科在诊断、治疗、护理、病历书写、病房管理等各个环节，要保持和发扬中医特色。中医病床一般应占医院病床总数的5%～10%。

（四）中医诊所管理

举办中医诊所的，将诊所的名称、地址、诊疗范围、人员配备情况等上报所在地县级人民政府中医药主管部门备案后即可开展执业活动。举办中医诊所应当同时具备下列条件：①个人举办中医诊所的，应当具有中医类别《医师资格证书》并经注册后在医疗、预防、保健机构中执业满三年，或者具有《中医（专长）医师资格证书》；法人或者其他组织举办中医诊所的，诊所主要负责人应当符合上述要求；②符合《中医诊所基本标准》；③中医诊所名称符合《医疗机构管理条例实施细则》的相关规定；④符合环保、消防的相关规定；⑤能够独立承担民事责任。中医诊所应当将本诊所的诊疗范围、中医医师的姓名及其执业范围在诊所的明显位置公示，不得超出备案范围开展医疗活动。

（五）中医医疗机构仪器设备管理

根据《全国中医医院医疗设备标准（暂行）》的规定，中医机构应成立由领导、专家和管理人员组成的管理委员会，对本单位大型精密贵重仪器设备工作进行业务指导。中医机构的一般医疗设备，原则上不低于同级西医综合医院的标准。首先应考虑常规需用的基本设备，其次根据购置经费的来源再考虑高、精、尖设备。要根据中医医疗机构的任务、规模、技术力量、专业特长和财力等情况，有计划地逐步增添和更新。对多科重复出现和大型、贵重医疗设备，各医院可根据具体情况，采用“专管共用”的办法，提高设备使用率。

（六）中医医疗广告管理

医疗机构发布中医医疗广告，应当经所在地省、自治区、直辖市人民政府中医药主管部门审查批准；未经审查批准，不得发布。发布的中医医疗广告内容应当与经审查批准的内容相符合，并符合《广告法》的有关规定。

二、中医从业人员

（一）中医从业人员的资格

中医从业人员，是指具备中医医学专业学历，取得医师资格并经注册，在中医医疗机构、中医院校、中医科研单位、综合医院的中医专科工作的医务人员，以及未取得医学专业学历，以师承方式学习传统医学或者经多年实践医术确有专长，并按照卫生行政部门的规定经过注册取得执业证书的人员。

根据《中医药法》的规定，从事中医医疗活动的人员应当依照《执业医师法》的规定，通过中医医师资格考试取得中医医师资格，并进行执业注册。中医医师资格考试的内容应当体现中医药特点。

根据《中医医术确有专长人员医师资格考核注册管理暂行办法》的规定，以师承方式学习中医或者经多年实践，医术确有专长的人员，可以申请参加中医医术确有专长人员医师资格考核。以师承方式学习中医的，申请参加医师资格考核应当同时具备下列条件：①连续跟师学习中医满5年，对某些病证的诊疗，方法独特、技术安全、疗效明显，经指导老师评议合格；②由至少两名中医类别执业医师推荐，推荐医师不包括其指导老师。经多年中医医术实践的，

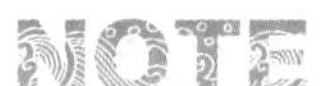

申请参加医师资格考核应当同时具备下列条件：①具有医术渊源，在中医医师指导下从事中医医术实践活动满5年或者《中华人民共和国中医药法》施行前已经从事中医医术实践活动满5年的；②对某些病证的诊疗，方法独特、技术安全、疗效明显，并得到患者的认可；③由至少两名中医类别执业医师推荐。考核合格者，由省级中医药主管部门颁发《中医（专长）医师资格证书》。取得《中医（专长）医师资格证书》者，应当向其拟执业机构所在地县级以上地方中医药主管部门提出注册申请，经注册后取得《中医（专长）医师执业证书》。

（二）中医从业人员的管理

中医医疗机构配备医务人员应当以中医药专业技术人员为主，主要提供中医药服务；经考试取得医师资格的中医医师按照国家有关规定，经培训、考核合格后，可以在执业活动中采用与其专业相关的现代科学技术方法。在医疗活动中采用现代科学技术方法的，应当有利于保持和发挥中医药特色和优势。

社区卫生服务中心、乡镇卫生院、社区卫生服务站，以及有条件的村卫生室应当合理配备中医药专业技术人员，并运用和推广适宜的中医药技术方法。

三、中西医结合

中西医结合是从我国卫生事业和临床实践出发，由学贯中西医的医务人员，将中医药知识与方法和西医药知识与方法结合起来，取中、西医两法之长，以达到更好地防病治病效果的一种与中医、西医并立的医疗技术方法。中西医结合是中、西医学的交叉领域，是我国卫生事业独创的工作方式。《中医药发展战略规划纲要（2016～2030年）》规定，运用现代科学技术，推进中西医资源整合、优势互补、协同创新。加强中西医结合创新研究平台建设，强化中西医临床协作，开展重大疑难疾病中西医联合攻关，形成独具特色的中西医结合诊疗方案，提高重大疑难疾病、急危重症的临床疗效。探索建立和完善国家重大疑难疾病中西医协作工作机制与模式，提升中西医结合服务能力。积极创造条件建设中西医结合医院。完善中西医结合人才培养政策措施，建立更加完善的西医学习中医制度，鼓励西医离职学习中医，加强高层次中西医结合人才培养。

国家大力发展中医药事业，实行中西医并重的方针，建立符合中医药特点的管理制度，充分发挥中医药在我国医药卫生事业中的作用。国家鼓励中医西医相互学习，相互补充，协调发展，发挥各自优势，促进中西医结合。

第三节　中药保护与发展

一、中药的概念

中药，是指在中医理论指导下，运用传统的独特方法进行加工炮制并用于疾病的预防、诊断和治疗，有明确适应证和用法、用量的植物、动物和矿物质及其天然加工品等，包括中药材、中药饮片和中成药。

1. 中药材　中药材的来源分为药用植物、动物、矿物类。大部分中药材来源于植物，药

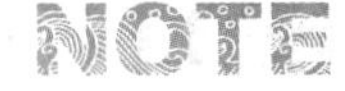

用部位有根、茎、叶、花、果实、种子、皮等。药用动物来自于动物的骨、胆、结石、皮、肉及脏器。矿物类药材包括可供药用的天然矿物、矿物加工品，以及动物的化石等，如朱砂、石膏、红粉、轻粉、雄黄等。

2. 中药饮片 中药饮片，是指以中医药理论为指导，对中药材经净选、切片或进行特殊炮制后具有一定规格的制成品。

3. 中成药 中成药，是指在中医药理论指导下，经过临床运用证实其疗效确切、应用广泛的处方、验方或秘方，获得国家药品监督管理部门批准，以中医处方为依据，中药饮片为原料，按照规定的生产工艺和质量标准制成一定剂型、质量可控、安全有效、可批量生产的中药成方制剂。中成药剂型由过去的丸、散、膏、丹粗放制作发展到片剂、冲剂、胶囊，以及包括滴丸、贴膜、气雾剂和注射剂等各种剂型。

二、中药的生产

（一）中药材的生产

1. 中药材种植养殖、采集、贮存和初加工 国家制定中药材种植养殖、采集、贮存和初加工的技术规范、标准，加强对中药材生产流通全过程的质量监督管理，保障中药材质量安全。国家鼓励发展中药材规范化种植养殖，严格管理农药、肥料等农业投入品的使用，禁止在中药材种植过程中使用剧毒、高毒农药，支持中药材良种繁育，提高中药材质量。

2. 道地药材保护 国家建立道地中药材评价体系，支持道地中药材品种选育，扶持道地中药材生产基地建设，加强道地中药材生产基地生态环境保护，鼓励采取地理标志产品保护等措施保护道地中药材。

3. 中药材质量检测 国务院药品监督管理部门应当组织并加强对中药材质量的监测，定期向社会公布监测结果。国务院有关部门应当协助做好中药材质量监测有关工作。采集、贮存中药材，以及对中药材进行初加工，应当符合国家有关技术规范、标准和管理规定。

4. 野生动植物资源保护与利用 国家保护药用野生动植物资源，对药用野生动植物资源实行动态监测和定期普查，建立药用野生动植物资源种质基因库，鼓励发展人工种植养殖，支持依法开展珍贵、濒危药用野生动植物的保护、繁育及其相关研究。

5. 自种、自采地产中药材管理 在村医疗机构执业的中医医师、具备中药材知识和识别能力的乡村医生，按照国家有关规定可以自种、自采地产中药材，并在其执业活动中使用。

（二）中药饮片的生产

国家保护中药饮片传统炮制技术和工艺，支持应用传统工艺炮制中药饮片，鼓励运用现代科学技术开展中药饮片炮制技术研究。对市场上没有供应的中药饮片，医疗机构可以根据本医疗机构医师处方的需要，在本医疗机构内炮制、使用。医疗机构应当遵守中药饮片炮制的有关规定，对其炮制的中药饮片的质量负责，保证药品安全。医疗机构炮制中药饮片，应当向所在地设区的市级人民政府药品监督管理部门备案。根据临床用药需要，医疗机构可以凭本医疗机构医师的处方对中药饮片进行再加工。

（三）中成药的生产

1. 中药新药的研制和生产 国家鼓励和支持中药新药的研制和生产。国家保护传统中药加工技术和工艺，支持传统剂型中成药的生产，鼓励运用现代科学技术研究开发传统中成药。

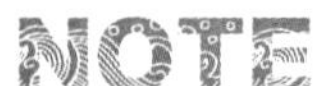

生产符合国家规定条件的来源于古代经典名方的中药复方制剂，在申请药品批准文号时，可以仅提供非临床安全性研究资料。国家鼓励医疗机构根据本医疗机构临床用药需要配制和使用中药制剂，支持应用传统工艺配制中药制剂，支持以中药制剂为基础研制中药新药。

2. 医疗机构配制中药制剂管理 医疗机构配制中药制剂，应当依照《药品管理法》的规定取得医疗机构制剂许可证，或者委托取得药品生产许可证的药品生产企业、取得医疗机构制剂许可证的其他医疗机构配制中药制剂。委托配制中药制剂，应当向委托方所在地省、自治区、直辖市人民政府药品监督管理部门备案。医疗机构对其配制的中药制剂的质量负责；委托配制中药制剂的，委托方和受托方对所配制的中药制剂的质量分别承担相应责任。

3. 医疗机构中药制剂备案管理 医疗机构配制的中药制剂品种，应当依法取得制剂批准文号。但是，仅应用传统工艺配制的中药制剂品种，向医疗机构所在地省、自治区、直辖市人民政府药品监督管理部门备案后即可配制，不需要取得制剂批准文号。医疗机构应当加强对备案的中药制剂品种的不良反应监测，并按照国家有关规定进行报告。药品监督管理部门应当加强对备案的中药制剂品种配制、使用监督检查。

三、中药的经营

国家鼓励发展中药材现代流通体系，提高中药材包装、仓储等技术水平，建立中药材流通追溯体系。药品生产企业购进中药材，应当建立进货查验记录制度。中药材经营者应当建立进货查验和购销记录制度，并标明中药材产地。

根据《药品管理法》的规定，新发现和从国外引种的药材必须经国家药品监督管理部门审核批准后，方可销售；药品经营企业销售中药材，必须标明产地；必须从具有药品生产、经营资格的企业购进药品，但购进没有批准文号的中药材除外。

根据《药品经营质量管理规范》的规定，中药饮片柜斗谱的书写应当正名正字；装斗前应当复核，防止错斗、串斗；应当定期清斗，防止饮片生虫、发霉、变质；不同批号的饮片装斗前应当清斗并记录。

四、中药品种保护

为了提高中药品种的质量，保护中药生产企业的合法权益，促进中药事业的发展，1992年10月14日，国务院发布了《中药品种保护条例》。该条例适用于我国境内生产制造的中药品种，包括中成药、天然药物的提取物及其制剂，以及中药人工制成品。

（一）中药保护品种等级的划分

根据《中药品种保护条例》的规定，受保护的中药品种，必须是列入国家药品标准的品种。经国务院卫生行政部门认定，列为省、自治区、直辖市药品标准的品种，也可以申请保护。受保护的中药品种分为一、二级。

1. 一级保护品种 符合下列条件之一的中药品种，可以申请一级保护：①对特定疾病有特殊疗效的；②相当于国家一级保护野生药材物种的人工制成品；③用于预防和治疗特殊疾病的。

2. 二级保护品种 符合下列条件之一的中药品种，可以申请二级保护：①符合申请一级保护的品种或者已经解除一级保护的品种；②对特定疾病有显著疗效的；③从天然药物中提取

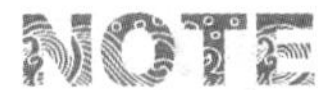

的有效物质及特殊制剂。

（二）中药保护品种的保护期限

1. 中药一级保护品种保护期限　中药一级保护品种的保护期限分别为30年、20年、10年。中药一级保护品种因特殊情况需要延长保护期限的，由生产企业在该品种保护期满前6个月，依照规定的程序申报。延长的保护期限由国务院药品监督管理部门根据国家中药品种保护审评委员会的审评结果确定；但是，每次延长的保护期限不得超过第一次批准的保护期限。

中药一级保护品种的处方组成、工艺制法，在保护期限内由获得中药保护品种证书的生产企业和有关的药品监督管理部门及有关单位和个人负责保密，不得公开。负有保密责任的有关部门、企业和单位应当按照国家有关规定，建立必要的保密制度。向国外转让中药一级保护品种的处方组成、工艺制法的，应当按照国家有关保密的规定办理。

2. 中药二级保护品种保护期限　中药二级保护品种的保护期限为7年。中药二级保护品种在保护期满后可以延长7年。申请延长保护期的中药二级保护品种，应当在保护期满前6个月，由生产企业依照规定的程序申报。

第四节　中医药人才培养、科学研究和传承传播

一、中医药人才培养

（一）中医药教育的原则

中医药教育应当遵循中医药人才成长规律，以中医药内容为主，体现中医药文化特色，注重中医药经典理论和中医药临床实践、现代教育方式和传统教育方式相结合。

（二）中医药学校教育和师承教育

1. 中医药学校教育　国家完善中医药学校教育体系，支持专门实施中医药教育的高等学校、中等职业学校和其他教育机构的发展。中医药学校教育的培养目标、修业年限、教学形式、教学内容、教学评价及学术水平评价标准等，应当体现中医药学科特色，符合中医药学科发展规律。国家鼓励发展中西医结合教育，以培养高层次的中西医结合人才。

2. 中医药师承教育　国家鼓励发展中医药师承教育，支持有丰富临床经验和技术专长的中医医师、中药专业技术人员在执业、业务活动中带徒授业，传授中医药理论和技术方法，培养中医药专业技术人员。

（三）中医药继续教育

国家加强对中医医师和城乡基层中医药专业技术人员的培养和培训。县级以上地方人民政府中医药主管部门应当组织开展中医药继续教育，加强对医务人员，特别是城乡基层医务人员中医药基本知识和技能的培训。中医药专业技术人员应当按照规定参加继续教育，所在机构应当为其接受继续教育创造条件。

二、中医药科学研究

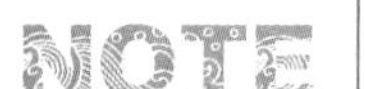

国家鼓励科研机构、高等学校、医疗机构和药品生产企业等运用现代科学技术和传统中医

药研究方法，开展中医药科学研究，加强中西医结合研究，促进中医药理论和技术方法的继承和创新。国家采取措施支持对中医药古籍文献、著名中医药专家的学术思想和诊疗经验，以及民间中医药技术方法的整理、研究和利用。国家鼓励组织和个人捐献有科学研究和临床应用价值的中医药文献、秘方、验方、诊疗方法和技术。国家建立并完善符合中医药特点的科学技术创新体系、评价体系和管理体制，以推动中医药科学技术进步与创新。国家采取措施，加强对中医药基础理论和辨证论治方法，常见病、多发病、慢性病和重大疑难疾病、重大传染病的中医药防治，以及其他对中医药理论和实践发展有重大促进作用的项目的科学研究。

三、中医药传承与文化传播

（一）中医药传承

1. 中医药传承项目和传承人　对具有重要学术价值的中医药理论和技术方法，省级以上人民政府中医药主管部门应当组织遴选本行政区域内的中医药学术传承项目和传承人，并为传承活动提供必要的条件。传承人应当开展传承活动，培养后继人才，收集整理并妥善保存相关的学术资料。属于非物质文化遗产代表性项目的，依照《非物质文化遗产法》的有关规定开展传承活动。

2. 中医药传统知识保护　国家建立中医药传统知识保护数据库、保护名录和保护制度。中医药传统知识持有人对其持有的中医药传统知识享有传承使用的权利，对他人获取、利用其持有的中医药传统知识享有知情同意和利益分享等权利。国家对经依法认定属于国家秘密的传统中药处方组成和生产工艺实行特殊保护。

（二）中医药文化传播

县级以上人民政府应当加强中医药文化宣传，普及中医药知识，鼓励组织和个人创作中医药文化和科普作品。开展中医药文化宣传和知识普及活动，应当遵守国家有关规定。任何组织或者个人不得对中医药作虚假、夸大宣传，不得冒用中医药名义牟取不正当利益。广播、电视、报刊、互联网等媒体开展进行中医药知识宣传，应当聘请中医药专业技术人员。

第五节　法律责任

一、中医药主管部门未履行职责的法律责任

县级以上人民政府中医药主管部门及其他有关部门未履行《中医药法》规定职责的，由本级人民政府或者上级人民政府有关部门责令改正；情节严重的，对直接负责的主管人员和其他直接责任人员，依法给予处分。

二、中医诊所超出备案范围开展医疗活动的法律责任

中医诊所超出备案范围开展医疗活动的，由所在地县级人民政府中医药主管部门责令改正，没收违法所得，并处一万元以上三万元以下罚款；情节严重的，责令停止执业活动。中医诊所被责令停止执业活动的，其直接负责的主管人员自处罚决定做出之日起5年内不得在医疗

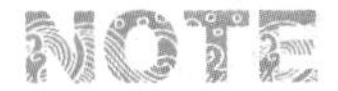

机构内从事管理工作。医疗机构聘用上述不得从事管理工作人员从事管理工作的，由原发证部门吊销执业许可证或者由原备案部门责令停止执业活动。

三、中医医师超出注册的执业范围从事医疗活动的法律责任

经考核取得医师资格的中医医师超出注册执业范围从事医疗活动的，由县级以上人民政府中医药主管部门责令暂停6个月以上1年以下执业活动，并处一万元以上三万元以下罚款；情节严重的，吊销执业证书。

四、应当备案的事项未备案的法律责任

举办中医诊所、炮制中药饮片、委托配制中药制剂应当备案而未备案，或者备案时提供虚假材料的，由中医药主管部门和药品监督管理部门按照各自职责分工责令改正，没收违法所得，并处三万元以下罚款，向社会公告相关信息；拒不改正的，责令停止执业活动或者责令停止炮制中药饮片、委托配制中药制剂活动，其直接责任人员5年内不得从事中医药相关活动。医疗机构应用传统工艺配制中药制剂未依照规定备案，或者未按照备案材料载明的要求配制中药制剂的，按生产假药给予处罚。

五、篡改经批准的中医医疗广告内容的法律责任

发布的中医医疗广告内容与经审查批准的内容不相符的，由原审查部门撤销该广告的审查批准文件，1年内不受理该医疗机构的广告审查申请。发布中医医疗广告有其他违法行为的，依照《广告法》的规定给予处罚。

六、中药材种植过程中使用剧毒、高毒农药的法律责任

在中药材种植过程中使用剧毒、高毒农药的，依照有关法律、法规规定给予处罚；情节严重的，可以由公安机关对其直接负责的主管人员和其他直接责任人员处5日以上15日以下拘留。

【思考题】

1.《中医药法》的制定有何意义？
2. 如何看待中西医结合？
3. 如何保护中药，促进中药的发展？
4. 如何促进中医药传承与文化传播？

NOTE

第七章 医疗纠纷处理法律制度

第一节 概述

一、医疗纠纷相关概念

（一）医疗纠纷的概念

根据《医疗纠纷预防和处理条例》（以下简称《预防条例》）的规定，医疗纠纷是指医患双方因诊疗活动引发的争议。医疗纠纷具有以下特点：①发生于医方和患方之间。②因诊疗活动而起。这里的的“诊疗活动”包括诊断、治疗活动，医疗美容活动及医院的管理服务等等。③存在争议。

医疗损害及医疗事故是引发医疗纠纷的最典型事件，有些医疗纠纷构成医疗事故，需要追究行政责任及民事责任；有些医疗纠纷不属于医疗事故，只需追究民事赔偿责任，这种民事赔偿责任主要表现为医疗损害赔偿责任。

（二）医疗事故的概念

根据《医疗事故处理条例》（以下简称《条例》）的规定，医疗事故是指医疗机构及其医务人员在医疗活动中，违反医疗卫生管理法律、行政法律，部门规章和诊疗规范、常规，过失造成患者人身损害的事故。

根据对患者人身造成的损害程度，医疗事故分为四级：一级医疗事故：造成患者死亡、重度残疾的；二级医疗事故：造成患者中度残疾、器官组织损伤导致严重功能障碍的；三级医疗事故：造成患者轻度残疾、器官组织损伤导致一般功能障碍的；四级医疗事故：造成患者明显人身损害的其他后果的。

在《侵权责任法》及《预防条例》的相关规定下，医疗事故的认定及处理已经回归到行政的调查处理，医疗事故的概念更具有行政法的色彩，体现的是行政责任问题。

（三）医疗损害的概念

根据《侵权责任法》的规定，医疗损害是指因医疗机构及其医务人员的过错或缺陷医疗产品，对就医患者造成的身体上或精神上的损害。医疗损害的概念是民事法律的概念，体现的是民事责任问题。

过错，在民法上是指因故意或过失而损害他人利益的违法行为。故意，指行为人预见自己行为的损害后果，仍然希望其发生或放任该后果发生的主观心理状态。过失，行为人对受害者应负注意义务的疏忽或懈怠。

缺陷，在《产品质量法》上是指产品存在可能危及人体健康和人身、财产安全的不合理危险；产品有保障人体健康和人身、财产安全的国家标准、行业标准的，是指不符合该标准。

NOTE

（四）三者之间的关系

医疗纠纷、医疗损害和医疗事故三者之间既有联系，前者包含后两者，外延依次递减。三者均发生在诊疗活动中；都给患者造成了损害；责任人的行为与损害后果之间都存在因果关系。

三者之间有明显区别：医疗纠纷、医疗损害侧重于民事责任的规定；责任人包括医疗机构及其医务人员、药品、消毒药剂、医疗器械生产者或者血液提供机构等；损害后果包括人身损害、人格权利、财产权等其他损害，是因医疗技术，医疗伦理、医疗产品及医疗管理而造成的损害；过错形态包括了故意和过失。

医疗事故侧重于行政责任的追究；责任人只能是医疗机构及其医务人员；是较严重的人身损害，是因医疗技术而造成的损害；过错形态只有过失。

二、医疗纠纷处理的立法

对医疗纠纷进行专门立法始于医疗事故。国务院于1987年颁布《医疗事故处理办法》（以下简称《办法》），将医疗事故分为责任事故和技术事故。责任事故是指医务人员因违反规章制度、诊疗护理常规等失职行为所致的事故；技术事故是指医务人员因技术过失所致的事故。并将医疗事故分为三级，规定由县级以上地方政府按行政区划成立医疗事故技术鉴定委员会，由卫生行政部门负责，对医疗事故争议进行技术鉴定。对确定为医疗事故的由医疗机构给予一次性经济补偿。1988年5月，为解决各地在贯彻执行《办法》过程中有待明确的问题，原卫生部颁布了《关于＜医疗事故处理办法＞若干问题的说明》。

为适应医疗事故争议处理的新形势和新要求，国务院于2002年通过《医疗事故处理条例》，同年9月1日起实施。《条例》对《办法》进行了重大修改，取消了医疗事故的分类，扩大了事故的范围，将医疗事故由三级修改为四级；将医疗事故技术鉴定组织由卫生行政部门组织调整为由医学会组织；对确定的医疗事故由补偿改为赔偿；对医疗机构加大了处罚力度；为患者设立了知情权、病历复印权等12项权利，对患者及家属实质性参与医疗事故争议的处理做了制度性安排。

此后，卫生部和国家中医药管理局又相继配套颁布了《医疗事故技术鉴定暂行办法》《医疗事故技术鉴定专家库学科专业组名录（试行）》《医疗事故分级标准（试行）》《医疗事故争议中尸检机构及专业技术人员资格认定办法》《医疗机构病历管理规定》《病历书写基本规范》《重大医疗过失行为和医疗事故报告制度的规定》等部门规章或行业规范，构建了以《条例》为主干的关于医疗事故争议处理的法律系统。

《条例》对妥善处理医疗事故争议发挥了重要作用，实现了行政责任处理模式向民事及行政责任处理模式的重大变革，但由于效力等级的局限性，未能从根本上解决法律适用二元化的问题。

2003年1月6日，最高人民法院《关于参照＜医疗事故处理条例＞审理医疗纠纷民事案件的通知》规定，《条例》施行后发生的医疗事故引起的医疗赔偿纠纷，诉到法院的，参照《条例》的有关规定办理；因医疗事故以外的原因引起的其他医疗赔偿纠纷，适用民法通则的规定。同年，最高人民法院《关于审理人身损害赔偿案件适用法律若干问题的解释》规定的人身损害的赔偿项目和计算方法，与《条例》规定的医疗事故赔偿项目和计算方法也不一致。

医疗纠纷处理中存在的法律适用、赔偿、鉴定二元化问题损害了我国法制的统一性和严肃性，加剧了医患矛盾。2009年全国人大常委会审议通过《侵权责任法》，自2010年7月1日起

NOTE

施行。该法第七章以专章的形式对医疗损害责任进行了规定，明确了医疗损害责任的归责原则、患者知情同意权、医疗过错认定、医疗侵权责任形态、医疗损害责任豁免事由等方面的内容，从而统一了医疗纠纷民事责任的法律适用及赔偿问题。

《侵权责任法》颁布实施以前特别是《人身损害赔偿司法解释》出台前，《条例》以“特别法”的优势地位在医疗事故处理方面一直是优先适用的，《条例》设定的医疗事故技术鉴定也一直优先于司法鉴定。根据《立法法》规定：“法律的效力高于行政法规、地方性法规、规章。”因此，《条例》的规定与《侵权责任法》不一致的，应以《侵权责任法》为准，而与《侵权责任法》不相矛盾的地方，主要是有关医疗事故行政监督及预防处置的内容，仍然继续有效。

为正确审理医疗损害责任纠纷案件，2017 年 12 月 13 日最高人民法院发布《关于审理医疗损害责任纠纷案件适用法律若干问题的解释》，对此类案件审理中的一些疑难问题进行了明确规定。

为了预防和妥善处理医疗纠纷，保护医患双方的合法权益，维护医疗秩序，保障医疗安全，2018 年 7 月 31 日，国务院颁布了《医疗纠纷预防和处理条例》，自 2018 年 10 月 1 日起施行。《预防条例》突出了医疗纠纷预防，规范医疗损害鉴定，要求充分发挥人民调解作用，明确了医疗纠纷处理途径和程序。并明确规定，对诊疗活动中医疗事故的行政调查处理，依照《条例》的相关规定执行。这就意味着《条例》与《预防条例》并存，《条例》中关于医疗事故认定及行政处理的内容仍然有效，而与《预防条例》重复的预防与处理的内容应该适用《预防条例》。

2018 年 7 月 25 日，国家卫生健康委员会和司法部下发《医疗损害鉴定管理办法（征求意见稿）》，该草案统一了医疗损害鉴定体制，强调了坚持科学性、公正性、同行评议及鉴定专家负责制的原则。

第二节 医疗损害责任

一、医疗损害责任的概念及构成要件

医疗损害责任，是指医疗机构及医务人员在诊疗活动中因过错，或者在法律规定的情况下无论有无过错，造成患者人身损害或者其他损害，应当承担的以损害赔偿为主要方式的侵权责任。作为一种特殊的民事侵权责任，其构成要件如下：

1. 特殊主体要件 行为人主要是医疗机构或者其他医务人员，但医疗机构是赔偿义务人。在医疗产品损害的情形下，医疗产品的生产者及销售者可以成为责任主体。

2. 损害后果要件 指因医方违反其注意义务的过错行为给患者造成客观的人身及财产的损害后果。

3. 违法行为要件 医疗机构及其医务人员在诊疗活动中有违反医疗卫生管理法律、行政法规、部门规章和诊疗规范、常规的行为；也包括违反医疗卫生单位内部制定的具体操作规程。

4. 因果关系要件 医方的违法行为与患者人身损害后果之间具有因果关系。

5. 主观过错要件 一般而言，行为人主观上必须要有过错。医方在医疗活动中承担高度注意义务，确定医方是否有过错应当以其是否尽到与当时医疗水平相应的诊疗注意义务等为标

NOTE

准；在司法实践中一般需要通过鉴定予以确定。当时的医疗水平一般是指当时的临床实践水平，而非医学理论水平或医学研究水平。

二、医疗损害责任的类型

1. 医疗技术损害责任 指医疗机构及医务人员从事病情检验、诊断、治疗方法的选择，治疗措施的执行，病情发展过程的追踪，以及术后照护等医疗行为，存在不符合当时医疗水平的过失，造成患者损害，医疗机构所应当承担的侵权赔偿责任。这是医疗损害责任的最基本类型。

2. 医疗伦理损害责任 指医疗机构及医务人员从事各种医疗行为时，违背职业良知和医疗伦理的要求，违背告知或保密义务，造成患者人身损害以及其他合法权益损害，应承担的侵权赔偿责任。一般表现为违反告知义务及违反保密义务的损害责任。

3. 医疗产品损害责任 指医疗机构在医疗过程中使用有缺陷的药品、消毒药剂、医疗器械以及不合格血液等医疗产品，造成患者人身损害的，医疗机构或者医疗产品生产者所应承担的损害赔偿责任。医疗机构与缺陷医疗产品的生产者承担不真正连带责任。

4. 医疗管理损害责任 医疗管理损害责任是指医疗机构和医务人员违背医疗管理规范和医疗管理职责的要求，具有医疗管理过错，造成患者人身损害、财产损害的，应承担的侵权赔偿责任。具体表现为：如违反病历资料管理职责、违反管理职责、医务人员擅离职守、违反安全保障义务等。

三、医疗损害责任的归责原则

医疗损害责任的归责原则，是指确定医疗机构或其他责任人承担医疗损害赔偿责任的一般准则。《侵权责任法》确定了以过错原则和无过错责任原则相结合的归责原则体系。

（一）一般情况下适用过错责任原则

过错责任原则，是指以过错判断行为人对其造成的损害应否承担侵权责任的归责原则。这是医疗损害责任的一般归责原则，医疗技术损害、医疗伦理损害、医疗管理损害即适用该原则。

在特殊情形下，实行过错推定原则，即患者有损害，因下列情形之一的，推定医疗机构有过错：①违反法律、行政法规、规章以及其他有关诊疗规范的规定；②隐匿或者拒绝提供与纠纷有关的病历资料；③伪造、篡改或者销毁病历资料。医疗机构不能证明自己无过错的，应当承担侵权责任。患者依法向人民法院申请医疗机构提交由其保管的与纠纷有关的病历资料等，医疗机构未在人民法院指定期限内提交的，人民法院可以推定医疗机构有过错，但是因不可抗力等客观原因无法提交的除外。这里的“医疗过错推定”是有条件推定，需要首先证明损害后果存在，再证明医方存在法定的三种情形之一，才推定过错，然后由医方提出证据证明医疗行为无过错。

对医疗机构及其医务人员的过错，应当依据法律、行政法规、规章以及其他有关诊疗规范进行认定，可以综合考虑患者病情的紧急程度、患者个体差异、当地的医疗水平、医疗机构与医务人员资质等因素。

（二）特别案件适用无过错责任原则

无过错责任原则，是指没有过错造成他人损害的，依法律规定应由与造成损害原因有关的人承担民事责任的原则。这是一种严格责任，只有在法律有明文规定的情况下，才能适用。

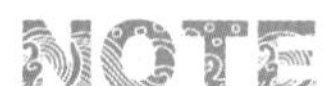

《侵权责任法》规定，因药品、消毒药剂、医疗器械的缺陷，或者输入不合格的血液造成患者损害的，患者可以向生产者或者血液提供机构请求赔偿，也可以向医疗机构请求赔偿。患者向医疗机构请求赔偿的，医疗机构赔偿后，有权向负有责任的生产者或者血液提供机构追偿。即无论医疗机构或者医疗产品的生产者、销售者是否具有过错，都应当承担侵权责任；若主张不承担责任的，应当对医疗产品不存在缺陷或者血液合格等抗辩事由承担举证证明责任。

四、医疗损害责任的免责事由

医疗损害责任的免责事由，是指原告针对被告的诉讼请求提出的，证明原告所主张的医疗侵权事由不成立或者不完全成立的事实。医疗损害责任免责事由的举证责任由医方承担。

（一）特殊免责事由

医疗损害责任的特殊免责事由，是指仅适用于医疗机构对抗患者或家属提出的医疗损害责任的抗辩事由。

1. 患者不配合诊疗　患者或者其近亲属不配合医疗机构进行符合诊疗规范的诊疗，医疗机构不承担赔偿责任；但医疗机构及其医务人员有过错的，应当承担相应的赔偿责任。

2. 紧急医疗救治　医务人员在抢救生命垂危的患者等紧急情况下已经尽到合理诊疗义务的，医疗机构不承担赔偿责任。《民法总则》规定，因自愿实施紧急救助行为造成受助人损害的，救助人不承担民事责任。那么医务人员在院外实施无因管理的医疗救助行为造成患者损害的，若无重大过失，也不承担民事责任。

3. 医疗水平限制　医方尽到了与当时的医疗水平相应的诊疗义务，但该疾病限于当时的医疗水平难以诊疗的，医疗机构不承担赔偿责任。衡量当时的医疗水平主要考虑两方面因素：一是以医疗行为发生当时的医疗水平为标准；二是执业医疗机构所在地区、医疗机构资质和医务人员资质等方面的因素。

（二）一般免责事由

《侵权责任法》规定的其他免责事由也适用于医疗损害责任，即为一般免责事由。

1. 患者故意　损害是因受害人故意造成的，行为人不承担责任。临床实践中，患者故意最典型的表现形式是患者在医疗机构内自杀。如果医疗机构对于患者的自杀不存在过错，完全是因患者自己选择的结果，医疗机构不承担责任。

2. 第三人过错　损害是因第三人造成的，第三人应当承担侵权责任；管理人或者组织者未尽到安全保障义务的，承担相应的补充责任。

3. 不可抗力　因不可抗力造成他人损害的，不承担责任；法律另有规定的，依照其规定。不可抗力是指不能预见、不能避免并不能克服的客观情况。包括自然原因如地震、台风、海啸和社会原因如武装冲突、战争等。

4. 正当防卫　指行为人为了保护自己或他人的合法权益，对于正在进行的不法侵害采取的不超过必要限度的防卫措施。因正当防卫造成损害的，不承担责任。但超过必要的限度造成不应有的损害的，正当防卫人应当承担相应的责任。

5. 紧急避险　指为了使本人或者第三人的人身或财产公共利益免遭正在发生的、实际存在的危险而不得已采取的一种加害于他人人身或财产的行为。因紧急避险造成损害的，由引起险情发生的人承担责任。如果危险是由自然原因引起的，紧急避险人不承担责任，可以给予适

NOTE

当补偿。紧急避险采取措施不当或者超过必要的限度，造成不应有的损害的，紧急避险人应当承担适当的责任。

五、医疗损害的赔偿

赔偿是承担医疗损害责任的最主要形式，它是一种对过错行为所造成损失的经济上的弥补，也是对侵权行为承担法律责任的形式。

（一）赔偿原则

确定医疗损害赔偿数额，应当综合考虑医疗过错行为在医疗损害后果中的责任程度，医疗损害后果与患者原有疾病状况之间的关系以及医疗发展水平，医疗风险状况等因素。

（二）赔偿项目

《民法通则》规定，侵害公民身体造成伤害的，应当赔偿医疗费，因误工减少的收入、残疾者生活补助费等费用；造成死亡的，并应当支付丧葬费、死者生前扶养的人必要的生活费等费用。

《侵权责任法》规定，侵害他人造成人身损害的，应当赔偿医疗费、护理费、交通费等为治疗和康复支出的合理费用，以及因误工减少的收入。造成残疾的，还应当赔偿残疾生活辅助器具费和残疾赔偿金。造成死亡的，还应当赔偿丧葬费和死亡赔偿金。侵害他人人身权益，造成他人严重精神损害的，被侵权人可以请求精神损害赔偿。《侵权责任法》虽然取消了被扶养人生活费的赔偿项目，但依据《关于适用 < 中华人民共和国侵权责任法 > 若干问题的通知》的规定：“人民法院适用侵权责任法审理民事纠纷案件，如受害人有被扶养人的，应当依据《最高人民法院关于审理人身损害赔偿案件适用法律若干问题的解释》第二十八条的规定，将被扶养人生活费计入残疾赔偿金或死亡赔偿金。”但对于如何将扶养人生活费计入残疾赔偿金或死亡赔偿金，仍有待进一步明确。

《最高人民法院关于审理医疗损害责任纠纷案件适用法律若干问题的解释》规定，被侵权人同时起诉两个以上医疗机构承担赔偿责任，残疾赔偿金、死亡赔偿金的计算，按下列情形分别处理：①一个医疗机构承担责任的，按照该医疗机构所在地的赔偿标准执行；②两个以上医疗机构均承担责任的，可以按照其中赔偿标准较高的医疗机构所在地标准执行。医疗产品的生产者、销售者明知医疗产品存在缺陷仍然生产、销售，造成患者死亡或者健康严重损害，被侵权人请求生产者、销售者赔偿损失及二倍以下惩罚性赔偿的，人民法院应予支持。

（三）赔付方式

《侵权责任法》规定，损害发生后，当事人可以协商赔偿费用的支付方式。协商不一致的，赔偿费用应当一次性支付；一次性支付确有困难的，可以分期支付，但应当提供相应的担保。

第三节　医疗纠纷的预防和处理

一、医疗纠纷的预防

1. 社会预防制度

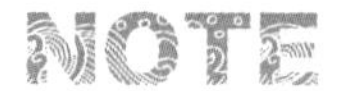

（1）国家建立医疗质量安全管理体系，深化医药卫生体制改革，规范诊疗活动，改善医

疗服务，提高医疗质量，预防、减少医疗纠纷。

（2）县级以上人民政府应当加强对医疗纠纷预防和处理工作的领导、协调，将其纳入社会治安综合治理体系，建立部门分工协作机制，督促部门依法履行职责。

（3）卫生主管部门负责指导、监督医疗机构做好医疗纠纷的预防和处理工作，引导医患双方依法解决医疗纠纷。司法行政部门负责指导医疗纠纷人民调解工作。公安机关依法维护医疗机构治安秩序，查处、打击侵害患者和医务人员合法权益以及扰乱医疗秩序等违法犯罪行为。财政、民政、保险监督管理等部门和机构按照各自职责做好医疗纠纷预防和处理的有关工作。

（4）国家建立完善医疗风险分担机制，发挥保险机制在医疗纠纷处理中的第三方赔付和医疗风险社会化分担的作用，鼓励医疗机构参加医疗责任保险，鼓励患者参加医疗意外保险。

（5）新闻媒体应当加强医疗卫生法律、法规和医疗卫生常识的宣传，引导公众理性对待医疗风险；报道医疗纠纷，应当遵守有关法律、法规的规定，恪守职业道德，做到真实、客观、公正。

（6）各级人民政府应当加强健康促进与教育工作，普及健康科学知识，提高公众对疾病治疗等医学科学知识的认知水平。

（7）医患双方应当互相尊重，维护自身权益应当遵守有关法律、法规的规定。患者应当遵守医疗秩序和医疗机构的相关制度，配合医务人员开展诊疗活动。

2. 医疗机构的预防制度

（1）在诊疗活动中应当以患者为中心，加强人文关怀，严格遵守医疗卫生法律、法规、规章和诊疗相关规范、常规，恪守职业道德。对其医务人员进行医疗卫生法律、法规、规章和诊疗相关规范、常规的培训，并加强职业道德教育。

（2）应当制定并实施医疗质量安全管理制度，设置医疗服务质量监控部门或者配备专（兼）职人员，加强对诊疗活动的规范化管理，优化服务流程，提高服务水平。并加强医疗风险管理，完善医疗风险的识别、评估和防控措施。

（3）应当按照医疗技术临床应用管理规定，开展与其技术能力相适应的医疗技术服务，保障临床应用安全，降低医疗风险；采用医疗新技术的，应当开展技术评估和伦理审查，确保安全有效、符合伦理。

（4）应当依照有关法律、法规的规定，严格执行药品、医疗器械、消毒药剂、血液等的进货查验、保管等制度。禁止使用无合格证明文件、过期等不合格的药品、医疗器械、消毒药剂、血液等。

（5）在诊疗活动中应当尊重患者的知情同意权。

（6）开展手术、特殊检查、特殊治疗等具有较高医疗风险的诊疗活动，应当提前预备应对方案，主动防范突发风险。

（7）应当按照规定，填写并妥善保管病历资料。

（8）应当建立健全医患沟通机制，对患者在诊疗过程中提出的咨询、意见和建议，应当耐心解释、说明，并按照规定进行处理；对患者就诊疗行为提出的疑问，应当及时予以核实、自查，并指定有关人员与患者或者其近亲属沟通，如实说明情况。应当建立健全投诉接待制度。

二、发生医疗纠纷后的告知

发生医疗纠纷，医疗机构应当告知患者或者其近亲属下列事项：①解决医疗纠纷的合法途

NOTE

径；②有关病历资料、现场实物封存和启封的规定；③有关病历资料查阅、复制的规定。患者死亡的，还应当告知其近亲属有关尸检的规定。

三、病历资料和现场实物封存制度

（一）病历资料的书写

病历资料是判定医疗纠纷责任的重要依据。医疗机构及其医务人员应当按照病历书写的相关规定，填写并妥善保管病历资料。因紧急抢救未能及时填写病历的，应当在抢救结束后6小时内据实补记，并加以注明。

（二）病历资料的复印

患者有权查阅、复制其门诊病历、住院志、体温单、医嘱单、化验单（检验报告）、医学影像检查资料、特殊检查同意书、手术同意书、手术及麻醉记录、病理资料、护理记录、医疗费用以及国务院卫生主管部门规定的其他属于病历的全部资料。复制病历资料时，应当有患者或者其近亲属在场。

（三）病历资料和现场实物封存

1. 病历资料封存 封存、启封病历资料的，应当有医患双方在场。封存的病历资料可以是原件或者复制件，由医疗机构保管，但应当开列封存清单，由医患双方签字或者盖章，各执一份。任何单位和个人不得篡改、伪造、隐匿、毁灭或者抢夺病历资料。

医疗纠纷已经解决，或者患者在病历资料封存满3年未再提出解决医疗纠纷要求的，医疗机构可以自行启封。

2. 实物封存 疑似输液、输血、注射、用药等引起不良后果的，医患双方应当共同对现场实物进行封存、启封，封存的现场实物由医疗机构保管。需要检验的，由双方共同委托合格的检验机构进行检验；无法共同委托的，由医疗机构所在地县级人民政府卫生主管部门指定。需要对血液进行封存保留的，应当通知提供该血液的血站派员到场。医疗纠纷已经解决，或者患者在现场实物封存满3年未再提出解决医疗纠纷要求的，医疗机构可以自行启封。

四、尸检及尸体处理制度

患者死亡，医患双方对死因有异议的，应当在患者死亡后48小时内进行尸检；具备尸体冻存条件的，可以延长至7日。尸检应当经死者近亲属同意并签字，拒绝签字的，视为死者近亲属不同意进行尸检。不同意或者拖延尸检，超过规定时间，影响对死因判定的，由不同意或者拖延的一方承担责任。医患双方可以委派代表观察尸检过程。

患者在医疗机构内死亡的，尸体应当立即移放太平间或者指定的场所，死者尸体存放时间一般不得超过14日。逾期不处理的尸体，由医疗机构在向所在地县级人民政府卫生主管部门和公安机关报告后，按照规定处理。

五、医疗纠纷的处理途径

《预防条例》规定了医疗纠纷的解决途径：①双方自愿协商；②申请人民调解；③申请行政调解；④向人民法院提起诉讼；⑤法律、法规规定的其他途径。未经医患双方同意，医疗纠纷人民调解委员会、卫生主管部门不得公开进行调解，也不得公开调解协议的内容。

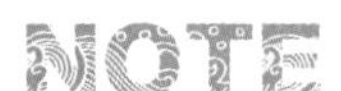

发生重大医疗纠纷的，医疗机构应当按照规定向所在地县级以上地方人民政府卫生主管部门报告。卫生主管部门应当引导医患双方通过合法途径解决纠纷。

医患双方应当依法维护医疗秩序。医疗纠纷中发生涉嫌违反治安管理行为或者犯罪行为的，医疗机构应当立即向所在地公安机关报案。公安机关应当及时采取措施，依法处置，维护医疗秩序。

（一）协商解决

医患双方可以协商解决医疗纠纷，自愿达成协议解决争议。应当在专门场所协商，不得影响正常医疗秩序。参加协商的每方代表人数不超过 5 人。坚持自愿、合法、平等的协商原则，文明、理性表达意见和要求，不得有违法行为。

协商确定赔付金额应当以事实为依据，对分歧较大或者索赔数额较高的医疗纠纷，鼓励医患双方通过人民调解的途径解决。

医患双方经协商达成一致的，应当签署书面和解协议书。

（二）人民调解解决

当事人可以向医疗纠纷人民调解委员会申请调解医疗纠纷。由医患双方共同申请；一方申请调解的，在征得另一方同意后进行调解。可以以书面或者口头形式申请调解。医疗纠纷人民调解委员会获悉医疗机构内发生重大医疗纠纷，可以主动引导医患双方申请调解。

当事人已向人民法院提起诉讼并且已被受理，或者已经申请卫生主管部门调解并且已被受理的，医疗纠纷人民调解委员会不予受理；已经受理的，终止调解。

1. 医疗纠纷人民调解委员会　依法设立医疗纠纷人民调解委员会，可以聘任一定数量的具有医学、法学等专业知识且热心调解工作的人员担任专（兼）职医疗纠纷人民调解员。调解医疗纠纷不得收取费用，所需经费按照国务院财政、司法行政部门的有关规定执行。

2. 专家咨询与医疗损害鉴定　调解医疗纠纷时，可以选取医疗损害鉴定专家库的专家进行咨询。需要进行医疗损害鉴定以明确责任的，由医患双方共同委托医学会或者司法鉴定机构进行鉴定，也可以经医患双方同意，由医疗纠纷人民调解委员会委托鉴定。

3. 调解意见　调解周期一般应当自受理之日起30个工作日，但鉴定时间不计入调解期限。医患双方经人民调解达成一致的，应当制作调解协议书，经医患双方签字或者盖章，人民调解员签字并加盖医疗纠纷人民调解委员会印章后生效。并可以依法向人民法院申请司法确认。

（三）行政调解解决

当事人可以向卫生行政部门提出调解医疗纠纷的申请。由医患双方共同向纠纷发生地县级人民政府卫生主管部门提出申请；或一方提出申请但另一方同意的卫生行政部门也可以接受申请。

卫生主管部门应当自收到申请之日起5个工作日内作出是否受理的决定，30个工作日内完成调解，但鉴定时间不计入调解期限。超过调解期限未达成调解协议的，视为调解不成。当事人已经向人民法院提起诉讼并且已被受理，或者已经申请医疗纠纷人民调解委员会调解并且已被受理的，卫生主管部门不予受理；已经受理的，终止调解。医患双方经卫生主管部门调解达成一致的，应当签署调解协议书。

卫生主管部门可以选取医疗损害鉴定专家库的专家进行咨询。需要进行医疗损害鉴定的由医患双方共同委托医学会或者司法鉴定机构进行鉴定，也可以经医患双方同意，由卫生主管部

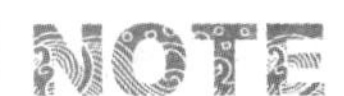

门委托鉴定。

（四）诉讼解决

发生医疗纠纷，当事人协商、调解不成的，可以依法向人民法院提起诉讼。当事人也可以直接向人民法院提起诉讼。诉讼是解决医疗事故等医疗损害赔偿争议的最终途径。

第四节 医疗损害鉴定

一、医疗损害鉴定的现状

医疗损害鉴定，是指在解决医疗损害赔偿纠纷的过程中，鉴定人受人民法院、行政主管部门、当事人或代理人的指派或委托，运用专门的知识和技能，依法对医患双方所争议的某些专门性问题作出鉴别和意见的活动。

《侵权责任法》没有规定医疗损害鉴定问题，实践中对于诊疗行为引起的医疗损害的鉴定，存在着二元化的司法鉴定体制。目前从事医疗损害鉴定的机构主要有三类：①中华医学会及各级医学会；②司法鉴定机构；③依法具有检验资格的检验机构。医学会主要进行医疗事故技术鉴定，现在也可以进行医疗损害鉴定，称为“医疗事故（损害）责任技术鉴定”；法医鉴定机构根据司法行政部门授予的业务范围进行医疗过错司法鉴定，称为“医疗过错司法鉴定”；检验机构进行缺陷、不合格产品、血液、药品等的质量鉴定。

最高人民法院于2010年6月30日发布的《关于适用侵权责任法若干问题的通知》规定：人民法院适用《侵权责任法》审理民事纠纷案件，根据当事人的申请或者依职权决定进行鉴定的，统一称为医疗损害鉴定。

2018年7月25日，国家卫生健康委员会和司法部下发《医疗损害鉴定管理办法（征求意见稿）》，该草案希望统一医疗损害鉴定体制，强调了坚持科学性、公正性、同行评议及鉴定专家负责制的原则。

《预防条例》规定，医疗纠纷人民调解委员会调解医疗纠纷，需要进行医疗损害鉴定以明确责任的，由医患双方共同委托医学会或者司法鉴定机构进行鉴定，也可以经医患双方同意，由医疗纠纷人民调解委员会委托鉴定。

二、医疗事故技术鉴定

医疗事故技术鉴定是医学会组织有关临床医学专家或和法医学专家组成的鉴定组依照医疗卫生管理法律、行政法规、部门规章和诊疗护理规范、常规，运用医学科学原理和专业知识，独立进行医疗事故技术鉴定，对医疗事故进行鉴别和判断，为处理医疗事故提供医学依据的活动。

医学会组织的医疗事故技术鉴定的组织方式与一般的法医类鉴定有很大区别，它是遵照《条例》、《医疗事故技术鉴定暂行办法》及《医疗事故技术鉴定专家库学科专业组名录》来进行组织鉴定活动的。医疗损害责任技术鉴定分级参照《医疗事故分级标准（试行）》执行。

NOTE

而按照《预防条例》的规定，医学会或者司法鉴定机构可以接受委托从事医疗损害鉴定。

三、医疗过错司法鉴定

医疗过错司法鉴定是指人民法院在受理医疗损害赔偿民事诉讼案件中，依职权或应医患任何一方当事人的请求，委托具有法定鉴定资质的机构对患方所诉医疗损害结果与医方过错有无因果关系等专门性问题进行分析、判断并提供鉴定意见的活动。

医疗过错司法鉴定按照《全国人大常委会关于司法鉴定管理问题的决定》（简称《决定》）及《司法鉴定程序通则》（简称《通则》）的规定来进行鉴定活动。

《决定》规定，国家对从事法医类鉴定的鉴定人和鉴定机构实行登记管理制度。

四、医疗事故技术鉴定与医疗过错司法鉴定的不同

1. 启动程序不同　前者的启动有行政鉴定（由卫生行政部门委托）、自行鉴定（由双方当事人共同委托）两种方式启动鉴定程序；后者的启动一般是应双方当事人申请或者法院依职权启动。

2. 鉴定人员的组成不同　前者的鉴定人员主要是医学专家；后者是由司法鉴定机构组织具备司法鉴定人资格的医学专家（包括法医）主持鉴定，同时特邀或者聘请临床医学专家参加鉴定。

3. 鉴定的组织者不同　前者由医学会负责组织鉴定；后者由司法鉴定机构组织鉴定。

4. 鉴定的监督机制、弥补鉴定意见的方法不同　前者实行首次鉴定、再次鉴定两级鉴定制度，另外还有重新鉴定；后者存在补充鉴定、重新鉴定、复核鉴定三种对鉴定意见的弥补方法。

5. 鉴定内容不同　前者是对是否构成医疗损害进行鉴定；后者是对死因及过错参与度进行鉴定。

五、医疗损害鉴定

上述医疗损害二元化鉴定体制的长期存在，增加了医疗纠纷案件处理的难度与分歧，《预防条例》和《医疗损害鉴定管理办法（征求意见稿）》规定了统一的医疗损害鉴定体制。

（一）鉴定体制

《预防条例》规定医学会或者司法鉴定机构可以接受委托从事医疗损害鉴定；建立统一的医疗损害鉴定专家库；医疗损害鉴定的具体管理办法由国务院卫生、司法行政部门共同制定。

（二）鉴定专家库

医疗损害鉴定专家库由设区的市级以上人民政府卫生、司法行政部门共同设立。专家库应当包含医学、法学、法医学等领域的专家。聘请专家进入专家库，不受行政区域的限制。

（三）同行评议原则

医学会或者司法鉴定机构接受委托从事医疗损害鉴定，应当由鉴定事项所涉专业的临床医学、法医学等专业人员进行鉴定。即医疗纠纷案件处理中涉及专门性问题的咨询，坚持同行评议的原则。

鉴定费预先向医患双方收取，最终按照责任比例承担。

（四）鉴定意见

医学会、司法鉴定机构作出的医疗损害鉴定意见应当载明并详细论述下列内容：①是否存在医疗损害以及损害程度；②是否存在医疗过错；③医疗过错与医疗损害是否存在因果关系；④医疗过错在医疗损害中的责任程度。

NOTE

（五）回避制度

咨询专家、鉴定人员有下列情形之一的，应当回避，当事人也可以以口头或者书面形式申请其回避：①是医疗纠纷当事人或者当事人的近亲属；②与医疗纠纷有利害关系；③与医疗纠纷当事人有其他关系，可能影响医疗纠纷公正处理。

六、医疗损害专门性问题鉴定

医疗损害中患者死亡，医患双方不能确定死因或者对死因有异议的？涉及伤残的，要对伤残程度进行评定的？涉及体内毒药物的，要进行毒药物的检验鉴定的？可以通过法医学鉴定查明情况。

医疗损害中涉及病历资料的真实性？病历的修改？对输液、输血、注射、药物等引起不良后果的现场实物的争议？医疗器械、产品、药品、药液、血液等质量性的专门性问题，需要委托的鉴定，被称为“医疗损害专门性问题鉴定”。医疗损害专门性问题鉴定由具有检验资格的检验机构进行。

七、鉴定意见内容的统一与质证

《最高人民法院关于审理医疗损害责任纠纷案件适用法律若干问题的解释》对医疗损害鉴定的鉴定人、鉴定事项、鉴定意见书的内容及鉴定意见的质证进行了明确规定，对于解决医疗损害鉴定中的一些分歧起到了引导作用。

（一）鉴定人与鉴定委托书

当事人申请医疗损害鉴定的，由双方当事人协商确定鉴定人。当事人就鉴定人无法达成一致意见，人民法院提出确定鉴定人的方法，当事人同意的，按照该方法确定；当事人不同意的，由人民法院指定。鉴定人应当从具备相应鉴定能力、符合鉴定要求的专家中确定。

委托进行医疗损害责任鉴定，要有委托鉴定书，委托鉴定书应当有明确的鉴定事项和鉴定要求。鉴定人应当按照委托鉴定事项和要求进行鉴定。鉴定要求包括鉴定人的资质、鉴定人的组成、鉴定程序、鉴定意见、鉴定期限等。

（二）鉴定事项

当事人依法申请对医疗损害责任纠纷中的专门性问题进行鉴定的，人民法院应予准许。当事人未申请鉴定，人民法院对前款规定的专门性问题如过错、因果关系认为需要鉴定的，应当依职权委托鉴定。当事人申请医疗损害鉴定的，由双方当事人协商确定鉴定人。

下列专门性问题可以作为申请医疗损害鉴定的事项：①实施诊疗行为有无过错；②诊疗行为与损害后果之间是否存在因果关系以及原因力大小；③医疗机构是否尽到了说明义务、取得患者或者患者近亲属书面同意的义务；④医疗产品是否有缺陷、该缺陷与损害后果之间是否存在因果关系以及原因力的大小；⑤患者损伤残疾程度；⑥患者的护理期、休息期、营养期；⑦其他专门性问题。

对医疗机构及其医务人员的过错，应当依据法律、行政法规、规章以及其他有关诊疗规范进行认定，可以综合考虑患者病情的紧急程度、患者个体差异、当地的医疗水平、医疗机构与医务人员资质等因素。

（三）鉴定意见的内容

鉴定意见可以按照导致患者损害的全部原因、主要原因、同等原因、次要原因、轻微原因或者与患者损害无因果关系，表述诊疗行为或者医疗产品等造成患者损害的原因力大小。

（四）鉴定意见的质证

鉴定意见应当接受质证，鉴定人一般应当出庭作证。双方当事人同意鉴定人通过书面说明、视听传输技术或者视听资料等方式作证的，可以准许。一般情况下，鉴定人拒绝出庭作证，当事人对鉴定意见又不认可的，对该鉴定意见不予采信。

第五节 法律责任

一、卫生行政部门及其工作人员的法律责任

《预防条例》规定，县级以上人民政府卫生主管部门和其他有关部门及其工作人员在医疗纠纷预防和处理工作中，不履行职责或者滥用职权、玩忽职守、徇私舞弊的，由上级人民政府卫生等有关部门或者监察机关责令改正；依法对直接负责的主管人员和其他直接责任人员给予处分；构成犯罪的，依法追究刑事责任。

二、医疗机构及医务人员的法律责任

《预防条例》规定，医疗机构篡改、伪造、隐匿、毁灭病历资料的，对直接负责的主管人员和其他直接责任人员，由县级以上人民政府卫生主管部门给予或者责令给予降低岗位等级或者撤职的处分，对有关医务人员责令暂停6个月以上1年以下执业活动；造成严重后果的，对直接负责的主管人员和其他直接责任人员给予或者责令给予开除的处分，对有关医务人员由原发证部门吊销执业证书；构成犯罪的，依法追究刑事责任。

医疗机构将未通过技术评估和伦理审查的医疗新技术应用于临床的，由县级以上人民政府卫生主管部门没收违法所得，并处5万元以上10万元以下罚款，对直接负责的主管人员和其他直接责任人员给予或者责令给予降低岗位等级或者撤职的处分，对有关医务人员责令暂停6个月以上1年以下执业活动；情节严重的，对直接负责的主管人员和其他直接责任人员给予或者责令给予开除的处分，对有关医务人员由原发证部门吊销执业证书；构成犯罪的，依法追究刑事责任。

医疗机构及其医务人员有下列情形之一的，由县级以上人民政府卫生主管部门责令改正，给予警告，并处1万元以上5万元以下罚款；情节严重的，对直接负责的主管人员和其他直接责任人员给予或者责令给予降低岗位等级或者撤职的处分，对有关医务人员可以责令暂停1个月以上6个月以下执业活动；构成犯罪的，依法追究刑事责任：①未按规定制定和实施医疗质量安全管理制度；②未按规定告知患者病情、医疗措施、医疗风险、替代医疗方案等；③开展具有较高医疗风险的诊疗活动，未提前预备应对方案防范突发风险；④未按规定填写、保管病历资料，或者未按规定补记抢救病历；⑤拒绝为患者提供查阅、复制病历资料服务；⑥未建立投诉接待制度、设置统一投诉管理部门或者配备专（兼）职人员；⑦未按规定封存、保管、启封病历资料和现场实物；⑧未按规定向卫生主管部门报告重大医疗纠纷；⑨其他未履行本条

NOTE

例规定义务的情形。

《刑法》规定，医务人员由于严重不负责任，造成就诊人死亡或者严重损害就诊人身体健康的，处三年以下有期徒刑或者拘役。

三、其他相关机构的法律责任

医学会、司法鉴定机构出具虚假医疗损害鉴定意见的，由县级以上人民政府卫生、司法行政部门依据职责没收违法所得，并处5万元以上10万元以下罚款，对该医学会、司法鉴定机构和有关鉴定人员责令暂停3个月以上1年以下医疗损害鉴定业务，对直接负责的主管人员和其他直接责任人员给予或者责令给予降低岗位等级或者撤职的处分；情节严重的，该医学会、司法鉴定机构和有关鉴定人员5年内不得从事医疗损害鉴定业务或者撤销登记，对直接负责的主管人员和其他直接责任人员给予或者责令给予开除的处分；构成犯罪的，依法追究刑事责任。

尸检机构出具虚假尸检报告的，由县级以上人民政府卫生、司法行政部门依据职责没收违法所得，并处5万元以上10万元以下罚款，对该尸检机构和有关尸检专业技术人员责令暂停3个月以上1年以下尸检业务，对直接负责的主管人员和其他直接责任人员给予或者责令给予降低岗位等级或者撤职的处分；情节严重的，撤销该尸检机构和有关尸检专业技术人员的尸检资格，对直接负责的主管人员和其他直接责任人员给予或者责令给予开除的处分；构成犯罪的，依法追究刑事责任。

医疗纠纷人民调解员有下列行为之一的，由医疗纠纷人民调解委员会给予批评教育、责令改正；情节严重的，依法予以解聘：①偏袒一方当事人；②侮辱当事人；③索取、收受财物或者牟取其他不正当利益；④泄露医患双方个人隐私等事项。

新闻媒体编造、散布虚假医疗纠纷信息的，由有关主管部门依法给予处罚；给公民、法人或者其他组织的合法权益造成损害的，依法承担消除影响、恢复名誉、赔偿损失、赔礼道歉等民事责任。

四、扰乱医疗秩序的法律责任

《预防条例》规定，医患双方在医疗纠纷处理中，构成违反治安管理行为的，由公安机关依法给予治安管理处罚。

《刑法修正案（九）》规定，聚众扰乱社会秩序，情节严重，致使工作、生产、营业和教学、科研、医疗无法进行，造成严重损失的，对首要分子，处三年以上七年以下有期徒刑；对其他积极参加的，处三年以下有期徒刑、拘役、管制或者剥夺政治权利。

【思考题】

1. 医疗纠纷的概念及其特点是什么？
2. 医疗损害责任的概念及构成要件是什么？
3. 试述医疗损害责任的归责原则及其发展沿革。
4. 医疗损害责任的免责事由有哪些？
5. 医疗机构该如何防范医疗纠纷？

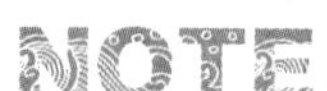

第八章 药品管理法律制度

第一节 概述

一、药品的概念

药品，是指用于预防、治疗、诊断人的疾病，有目的地调节人的生理机能，并规定有适应证或者功能主治、用法和用量的物质，包括中药材、中药饮片、中成药、化学原料药及其制剂、抗生素、生化药品、放射性药品、血清、疫苗、血液制品和诊断药品等。

在我国，药品的定义有以下基本特点：①我国的药品概念仅指人用药品，非用于人类疾病的药品如农药和兽药不属于药品的范畴；②药品的使用目的、使用方法等均有严格的限定。药品使用必须遵照医嘱和说明书，按照一定方法和数量使用才能达到预防、诊断或治疗人的疾病的目的，从而使药品与食品、保健品相区别；③药品既包括传统药与现代药，也包括药品制剂及原料药。虽然原料药并不是直接使用的药品，但也作为药品管理。

二、药品的特殊性

药品是一种特殊商品，与一般商品相比较，它有许多特殊性。

1. 特殊的用途 药品用于疾病的诊断、预防和治疗，与人的生命密切相关。而且与一般商品不同，人们有病才会用药，专门的疾病需用对症的药品。药品的用途与生命相关，且具有很强的专属性。

2. 特殊的两重性 药品具有双重作用，既可以防病治病、康复保健，又有不同程度的毒副作用。俗话说，“是药三分毒”，所以只有使用得当，才能治病救人。反之，则可能危害人体健康和生命安全。

3. 特殊的质量 经过严格审批，符合国家药品标准的药品才能保证疗效。进入流通渠道的药品，只允许有合格品，绝对不允许有次品或等外品。因此，我国对药品有特殊的质量要求、评价标准和鉴定手段。

4. 特殊的时效性 药品的时效性有两种含义：一是药品存在有效期，在规定期限内，质量可以得到保证，但超过有效期即为不合格“商品”；二是药品一旦需要，必须及时供应，如急救药品，有时相差几小时甚至几分钟，就可能决定生命的生存或者消亡。

5. 特殊的消费方式 在药品销售或使用时，消费者基本处于一种被动消费的状态，基本上没有选择自己所需药品的权利，而选择权集中于处方医生或驻店药师。即使是非处方药（OTC），消费者有自我判断适应证、自行选择的主动权，但大部分消费者仍是在咨询医生或药师后才会放心购买所需药品。

三、药品管理立法

新中国成立后，卫生部先后发布了《关于管理麻醉药品暂行条例的公布令》《关于麻醉药品临时登记处理办法的通令》《关于综合医院药剂科工作制度和各级人员职责》《关于加强药政管理的若干规定》等一系列关于药品生产、经营、使用管理的规章，奠定了我国药品管理的法律基础。1978 年国务院颁布了《药政管理条例（试行)》，卫生部和其他有关部门也颁布了一系列配套的行政法规和部门规章，包括《麻醉药品管理条例》《新药管理办法（试行)》《卫生部关于医疗用毒药、限制性剧药管理规定》等规定。

为加强药品监督管理，保证药品质量，保障人体用药安全，维护人体健康和公众用药的合法权益，1984 年 9 月 20 日，第六届全国人大常委会第七次会议通过了《药品管理法》，自 1985 年 7 月 1 日起施行。这是我国第一部全面的、综合性的药品管理法律，标志着我国药品管理进入法制化管理阶段。随后，国务院相继发布了《麻醉药品管理办法》《精神药品管理办法》《医疗用毒性药品管理办法》《放射性药品管理办法》。国家药监局成立后，相继颁布了《进口药品管理办法》《处方药与非处方药分类管理办法（试行)》《戒毒药品管理办法》《新药审批办法》《新生物制品审批办法》等。

根据我国经济形势的发展、药品管理的需要，2001 年 2 月 28 日第九届全国人大常委会第二十次会议通过了修订的《药品管理法》，此后于 2013 年、2015 年进行了两次修正。2002 年 8 月 4 日，国务院发布了《药品管理法实施条例》，并于 2016 年进行了修改。2005 年 3 月 24 日，国务院发布了《疫苗流通和预防接种管理条例》，并于 2016 年进行了修订。2005 年 8 月 3 日，国务院发布了《麻醉药品和精神药品管理条例》，并于 2013 年进行了修订，2016 年进行了修改。一系列立法活动，充分体现了国家对药品管理的重视，为药品管理提供了详尽的法律依据。

四、药品监督管理体制

（一）药品监督管理机构

国务院药品监督管理部门主管全国药品监督管理工作，国务院有关部门在各自的职责范围内负责与药品有关的监督管理工作。省、自治区、直辖市人民政府药品监督管理部门负责本行政区域内的药品监督管理工作，省、自治区、直辖市人民政府有关部门在各自的职责范围内负责与药品有关的监督管理工作。

（二）药品监督管理的主要手段措施

根据相关法律规定，药品监督管理部门应当行使以下监督管理职权，并严格遵守《药品管理法》关于药品监督管理的有关禁止性规定。

1. 监督检查 药品监督管理部门有权按照法律和行政法规的规定，对药品的研制、生产、流通、使用进行全过程的监督检查，接受监督检查的单位不得拒绝和隐瞒。

药品监督管理部门监督检查时，享有法律所规定的权力，也必须履行法律所规定的义务。从程序上，药品监督管理人员在进行监督检查时，必须出示证件，以证明自己的合法身份，以及权限，否则管理相对人有权拒绝检查；从实体上讲，执法人员对执法中知悉的技术秘密和业务秘密应当进行保密。

NOTE

药品监督管理部门除了一般性监管检查，还应当对通过GMP、GSP认证的药品生产经营企业进行认证后的跟踪检查。对企业贯彻实施GMP、GSP情况进行动态的监督管理。

2. 监督抽验　质量抽查检验是药品监管管理工作的基础，通过抽查检验可以了解生产、流通、使用中的药品质量状况，从而在各个环节实施有效的监督管理，杜绝假劣药品，确保公众用药安全、有效。根据《药品管理法》的规定，药品监督管理部门可以根据监督检查的需要，可以对药品质量进行抽查检验。抽查检验应当按照规定抽样，并不得收取任何费用。

3. 药品质量公告　国务院和省级药品监督管理部门应当定期公告药品质量抽查检验的结果；公告不当的，必须在原公告范围内予以更正。

4. 行政强制措施　药品监督管理部门对有证据证明可能危害人体健康的药品及有关材料可以采取查封、扣押的行政强制措施，并在7日内做出行政处理决定；药品需要检验的，必须自检验报告书发出之日起15日内做出行政处理决定。

5. 药品再评价　药品监督管理部门应当组织药品不良反应监测和上市药品再评价，对疗效不确切、不良反应大或者因其他原因危害人体健康的药品，国务院和省级药品监督管理部门可以采取停止生产、销售、使用的紧急控制措施，并应当在5日内组织鉴定，自鉴定结论做出之日起15日内依法做出行政处理决定。

6. 药品监督管理过程中的禁止性规定　地方人民政府和药品监督管理部门不得以要求实施药品检验、审批等手段限制或者排斥非本地区药品生产企业生产的药品进入本地区。

药品监督管理部门及其设置的药品检验机构和确定的专业从事药品检验的机构不得参与药品生产经营活动，不得以其名义推荐或者监制、监销药品。其工作人员不得参与药品生产经营活动。

第二节　药品生产、经营和使用

一、药品生产管理的法律规定

（一）总体要求

药品生产企业必须按照《药品生产质量管理规范》（GMP）组织生产，GMP由国务院药品监督管理部门依据《药品管理法》制定；药品监督管理部门按照规定对药品生产企业是否符合GMP的要求进行认证，对认证合格的，由药品监督管理部门发给认证证书。

药品必须按照国家药品标准和国务院药品监督管理部门批准的生产工艺进行生产，生产记录必须完整准确。药品生产企业改变影响药品质量的生产工艺的，必须报原批准部门审核批准。

中药饮片必须按照国家药品标准炮制；国家药品标准没有规定的，必须按照省、自治区、直辖市人民政府药品监督管理部门制定的炮制规范炮制。省、自治区、直辖市人民政府药品监督管理部门制定的炮制规范应当报国务院药品监督管理部门备案。

生产药品所需的原料、辅料，必须符合药用要求，不得对药品质量产生不良影响，应从符合规定的单位购进原料、辅料，并按规定入库；药品生产所用的中药材，应按质量标准购入，

NOTE

其产地应保持相对稳定。

药品生产企业必须对其生产的药品进行质量检验；不符合国家药品标准或者不按照省、自治区、直辖市人民政府药品监督管理部门制定的中药饮片炮制规范炮制的，不得出厂。

依据法律规定进行药品委托生产。药品委托生产，是指持有药品证明文件的委托方委托其他药品生产企业进行药品生产的行为。经省、自治区、直辖市人民政府药品监督管理部门批准，药品生产企业才可以接受委托生产药品；其次，接受委托生产药品的生产企业即受托方必须持有与其受托生产的药品相适应的《药品生产质量管理规范》认证证书。委托生产的药品不得低于原质量标准，产品处方等主要项目要与原药品保持一致，委托生产药品其包装及标签上应标明委托双方单位名称、生产地点；再次，某些特殊药品包括疫苗、血液制品和国务院药品监督管理部门规定的其他药品，不得委托生产。

直接接触药品的包装材料和容器，必须符合药用要求，符合保障人体健康、安全的标准，并由药品监督管理部门在审批药品时一并审批。药品生产企业不得使用未经批准的直接接触药品的包装材料和容器。药品包装必须符合药品质量的要求，方便储存、运输和医疗使用。发运中药材必须有包装。在每件包装上，必须注明药品的品名、产地、日期、调出单位，并附有质量合格标志。药品包装必须按照规定印有或者贴有标签并附有说明书。麻醉药品、精神药品、医疗用毒性药品、放射性药品、外用药品和非处方药的标签，必须印有规定的标志。

药品生产企业、药品经营企业和医疗机构直接接触药品的工作人员，必须每年进行健康检查。患有传染病或者其他可能污染药品的疾病的，不得从事直接接触药品的工作。

（二）《药品生产质量管理规范》及 GMP 认证

药品 GMP 认证，是指国家依法对药品生产企业（车间）和药品品种实施 GMP 监督检查并取得认可的一种制度，是国际药品贸易和药品监督管理的重要内容，也是确保药品质量稳定性、安全性和有效性的一种科学先进的管理手段。

1. GMP 内容简介 从专业化管理的角度，GMP 可以分为质量控制系统和质量保证系统。质量控制系统是对原材料、中间产品、成品进行系统质量控制；质量保证系统是对可能影响药品质量的，生产过程中易产生的人为差错和污染等问题进行系统的严格管理，以保证药品质量。从硬件和软件的角度，GMP 可分为硬件系统和软件系统。硬件系统主要包括对人员、厂房、设施、设备等的目标要求，主要是企业资本资金的投入；软件系统主要包括组织机构、组织工作、生产工艺、记录、制度、方法、文件化程序、培训等，主要是企业以智力为主的投入产出。

2. GMP 认证制度 《药品管理法》及其实施条例正式立法明确了 GMP 认证的法律性质是药品行政监督管理机关的行政检查范畴，是每个药品生产企业都必须接受的强制性认证。药品监督管理部门按照规定对药品生产企业是否符合《药品生产质量管理规范》的要求进行认证，对认证合格的，发给认证证书。

首先，我国目前实行国家级和省级两级 GMP 认证制度。国务院药品监督管理部门负责生产注射剂、放射性药品和国务院药品监督管理部门规定的生物制品的药品生产企业的认证工作。省级人民政府药品监督管理部门应当按照《药品生产质量管理规范》和国务院药品监督管理部门规定的实施办法和实施步骤，组织对本辖区其他剂型药品生产企业的认证工作。

NOTE

其次，GMP 认证具有相应程序。新开办药品生产企业、药品生产企业新建药品生产车间或者新增生产剂型的，应当自取得药品生产证明文件或者经批准正式生产之日起30日内，按照规定向药品监督管理部门申请《药品生产质量管理规范》认证。受理申请的药品监督管理部门应当自收到企业申请之日起6个月内，组织对申请企业是否符合《药品生产质量管理规范》进行认证；认证合格的，发给认证证书。已开办的药品生产企业应当在国务院药品监督管理部门规定的期限内申请药品GMP认证，并取得《药品GMP证书》。药品生产企业新建、改建、扩建生产车间（生产线）或需增加认证范围的，应依法申请药品GMP认证。

申请药品GMP认证的生产企业应按规定填报《药品GMP认证申请书》，并报送相应的资料。GMP认证的审查程序分为形式审查、技术审查和现场审查。药品生产企业申请注射剂、放射性药品、国务院药品监督管理部门规定的生物制品GMP认证，由企业所在地省级药品监督管理部门对药品生产企业GMP认证申请资料进行初审合格后，报国务院药品监督管理部门认证。国务院药品监督管理部门组织对初审合格的药品GMP认证资料进行形式审查，符合要求的予以受理并转国家食品药品审核查验中心。国家食品药品审核查验中心对药品生产企业GMP认证申请资料进行技术审查。药品生产企业申请除注射剂、放射性药品、国务院药品监督管理部门规定的生物制品以外的其他药品GMP认证，应向企业所在地省级药品监督管理部门提出认证申请，由省级药品监督管理部门组织对药品生产企业GMP认证申请进行初审、形式审查和技术审查。

技术审查符合要求的，实施现场检查。国家食品药品审核查验中心负责制定注射剂、放射性药品、国务院药品监督管理部门规定的生物制品GMP现场检查方案，选派药品GMP认证检查组，组织实施现场检查。省级药品监督管理部门负责组织制定本辖域除注射剂、放射性药品、国务院药品监督管理总局规定的生物制品以外的药品GMP现场检查方案，选派药品GMP认证检查组，组织实施现场检查。

对认证合格的，由国务院药品监督管理部门或者省级药品监督管理部门颁发《药品GMP证书》并予以公告。经现场检查，对不符合药品GMP认证标准，责令企业限期改正。企业在期限内改正完毕，提交改正报告，符合要求的，由原认证部门选派检查组再次进行现场检查。经再次现场检查，不符合药品GMP认证标准的，不予通过药品GMP认证，由国务院药品监督管理部门食品药品审核查验中心或省、自治区、直辖市药品监督管理部门向被检查企业发认证不合格通知书。

药品监督管理部门应当按照规定，依据《药品生产质量管理规范》，对经其认证合格的药品生产企业进行认证后的跟踪检查。

二、药品经营管理的法律规定

（一）总体要求

药品经营企业，必须按照国务院药品监督管理部门制定的《药品经营质量管理规范》经营药品。药品经营企业购进药品，必须建立并执行进货检查验收制度，验明药品合格证明和其他标识；不符合规定要求的，不得购进。

药品经营企业购销药品，必须有真实完整的购销记录。购销记录必须注明药品的通用名称、剂型、规格、批号、有效期、生产厂商、购（销）货单位、购（销）货数量、购销价格、购（销）货日期及国务院药品监督管理部门规定的其他内容。药品经营企业销售中药材，必须标明产地。购进、销售药品应有合法票据，并按规定建立购进记录，做到票、账、货相符。药品批发企业购销记录必须保存至超过药品有效期1年，但不得少于3年；零售企业购销记录保存不得少于2年。

药品经营企业销售药品必须准确无误，并正确说明用法、用量和注意事项；调配处方必须经过核对，对处方所列药品不得擅自更改或者代用。对有配伍禁忌或者超剂量的处方，应当拒绝调配；必要时，经处方医师更正或者重新签字，方可调配。

药品经营企业必须制定和执行药品保管制度，药品入库和出库必须执行检查制度。

城乡集贸市场不得出售中药材以外的药品，但持有《药品经营许可证》的药品零售企业在规定的范围内可以在城乡集贸市场设点出售中药材以外的药品。

（二）《药品经营质量管理规范》及GSP认证

由于药品的特殊性，其经营的质量管理较一般商品更为严格，必须有一套全面系统并与药品经营特点相适应的质量标准，即《药品经营质量管理规范》（GSP）。

1. GSP内容简介 由于药品经营企业分为批发和零售两种，GSP针对企业的不同情况分别予以规定。对于批发企业，要求企业应设置专门的质量管理机构，包括与经营规模相适应的药品检验部门和验收、养护等组织，行使质量管理职能；企业负责人中应有具备药学专业技术职称的人员负责质量管理工作。企业质量管理机构的负责人，应是执业药师或具有相应的药学专业技术职称，其他从事药品质量工作的人员都应具有药学或相关专业的学历，或者具有药学专业技术职称，并定时接受培训，考核合格方能上岗。

在出库与运输方面，GSP规定，药品出库应进行复核和质量检查。特殊管理的药品出库应当按照有关规定进行复核。药品出库还应做好药品质量跟踪记录，并保证能快速、准确地进行质量跟踪。记录及凭证应当至少保存5年，疫苗、特殊管理药品的记录及凭证按相关规定保存。在销售和售后服务方面，GSP对销售记录、发票、药品质量投诉及药品追回等问题也都做出了详细规定。

与批发企业相比，零售企业少了对检验、储存、养护和运输等环节的要求，增加了药品的陈列和柜台销售两个方面的要求。在陈列方面，GSP规定，药品应按剂型或用途，以及储存要求分类陈列和储存：①药品与非药品、外用药与其他药品分开存放，中药材和中药饮片分库存放；②药品应根据其温度、湿度要求，按照规定的储存条件存放；储存药品相对湿度为35%～75%；③在人工作业的库房储存药品，按质量状态实行色标管理；④特殊管理的药品应按照国家的有关规定存放；⑤危险品不应陈列。如因需要必须陈列时，只能陈列代用品或空包装。危险品的储存应按国家有关规定管理和存放；⑥拆零药品应集中存放于拆零专柜，并保留原包装的标签；⑦中药饮片装斗前应做质量复核，不得错斗、串斗，防止混药；⑧在柜台销售方面，应注意销售药品时，处方要经执业药师或具有药师以上（含药师和中药师）职称的人员审核后方可调配和销售等。

2. GSP认证 国家食品药品监督管理局负责制定GSP监督实施规划及GSP认证的组织、审批和监督管理；负责国际药品经营质量管理的互认工作。药品监督管理部门按照规定对药品经营企业是否符合《药品经营质量管理规范》的要求进行认证，认证的具体工作由省级药品监督管理部门负责。省、自治区、直辖市药品监督管理部门负责本辖区内申请GSP认证企业的初审和取得GSP认证企业的日常监督管理。

NOTE

新开办的药品批发企业和药品零售企业，自取得《药品经营许可证》之日起30日内，向发证的药品监督管理部门或者药品监督管理机构申请《药品经营质量管理规范》认证。已开办的药品经营企业应当在国务院药品监督管理部门规定的期限内申请药品GSP认证，并取得《药品GSP证书》。

受理部门自收到认证申请之日起3个月内，按照国务院药品监督管理部门的规定，组织GSP认证；认证合格的，发给认证证书，认证证书的格式由国务院药品监督管理部门统一规定。受理药品零售企业认证申请的药品监督管理机构应当自收到申请之日起7个工作日内，将申请移送负责组织药品经营企业认证工作的省、自治区、直辖市人民政府药品监督管理部门。

三、医疗机构药剂（事）管理

医疗机构的制剂管理，是指医疗机构根据临床需要进行自制制剂的生产与使用的管理。医疗机构制剂管理是医疗机构药事管理的重要组成部分，主要包括了从事医疗机构制剂技术工作人员资格的规定和医疗机构制剂许可证的审批、品种审批及使用管理等方面。

（一）人员资格的规定

医疗机构必须配备依法经过资格认定的药学技术人员。非药学技术人员不得直接从事药剂技术工作。该款所称“依法经过资格认定”，是指国家正式大专院校毕业及经过国家有关部门考试合格后发给“执业药师”或专业技术职务证书的药学技术人员。依照规定，医疗机构应由药学技术人员直接从事药剂技术工作，包括调剂、制剂、采购、分发、保管等。随着医疗机构功能作用的变化，药剂技术工作将由保证临床实践向为患者直接服务转变，如开展药学监护、临床治疗咨询、药物不良反应监测、药物经济学研究等。在《医疗机构药事管理规定》中也对药学技术人员做出了较为详细的规定。

（二）审批规定

医疗机构配制制剂，必须经所在地省、自治区、直辖市人民政府卫生行政部门审核同意，由省、自治区、直辖市人民政府药品监督管理部门批准，发给《医疗机构制剂许可证》。无《医疗机构制剂许可证》的，不得配制制剂。

医疗机构制剂，是指医疗机构根据本单位临床和科研需要，依照规定的药品生产工艺操作规程配制的符合质量标准的药物制剂。配制制剂首先应当获得批准。《医疗机构制剂许可证》的申请程序是：必须先经省级卫生行政部门审核同意，再报省级药品监督管理部门批准。药品监督管理部门是医疗机构配制制剂的审批部门和监督管理部门，有责任对持证单位进行经常的质量监督检查，发现任何违反《药品管理法》的行为，有权依法责令整顿、停止配制制剂、吊销制剂批准文号或《医疗机构制剂许可证》。

（三）硬件要求

医疗机构配制制剂，必须具有能够保证制剂质量的设施、管理制度、检验仪器和卫生条件。

医疗机构配制制剂必须具备相应的硬件和软件才能充分保证所配制剂的质量。医疗机构配制的制剂有其特殊性，如使用量不定、规模小、贮存时间短、针对性强、临床必需等，是药品生产企业无法代替的。但是，医疗机构配制制剂也是一种药品的生产过程，应当按药品生产企业进行管理，按GMP的要求进行规范。除此以外，医疗机构配制制剂还必须具备各种管理程

NOTE

序和管理制度。

（四）使用规定

医疗机构配制的制剂，应当是本单位临床需要而市场上没有供应的品种，并必须经所在地省、自治区、直辖市人民政府药品监督管理部门批准后方可配制。配制的制剂必须按照规定进行质量检验；合格的，凭医师处方在本医疗机构使用。特殊情况下，经国务院或者省、自治区、直辖市人民政府的药品监督管理部门批准，医疗机构配制的制剂可以在指定的医疗机构之间调剂使用。医疗机构配制的制剂，不得在市场销售。

第三节　药品管理

一、药品标准

药品标准，是指国家对药品质量规格及其检验方法所做的技术规定，是药品生产、流通、使用、检验和监督管理部门共同遵循的法定依据。国家药品标准由法定的机关依据法定的程序制定和修改，与国家药品管理法律体系中的其他法律规范具有相同的性质和法律效力，是药品管理法律体系不可分割的组成部分。

（一）国家药品标准

药品必须按照国家药品标准进行生产，药品必须符合国家药品标准，不符合国家药品标准或者不按照省、自治区、直辖市人民政府药品监督管理部门制定的中药饮片炮制规范炮制的，不得出厂。

国家药品标准包括由国家药典委员会制定、国务院药品监督管理部门颁布的《药典》和药品标准。其中药品标准包括《中国生物制品规程》《药品卫生标准》，以及所有未载入药典的药品标准，原有的地方标准已被取消。国务院药品监督管理部门的药品检验机构负责标定国家药品标准品、对照品。

（二）中华人民共和国药典

《中华人民共和国药典》（以下简称《中国药典》）是由国家药典委员会主持制定和修改、由政府颁布实施、具有法律约束力的药品质量规格标准的法典，是药品标准的最高法定形式。《中国药典》每5年编纂1次，现行药典是2015年版《中国药典》。

（三）药品标准的作用

药品标准有以下作用：①判断药品质量合格或不合格的法定依据；②药品质量管理的法定目标；③执行和实现药品标准，是药品质量控制中的关键；④药品质量保证和质量控制活动的重要依据；⑤建立健全药品质量保证体系的基础。

二、药品研发

（一）药物的研制

研制新药，必须按照国务院药品监督管理部门的规定如实报送研制方法、质量指标、药理及毒理试验结果等有关资料和样品，经国务院药品监督管理部门批准后，方可进行临床试验。

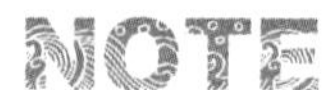

完成临床试验并通过审批的新药，由国务院药品监督管理部门批准发给新药证书。

（二）药物的临床试验

1. 执行GCP要求 药物的临床试验（包括生物等效性试验），必须经过国务院药品监督管理部门批准，且必须执行《药物临床试验质量管理规范》（GCP）。药品监督管理部门应当对批准的临床试验进行监督检查。

2. 试验机构要求 药物临床试验批准后，申请人应当从具有药物临床试验资格的机构中选择承担药物临床试验的机构。

3. 试验用药物及制备要求 临床试验用药物应当在符合《药品生产质量管理规范》的车间制备。制备过程应当严格执行《药品生产质量管理规范》的要求。临床试验用药物检验合格后方可用于临床试验。申请人对临床试验用药物的质量负责。

4. 申请人资料要求 申请人在药物临床试验实施前，应当将已确定的临床试验方案和临床试验负责单位的主要研究者姓名、参加研究单位及其研究者名单、伦理委员会审核同意书、知情同意书样本等报送国务院药品监督管理部门备案，并抄送临床试验单位所在地和受理该申请的省、自治区、直辖市药品监督管理部门。

5. 不良事件的报告和控制 临床试验过程中发生严重不良事件的，研究者应当在24小时内报告有关省、自治区、直辖市药品监督管理部门和国务院药品监督管理部门，通知申请人，并及时向伦理委员会报告。临床试验中出现大范围、非预期的不良反应或者严重不良事件，或者有证据证明临床试验用药物存在严重质量问题时，国务院药品监督管理部门或者省、自治区、直辖市药品监督管理部门可以采取紧急控制措施。

6. 国际多中心药物临床试验管理 境外申请人在中国进行国际多中心药物临床试验的，应当按照《药品注册管理办法》向国务院药品监督管理部门提出申请，并按规定办理。

（三）新药申请和审批

1. 新药申请 新药申请，是指未曾在中国境内上市销售的药品的注册申请。对已上市药品改变剂型、改变给药途径、增加新适应证的药品注册按照新药申请的程序申报。对已上市药品改变剂型但不改变给药途径的注册申请，应当采用新技术以提高药品的质量和安全性，且与原剂型比较有明显的临床应用优势。改变剂型但不改变给药途径，以及增加新适应证的注册申请，应当由具备生产条件的企业提出；靶向制剂、缓释制剂、控释制剂等特殊剂型除外。生物制品按照新药申请的程序申报。

2. 新药特殊审批的情形 国务院药品监督管理部门对下列申请可以实行特殊审批：①未在国内上市销售的从植物、动物、矿物等物质中提取的有效成分及其制剂，新发现的药材及其制剂；②未在国内外获准上市的化学原料药及其制剂、生物制品；③治疗艾滋病、恶性肿瘤、罕见病等疾病，且具有明显临床治疗优势的新药；④治疗尚无有效治疗手段的疾病的新药。

3. 新药监测期的规定 国务院药品监督管理部门根据保护公众健康的要求，可以对批准生产的新药品种设立监测期。监测期自新药批准生产之日起计算，最长不得超过5年。监测期内的新药，国务院药品监督管理部门不批准其他企业生产、改变剂型和进口。

三、药品进出口管理

药品进口须经国务院药品监督管理部门组织审查，经审查确认符合质量标准、安全有效

NOTE

的，方可批准进口，并发给进口药品注册证书。医疗单位临床急需或者个人自用进口的少量药品，按照国家有关规定办理进口手续。对国内供应不足的药品，国务院有权限制或者禁止出口。进、出口麻醉药品和国家规定范围内的精神药品，必须持有国务院药品监督管理部门发给的《进口准许证》《出口准许证》。

（一）进口药品注册

进口药品申请，是指境外生产的药品在中国境内上市销售的注册申请。申请进口的药品，应当获得境外制药厂商所在生产国家或者地区的上市许可。未在生产国家或者地区获得上市许可，但经国务院药品监督管理部门确认该药品安全、有效，且临床需要的，可以批准进口。国务院药品监督管理部门依据中国药品生物制品检定所和国家药品审评中心等的综合意见，做出审批决定。符合规定的，发给《进口药品注册证》。

（二）进口药品分包装的注册

进口药品分包装，是指药品已在境外完成最终制剂生产过程，在境内由大包装规格改为小包装规格，或者对已完成内包装的药品进行外包装、放置说明书、粘贴标签等。申请进口药品分包装，应当符合法定要求，并与境外制药厂商签订进口药品分包装合同，按照规定进行审批。

药品进口必须从允许药品进口的口岸进口，进口药品的企业向口岸所在地药品监督管理部门登记备案。禁止进口疗效不确、不良反应大或者其他原因危害人体健康的药品。海关凭药品监督管理部门出具的《进口药品通关单》放行，无《进口药品通关单》的，海关不得放行。2004 年 1 月 1 日起施行的《药品进口管理办法》，首次在中国上市的品种和国家规定的生物制品的进口口岸、检验要求等作了具体规定。国务院药品监督管理部门对下列药品在销售前或者进口时，指定药品检验机构进行检验。检验不合格的，不得销售或者进口：①国务院药品监督管理部门规定的生物制品；②首次在中国销售的药品；③国务院规定的其他药品。国务院药品监督管理部门对已经批准生产或者进口的药品，应当组织调查；对疗效不确、不良反应大或者其他原因危害人体健康的药品，应当撤销批准文号或者进口药品注册证书。已被撤销批准文号或者进口药品注册证书的药品，不得生产或者进口、销售和使用；已经生产或者进口的，由当地药品监督管理部门监督销毁或者处理。

四、禁止生产和销售假药、劣药

（一）有关假药的规定

禁止生产（包括配制）、销售假药。有下列情形之一的，为假药：①药品所含成分与国家药品标准的成分不符的；②以非药品冒充药品或者以他种药品冒充此种药品的。

有下列情况之一的药品，按假药论处：①国务院药品监督管理部门规定禁止使用的；②依照《药品管理法》必须批准而未经批准生产、进口或者依照《药品管理法》必须检验而未经检验即销售的；③变质的；④被污染的；⑤使用依照《药品管理法》必须取得批准文号而未取得批准文号的原料药生产的；⑥所标明的适应证或者功能主治超出规定范围的。

（二）有关劣药的规定

禁止生产（包括配制）、销售劣药。药品成分的含量不符合国家药品标准的，为劣药。有下列情形之一的药品，按劣药论处：①未标明有效期或者更改有效期的；②不注明或者更改生

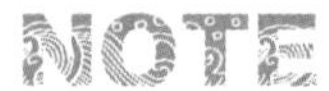

产批号的；③超过有效期的；④直接接触药品的包装材料和容器未经批准的；⑤擅自添加着色剂、防腐剂、香料、矫味剂及敷料的；⑥其他不符合药品标准规定的。

五、处方药和非处方药分类管理

为保障人民用药安全有效、使用方便，1999 年 6 月 18 日，国家食品药品监督管理局颁布《处方药与非处方药分类管理办法（试行）》，自 2000 年 1 月 1 日起实施。

（一）处方药与非处方药的概念

处方药，是指必须凭执业医师或执业助理医师处方才可调配、购买和使用的药品。非处方药（OTC），是指由国务院药品监督管理部门公布，不需要凭执业医师或执业助理医师处方，消费者可自行判断、购买和使用的药品。根据非处方药的安全性又分为甲、乙两类。

（二）处方药与非处方药分类管理的主要内容

处方药与非处方药分类管理有以下主要内容：①国务院药品监督管理部门负责非处方药目录的遴选、审批、发布和调整工作；②非处方药的标签和说明书必须经国家食品药品监管管理总局批准；③乙类非处方药可以在除药品专营企业以外的、经省级药品监督管理部门或其授权的药品监督管理部门批准的商业企业中零售；④医疗机构根据医疗需要可以决定或推荐使用非处方药；⑤处方药只准在批准指定的专业性医药报刊进行广告宣传，非处方药经审批可以在大众传播媒介进行广告宣传；⑥处方药可以在零售药店中销售，但必须凭医生处方才能购买使用。

六、药品广告管理

（一）药品广告的审批

药品广告必须经企业所在地省级药品监督管理部门批准，并发给药品广告批准文号，未取得药品广告批准文号的，不得发布。

（二）药品广告的内容

药品广告的内容必须真实、合法，以国务院药品监督管理部门批准的说明书为准，不得含有虚假的内容。药品广告不得含有不科学的表示功效的断言或者保证；不得利用国家机关、医药科研单位、学术机构或者专家、学者、医师、患者的名义和形象作证明。非药品广告不得有涉及药品的宣传。

（三）处方药广告的特殊规定

处方药可以在国务院卫生行政部门和国务院药品监督管理部门共同指定的医学、药学专业刊物上介绍，但不得在大众传播媒介发布广告或者以其他方式进行以公众为对象的广告宣传。

七、药品不良反应

为了更科学地指导合理用药，保障上市药品安全有效，根据《药品管理法》的规定，国家实行药品不良反应报告制度。药品生产企业、药品经营企业和医疗机构必须经常考察本单位所生产、经营、使用的药品质量、疗效和反应。发现可能与用药有关的严重不良反应，必须及时向上级药品监督管理部门报告。对已确认发生不良反应的药品，国务院或者省级药品监督管理部门可以采取停止生产、销售、使用的紧急控制措施。2004 年 3 月 4 日，由卫生部、国家食

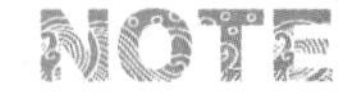

品药品监督管理局审议通过，并由国家食品药品监督管理局颁布实施的《药品不良反应报告和监测管理办法》，为推进我国药品不良反应监测管理进入一个新的发展阶段奠定了重要的法律基础。2010 年 12 月 13 日，经卫生部部务会议审议通过，新的《药品不良反应报告和监测管理办法》发布，自 2011 年 7 月 1 日起施行，2004 年 3 月 4 日公布的《药品不良反应报告和监测管理办法》（国家食品药品监督管理局令第 7 号）同时废止。

（一）药品不良反应的定义

药品不良反应，是指合格药品在正常用法、用量下出现的与用药目的无关的或意外的有害反应。

（二）药品不良反应的报告主体

药品不良反应的报告制度的实施主体是药品生产企业、经营企业、医疗机构和药品不良反应检测中心，报告药品不良反应是上述单位的法定义务。药品生产企业应当设立专门机构并配备专职人员，药品经营企业和医疗机构应当设立或者指定机构，并配备专（兼）职人员，承担本单位的药品不良反应报告和监测工作，获知或者发现药品不良反应后应当详细记录、分析和处理，填写《药品不良反应/事件报告表》并报告。

（三）我国药品不良反应的报告范围

1. 新药不良反应的报告 新药监测期内的国产药品应当报告该药品的所有不良反应，其他国产药品，报告新的和严重的不良反应。

2. 进口药品不良反应的报告 进口药品自首次获准进口之日起 5 年内，报告该进口药品的所有不良反应；满 5 年的，报告新的和严重的不良反应。此外，对进口药品发生的不良反应还应进行年度汇总报告。进口药品在境外发生的严重药品不良反应（包括自发报告系统收集的、上市后临床研究发现的、文献报道的），药品生产企业应当填写《境外发生的药品不良反应/事件报告表》，自获知之日起 30 日内报送国家药品不良反应监测中心。国家药品不良反应监测中心要求提供原始报表及相关信息的，药品生产企业应当在 5 日内提交。

3. 新的或严重的药品不良反应的报告 新的或严重的药品不良反应应于发现之日起 15 日内报告，其中死亡病例须及时报告；其他药品不良反应应当在 30 日内报告。有随访信息的，应当及时报告。

4. 群体不良反应的报告 药品生产、经营企业和医疗机构获知或者发现药品群体不良事件后，应当立即通过电话或者传真等方式报所在地的县级药品监督管理部门、卫生行政部门和药品不良反应监测机构，必要时可以越级报告；同时填写《药品群体不良事件基本信息表》，对每一病例还应当及时填写《药品不良反应/事件报告表》，通过国家药品不良反应监测信息网络报告。设区的市级、县级药品监督管理部门获知药品群体不良事件后，应当立即与同级卫生行政部门联合组织开展现场调查，并及时将调查结果逐级报至省级药品监督管理部门和卫生行政部门。省级药品监督管理部门与同级卫生行政部门联合对设区的市级、县级的调查进行督促、指导，对药品群体不良事件进行分析、评价，对本行政区域内发生的影响较大的药品群体不良事件，还应当组织现场调查，评价和调查结果应当及时报国务院药品监督管理部门和国务院卫生行政部门。对全国范围内影响较大并造成严重后果的药品群体不良事件，国务院药品监督管理部门应当与国务院卫生行政部门联合开展相关调查工作。

NOTE

八、药品审评

药品审评，包括通过临床用药评定新药，对老药进行再评价，淘汰危害严重、疗效不确切或不合理的组方。国务院药品监督管理部门组织药学、医学和其他技术人员，对新药进行审评，对已经批准生产的药品进行再评价。通过新药评定和药品再评价，对于疗效肯定、临床应用广泛的药品或疗效较好或有一定疗效而临床需要的药品应当积极组织生产和科研改进；根据《药品管理法》的规定，对于疗效不确切、不良反应大或者其他原因危害人民健康的药品，应当撤销其批准文号；已被撤销批准文号的药品，不得继续生产和销售；已经生产的，由当地药品监督管理部门监督销毁或处理。

九、药品召回

药品召回，是指药品生产企业（包括进口药品的境外制药厂商）按照规定的程序收回已上市销售的存在安全隐患的药品。安全隐患，是指由于研发、生产等原因可能使药品具有的危及人体健康和生命安全的不合理危险。

根据《药品召回管理办法》的规定，药品生产企业应当按照规定建立和完善药品召回制度，收集药品安全的相关信息，对可能具有安全隐患的药品进行调查、评估，召回存在安全隐患的药品。药品经营企业、使用单位应当协助药品生产企业履行召回义务，按照召回计划的要求及时传达、反馈药品召回信息，控制和收回存在安全隐患的药品。

药品经营企业、使用单位发现其经营、使用的药品存在安全隐患的，应当立即停止销售或者使用该药品，通知药品生产企业或者供货商，并向药品监督管理部门报告。药品生产企业、经营企业和使用单位应当建立和保存完整的购销记录，保证销售药品的可溯源性。

国务院药品监督管理部门和省、自治区、直辖市药品监督管理部门应当建立药品召回信息公开制度，采用有效途径向社会公布存在安全隐患的药品信息和药品召回的情况。

第四节　特殊管理药品

《药品管理法》规定，国家对麻醉药品、精神药品、医疗用毒性药品、放射性药品，实行特殊管理。为了加强对特殊管理药品的管理，确保特殊管理药品的合法、安全、合理使用，防止流入非法渠道，国务院制定颁布了《麻醉药品和精神药品管理条例》《医疗用毒性药品管理办法》《放射性药品管理办法》，规定了严格的特殊管理要求。

一、麻醉药品和精神药品的管理

（一）麻醉药品和精神药品的含义

麻醉药品和精神药品，是指列入麻醉药品目录、精神药品目录的药品和其他物质。精神药品分为第一类精神药品和第二类精神药品。麻醉药品目录、精神药品目录由国务院药品监督管理部门会同国务院公安部门、国务院卫生行政部门制定、调整并公布。上市销售但尚未列入目录的药品和其他物质或者第二类精神药品发生滥用，已经造成或者可能造成严重社会危害的，

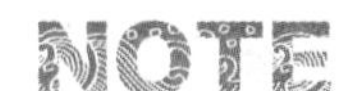

国务院药品监督管理部门会同国务院公安部门、国务院卫生行政部门应当及时将该药品和该物质列入麻醉药品目录、精神药品目录或者将该第二类精神药品调整为第一类精神药品。

（二）麻醉药品和精神药品的种植、实验研究和生产管理

1. 麻醉药品和精神药品的种植管理 国家根据麻醉药品和精神药品的医疗、国家储备和企业生产所需原料的需要确定需求总量，对麻醉药品药用原植物的种植、麻醉药品和精神药品的生产实行总量控制。国务院药品监督管理部门根据麻醉药品和精神药品的需求总量制定年度生产计划。国务院药品监督管理部门和国务院农业主管部门根据麻醉药品年度生产计划，制定麻醉药品药用原植物年度种植计划。麻醉药品药用原植物种植企业应当根据年度种植计划，种植麻醉药品药用原植物。麻醉药品药用原植物种植企业应当向国务院药品监督管理部门和国务院农业主管部门定期报告种植情况。麻醉药品药用原植物种植企业由国务院药品监督管理部门和国务院农业主管部门共同确定，其他单位和个人不得种植麻醉药品药用原植物。

2. 麻醉药品和精神药品的实验研究管理 开展麻醉药品和精神药品实验研究活动应当具备下列条件，并经国务院药品监督管理部门批准：①以医疗、科学研究或者教学为目的；②有保证实验所需麻醉药品和精神药品安全的措施和管理制度；③单位及其工作人员 2 年内没有违反有关禁毒的法律、行政法规规定的行为。麻醉药品和精神药品的实验研究单位申请相关药品批准证明文件，应当依照药品管理法的规定办理；需要转让研究成果的，应当经国务院药品监督管理部门批准。麻醉药品和第一类精神药品的临床试验，不得以健康人为受试对象。

3. 麻醉药品和精神药品的生产管理 国家对麻醉药品和精神药品实行定点生产制度。国务院药品监督管理部门应当根据麻醉药品和精神药品的需求总量，确定麻醉药品和精神药品定点生产企业的数量和布局，并根据年度需求总量对数量和布局进行调整、公布。麻醉药品和精神药品的定点生产企业应当具备下列条件：①有药品生产许可证；②有麻醉药品和精神药品实验研究批准文件；③有符合规定的麻醉药品和精神药品生产设施、储存条件和相应的安全管理设施；④有通过网络实施企业安全生产管理和向药品监督管理部门报告生产信息的能力；⑤有保证麻醉药品和精神药品安全生产的管理制度；⑥有与麻醉药品和精神药品安全生产要求相适应的管理水平和经营规模；⑦麻醉药品和精神药品生产管理、质量管理部门的人员应当熟悉麻醉药品和精神药品管理，以及有关禁毒的法律、行政法规；⑧没有生产、销售假药、劣药或者违反有关禁毒的法律、行政法规规定的行为；⑨符合国务院药品监督管理部门公布的麻醉药品和精神药品定点生产企业数量和布局的要求。

从事麻醉药品、精神药品生产的企业，应当经所在地省、自治区、直辖市人民政府药品监督管理部门批准。定点生产企业生产麻醉药品和精神药品，应当依照药品管理法的规定取得药品批准文号。国务院药品监督管理部门应当组织医学、药学、社会学、伦理学和禁毒等方面的专家成立专家组，由专家组对申请首次上市的麻醉药品和精神药品的社会危害性和被滥用的可能性进行评价，并提出是否批准的建议。未取得药品批准文号的，不得生产麻醉药品和精神药品。定点生产企业应当依照规定，将麻醉药品和精神药品销售给具有麻醉药品和精神药品经营资格的企业或者依照规定批准的其他单位。

定点生产企业应当严格按照麻醉药品和精神药品年度生产计划安排生产，并依照规定向所在地省、自治区、直辖市人民政府药品监督管理部门报告生产情况。发生重大突发事件，定点生产企业无法正常生产或者不能保证供应麻醉药品和精神药品时，国务院药品监督管理部门可

以决定其他药品生产企业生产麻醉药品和精神药品。重大突发事件结束后，国务院药品监督管理部门应当及时决定上述企业停止麻醉药品和精神药品的生产。

（三）麻醉药品和精神药品的经营管理

国家对麻醉药品和精神药品实行定点经营制度。国务院药品监督管理部门应当根据麻醉药品和第一类精神药品的需求总量，确定麻醉药品和第一类精神药品的定点批发企业布局，并应当根据年度需求总量对布局进行调整、公布。药品经营企业不得经营麻醉药品原料药和第一类精神药品原料药。但是，供医疗、科学研究、教学使用的小包装的上述药品可以由国务院药品监督管理部门规定的药品批发企业经营。

麻醉药品和精神药品定点批发企业除应当具备《药品管理法》规定的药品经营企业的开办条件外，还应当具备下列条件：①有符合《麻醉药品和精神药品管理条例》规定的麻醉药品和精神药品储存条件；②有通过网络实施企业安全管理和向药品监督管理部门报告经营信息的能力；③单位及工作人员 2 年内没有违反有关禁毒的法律、行政法规规定的行为；④符合国务院药品监督管理部门公布的定点批发企业布局。麻醉药品和第一类精神药品的定点批发企业，还应当具有保证供应责任区域内医疗机构所需麻醉药品和第一类精神药品的能力，并具有保证麻醉药品和第一类精神药品安全经营的管理制度。

跨省、自治区、直辖市从事麻醉药品和第一类精神药品批发业务的企业（以下称全国性批发企业），应当经国务院药品监督管理部门批准；在本省、自治区、直辖市行政区域内从事麻醉药品和第一类精神药品批发业务的企业（以下称区域性批发企业），应当经所在地省、自治区、直辖市人民政府药品监督管理部门批准。专门从事第二类精神药品批发业务的企业，应当经所在地省、自治区、直辖市人民政府药品监督管理部门批准。全国性批发企业和区域性批发企业可以从事第二类精神药品批发业务。

全国性批发企业可以向区域性批发企业，或者经批准可以向取得麻醉药品和第一类精神药品使用资格的医疗机构，以及依照规定批准的其他单位销售麻醉药品和第一类精神药品。全国性批发企业向取得麻醉药品和第一类精神药品使用资格的医疗机构销售麻醉药品和第一类精神药品，应当经医疗机构所在地省、自治区、直辖市人民政府药品监督管理部门批准。国务院药品监督管理部门在批准全国性批发企业时，应当明确其所承担供药责任的区域。

区域性批发企业可以向本省、自治区、直辖市行政区域内取得麻醉药品和第一类精神药品使用资格的医疗机构销售麻醉药品和第一类精神药品；由于特殊地理位置的原因，需要就近向其他省、自治区、直辖市行政区域内取得麻醉药品和第一类精神药品使用资格的医疗机构销售的，应当经企业所在地省、自治区、直辖市人民政府药品监督管理部门批准。审批情况由负责审批的药品监督管理部门在批准后 5 日内通报医疗机构所在地省、自治区、直辖市人民政府药品监督管理部门。省、自治区、直辖市人民政府药品监督管理部门在批准区域性批发企业时，应当明确其所承担供药责任的区域。区域性批发企业之间因医疗急需、运输困难等特殊情况需要调剂麻醉药品和第一类精神药品的，应当在调剂后 2 日内将调剂情况分别报所在地省、自治区、直辖市人民政府药品监督管理部门备案。

全国性批发企业应当从定点生产企业购进麻醉药品和第一类精神药品。区域性批发企业可以从全国性批发企业购进麻醉药品和第一类精神药品；经所在地省、自治区、直辖市人民政府药品监督管理部门批准，也可以从定点生产企业购进麻醉药品和第一类精神药品。

全国性批发企业和区域性批发企业向医疗机构销售麻醉药品和第一类精神药品，应当将药品送至医疗机构。医疗机构不得自行提货。

第二类精神药品定点批发企业可以向医疗机构、定点批发企业，以及符合规定的药品零售企业、依照规定批准的其他单位销售第二类精神药品。

麻醉药品和第一类精神药品不得零售。经所在地设区的市级药品监督管理部门批准，实行统一进货、统一配送、统一管理的药品零售连锁企业可以从事第二类精神药品零售业务。第二类精神药品零售企业应当凭执业医师出具的处方，按规定剂量销售第二类精神药品，并将处方保存2年备查；禁止超剂量或者无处方销售第二类精神药品；不得向未成年人销售第二类精神药品。

（四）医疗机构麻醉药品和精神药品的使用管理

1. 麻醉药品和精神药品的购用管理 医疗机构需要使用麻醉药品和第一类精神药品的，应当经所在地设区的市级人民政府卫生行政部门批准，取得麻醉药品、第一类精神药品购用印鉴卡（以下简称印鉴卡）。医疗机构应当凭印鉴卡向本省、自治区、直辖市行政区域内的定点批发企业购买麻醉药品和第一类精神药品。设区的市级人民政府卫生行政部门发给医疗机构印鉴卡时，应当将取得印鉴卡的医疗机构情况抄送所在地设区的市级药品监督管理部门，并报省、自治区、直辖市人民政府卫生行政部门备案。省、自治区、直辖市人民政府卫生行政部门应当将取得印鉴卡的医疗机构名单向本行政区域内的定点批发企业通报。

2. 麻醉药品和精神药品的处方权及处方管理 执业医师经考核合格取得麻醉药品和第一类精神药品的处方资格后，方可在本医疗机构开具麻醉药品和第一类精神药品处方，但不得为自己开具该种处方。执业医师应当使用专用处方开具麻醉药品和精神药品，单张处方的最大用量应当符合国务院卫生行政部门的规定。医疗机构应当对麻醉药品和精神药品处方进行专册登记，加强管理。麻醉药品处方至少保存3年，精神药品处方至少保存2年。

3. 麻醉药品和精神药品的使用管理 具有麻醉药品和第一类精神药品处方资格的执业医师，根据临床应用指导原则，对确需使用麻醉药品或者第一类精神药品的患者，应当满足其合理用药需求。在医疗机构就诊的癌症疼痛患者和其他危重患者得不到麻醉药品或者第一类精神药品时，患者或者其亲属可以向执业医师提出申请。具有麻醉药品和第一类精神药品处方资格的执业医师认为要求合理的，应当及时为患者提供所需麻醉药品或者第一类精神药品。

医疗机构抢救患者急需麻醉药品和第一类精神药品而本医疗机构无法提供时，可以从其他医疗机构或者定点批发企业紧急借用；抢救工作结束后，应当及时将借用情况报所在地设区的市级药品监督管理部门和卫生行政部门备案。

因治疗疾病需要，个人凭医疗机构出具的医疗诊断书、本人身份证明，可以携带单张处方最大用量以内的麻醉药品和第一类精神药品；携带麻醉药品和第一类精神药品出入境的，由海关根据自用、合理的原则放行。医务人员为了医疗需要携带少量麻醉药品和精神药品出入境的，应当持有省级以上人民政府药品监督管理部门发放的携带麻醉药品和精神药品证明。海关凭携带麻醉药品和精神药品证明放行。

医疗机构、戒毒机构以开展戒毒治疗为目的，可以使用美沙酮或者国家确定的其他用于戒毒治疗的麻醉药品和精神药品。

NOTE

4. 麻醉药品和精神药品的制剂配制管理 对临床需要而市场无供应的麻醉药品和精神药

品，持有医疗机构制剂许可证和印鉴卡的医疗机构需要配制制剂的，应当经所在地省、自治区、直辖市人民政府药品监督管理部门批准。医疗机构配制的麻醉药品和精神药品制剂只能在本医疗机构使用，不得对外销售。

二、医疗用毒性药品的管理

医疗用毒性药品（以下简称毒性药品），是指毒性剧烈、治疗剂量与中毒剂量相近，使用不当会致人中毒或死亡的药品。

（一）生产经营管理

毒性药品年度生产、收购、供应和配制计划，由省、自治区、直辖市药品监督管理部门根据医疗需要制定，经省、自治区直辖市药品监督管理部门审核后，由药品监督管理部门下达给指定的毒性药品生产、收购、供应单位，并抄报国务院药品监督管理部门、国务院中医药主管理部门。生产单位不得擅自改变生产计划自行销售。药厂必须由医药专业人员负责生产、配制和质量检验，并建立严格的管理制度。毒性药品的收购、经营，由各级药品监督管理部门指定的药品经营单位负责；配方用药由国营药店、医疗单位负责。其他任何单位或者个人均不得从事毒性药品的收购、经营和配方业务。收购、经营、加工、使用毒性药品的单位必须建立健全保管、验收、领发、核对等制度。毒性药品的包装容器必须印有毒药标志。

（二）医疗机构使用医疗用毒性药品的管理

医疗单位供应和调配毒性药品，凭医生签名的正式处方。国营药店供应和调配毒性药品，凭盖有医生所在的医疗单位公章的正式处方。每次处方剂量不得超过二日极量。

调配处方时，必须认真负责，计量准确，按医嘱注明要求，并由配方人员及具有药师以上技术职称的复核人员签名盖章后方可发出。对处方未注明“生用”的毒性中药，应当付炮制品。如发现处方有疑问时，须经原处方医生重新审定后再行调配。处方一次有效，取药后处方保存二年备查。

三、放射性药品的管理

放射性药品，是指用于临床诊断或者治疗的放射性核素制剂或者其标记药物。

（一）放射性新药的研制、临床研究和审批

放射性新药，是指我国首次生产的放射性药品。放射性新药的研制内容，包括工艺路线、质量标准、临床前药理及临床研究。研制单位在制订新药工艺路线的同时，必须研究该药的理化性能、纯度（包括核素纯度）及检验方法、药理、毒理、动物药代动力学、放射性比活度、剂量、剂型、稳定性等。研制单位对放射免疫分析药盒必须进行可测限度、范围、特异性、准确度、精密度、稳定性等方法学的研究。

研制单位研制的放射性新药，在进行临床试验或者验证前，应当向国务院药品监督管理部门提出申请，按规定报送资料及样品，经国务院药品监督管理部门审批同意后，在其指定的药物临床试验机构进行临床研究。

研制单位在放射性新药临床研究结束后，向国务院药品监督管理部门提出申请，经审核批准，发给新药证书。国务院药品监督管理部门在审核批准时，应当征求国务院国防科技工业主管部门的意见。放射性新药投入生产，需由生产单位或者取得放射性药品生产许可证的研制单

NOTE

位，凭新药证书（副本）向国务院药品监督管理部门提出生产该药的申请，并提供样品。国务院药品监督管理部门审核合格发给批准文号。

（二）放射性药品的生产、经营

开办放射性药品生产、经营企业，必须具备《药品管理法》规定的条件，符合国家的放射卫生防护基本标准，并履行环境影响报告的审批手续，经有关部门审查同意，国务院药品监督管理部门审核批准后，由所在省、自治区、直辖市药品监督管理部门发给《放射性药品生产企业许可证》《放射性药品经营企业许可证》。无许可证的生产、经营企业，一律不准生产、销售放射性药品。《放射性药品生产企业许可证》《放射性药品经营企业许可证》的有效期为5年，期满前6个月，放射性药品生产、经营企业应当分别向原发证的药品监督管理部门重新提出申请，按以上审批程序批准后，换发新证。

放射性药品生产企业生产已有国家标准的放射性药品，必须经国务院药品监督管理部门征求国务院国防科技工业主管部门意见后审核批准，并发给批准文号。凡是改变国务院药品监督管理部门已批准的生产工艺流程和药品标准的，生产单位必须按原报批程序提出补充申请，经国务院药品监督管理部门批准后方能生产。

放射性药品生产、经营企业，必须配备与生产、经营放射性药品相适应的专业技术人员，具有安全、防护和废气、废物、废水处理等设施，并建立严格的质量管理制度。同时必须建立质量检验机构，严格实行生产全过程的质量控制和检验。产品出厂前，须经质量检验。符合国家药品标准的产品方可出厂，不符合标准的产品一律不准出厂。经国务院药品监督管理部门审核批准的含有短半衰期放射性核素的药品，可以边检验边出厂，但发现质量不符合国家药品标准时，该药品的生产企业应当立即停止生产、销售，并立即通知使用单位停止使用，同时报告国务院药品监督管理部门、卫生行政、国防科技工业主管部门。

放射性药品的生产、经营单位和医疗单位凭省、自治区、直辖市药品监督管理部门发给的《放射性药品生产企业许可证》《放射性药品经营企业许可证》，医疗单位凭省、自治区、直辖市药品监督管理部门发给的《放射性药品使用许可证》，开展放射性药品的购销活动。

（三）放射性药品的使用

医疗单位设置核医学科、室（同位素室），必须配备与其医疗任务相适应的并经核医学技术培训的技术人员。非核医学专业技术人员未经培训，不得从事放射性药品使用工作。医疗单位使用放射性药品，必须符合国家放射性同位素安全和防护的规定。所在地的省、自治区、直辖市的药品监督管理部门，应当根据医疗单位核医疗技术人员的水平、设备条件，核发相应等级的《放射性药品使用许可证》，无许可证的医疗单位不得临床使用放射性药品。《放射性药品使用许可证》有效期为5年，期满前6个月，医疗单位应当向原发证的行政部门重新提出申请，经审核批准后，换发新证。

医疗单位配制、使用放射性制剂，应当符合《药品管理法》及其实施条例的相关规定。持有《放射性药品使用许可证》的医疗单位，必须负责对使用的放射性药品进行临床质量检验，收集药品不良反应等项工作，并定期向所在地药品监督管理部门、卫生行政部门报告。由省、自治区、直辖市药品监督管理部门、卫生行政部门汇总后分别报国务院药品监督管理、卫生行政部门。放射性药品使用后的废物（包括患者排出物），必须按国家有关规定妥善处置。

NOTE

第五节　疫苗流通

一、概述

为了加强对疫苗流通和预防接种的管理，预防、控制传染病的发生、流行，保障人体健康和公共卫生，2005 年 3 月 24 日，国务院公布了《疫苗流通和预防接种管理条例》。2016 年 4 月 13 日，国务院公布《关于修改〈疫苗流通和预防接种管理条例〉的决定》。

（一）疫苗的概念与分类

疫苗，是指为了预防、控制传染病的发生、流行，用于人体预防接种的疫苗类预防性生物制品。

疫苗分为两类。第一类疫苗，是指政府免费向公民提供，公民应当依照政府的规定受种的疫苗，包括国家免疫规划确定的疫苗，省、自治区、直辖市人民政府在执行国家免疫规划时增加的疫苗，以及县级以上人民政府或者其卫生行政部门组织的应急接种或者群体性预防接种所使用的疫苗。第二类疫苗，是指由公民自费并且自愿受种的其他疫苗。接种第一类疫苗由政府承担费用。接种第二类疫苗由受种者或者其监护人承担费用。

（二）疫苗的监督管理

国务院卫生行政部门负责全国预防接种的监督管理工作。县级以上地方人民政府卫生行政部门负责本行政区域内预防接种的监督管理工作。国务院药品监督管理部门负责全国疫苗的质量和流通的监督管理工作。省、自治区、直辖市人民政府药品监督管理部门负责本行政区域内疫苗的质量和流通的监督管理工作。

二、疫苗的采购与供应

省级疾病预防控制机构应当根据国家免疫规划和本地区预防、控制传染病的发生、流行的需要，制定本地区第一类疫苗的使用计划（以下称使用计划），并向依照国家有关规定负责采购第一类疫苗的部门报告，同时报同级人民政府卫生行政部门备案。使用计划应当包括疫苗的品种、数量、供应渠道与供应方式等内容。

（一）第一类疫苗的采购与供应

依照国家有关规定负责采购第一类疫苗的部门应当依法与疫苗生产企业签订政府采购合同，约定疫苗的品种、数量、价格等内容。疫苗生产企业应当按照政府采购合同的约定，向省级疾病预防控制机构或者其指定的其他疾病预防控制机构供应第一类疫苗，不得向其他单位或者个人供应。疫苗生产企业应当在其供应的纳入国家免疫规划疫苗的最小外包装的显著位置，标明“免费”字样，以及国务院卫生行政部门规定的“免疫规划”专用标识。具体管理办法由国务院药品监督管理部门会同国务院卫生行政部门制定。

省级疾病预防控制机构应当做好分发第一类疫苗的组织工作，并按照使用计划将第一类疫苗组织分发到设区的市级疾病预防控制机构或者县级疾病预防控制机构。县级疾病预防控制机构应当按照使用计划将第一类疫苗分发到接种单位和乡级医疗卫生机构。乡级医疗卫生机构应

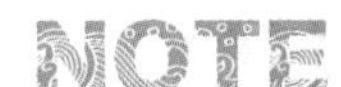

当将第一类疫苗分发到承担预防接种工作的村医疗卫生机构。医疗卫生机构不得向其他单位或者个人分发第一类疫苗；分发第一类疫苗，不得收取任何费用。传染病暴发、流行时，县级以上地方人民政府或者其卫生行政部门需要采取应急接种措施的，设区的市级以上疾病预防控制机构可以直接向接种单位分发第一类疫苗。

（二）第二类疫苗的采购与供应

第二类疫苗由省级疾病预防控制机构组织在省级公共资源交易平台集中采购，由县级疾病预防控制机构向疫苗生产企业采购后供应给本行政区域的接种单位。疫苗生产企业应当直接向县级疾病预防控制机构配送第二类疫苗，或者委托具备冷链储存、运输条件的企业配送。接受委托配送第二类疫苗的企业不得委托配送。县级疾病预防控制机构向接种单位供应第二类疫苗可以收取疫苗费用，以及储存、运输费用。疫苗费用按照采购价格收取，储存、运输费用按照省、自治区、直辖市的规定收取。收费情况应当向社会公开。

三、疫苗流通的质量保障

疾病预防控制机构、接种单位、疫苗生产企业、接受委托配送疫苗的企业应当遵守疫苗储存、运输管理规范，保证疫苗质量。疫苗储存、运输的全过程应当始终处于规定的温度环境，不得脱离冷链，并定时监测、记录温度。对于冷链运输时间长、需要配送至偏远地区的疫苗，省级疾病预防控制机构应当提出加贴温度控制标签的要求。

疫苗生产企业在销售疫苗时，应当提供由药品检验机构依法签发的生物制品每批检验合格或者审核批准证明复印件，并加盖企业印章；销售进口疫苗的，还应当提供进口药品通关单复印件，并加盖企业印章。疾病预防控制机构、接种单位在接收或者购进疫苗时，应当向疫苗生产企业索取前款规定的证明文件，并保存至超过疫苗有效期 2 年备查。疫苗生产企业应当依照药品管理法和国务院药品监督管理部门的规定，建立真实、完整的销售记录，并保存至超过疫苗有效期 2 年备查。疾病预防控制机构应当依照国务院卫生行政部门的规定，建立真实、完整的购进、储存、分发、供应记录，做到票、账、货、款一致，并保存至超过疫苗有效期 2 年备查。疾病预防控制机构接收或者购进疫苗时应当索要疫苗储存、运输全过程的温度监测记录；对不能提供全过程温度监测记录或者温度控制不符合要求的，不得接收或者购进，并应当立即向药品监督管理部门、卫生行政部门报告。

第六节　法律责任

一、非法生产、经营药品的法律责任

未取得《药品生产许可证》《药品经营许可证》或者《医疗机构制剂许可证》生产药品、经营药品的，依法予以取缔，没收违法生产、销售的药品和违法所得，并处违法生产、销售的药品（包括已售出的和未售出的药品，下同）货值金额 2 倍以上 5 倍以下的罚款；构成犯罪的，依法追究刑事责任。

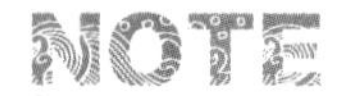

二、生产、销售假药、劣药的法律责任

生产、销售假药的，没收违法生产、销售的药品和违法所得，并处违法生产、销售药品货值金额2倍以上5倍以下的罚款；有药品批准证明文件的予以撤销，并责令停产、停业整顿；情节严重的，吊销《药品生产许可证》《药品经营许可证》或者《医疗机构制剂许可证》；构成犯罪的，依法追究刑事责任。

生产、销售劣药的，没收违法生产、销售的药品和违法所得，并处违法生产、销售药品货值金额1倍以上3倍以下的罚款；情节严重的，责令停产、停业整顿或者撤销药品批准证明文件，吊销《药品生产许可证》《药品经营许可证》或者《医疗机构制剂许可证》；构成犯罪的，依法追究刑事责任。

从事生产、销售假药及生产、销售劣药情节严重的企业或者其他单位，其直接负责的主管人员和其他直接责任人员10年内不得从事药品生产、经营活动。对生产者专门用于生产假药、劣药的原辅材料、包装材料、生产设备，予以没收。

知道或者应当知道属于假劣药品而为其提供运输、保管、仓储等便利条件的，没收全部运输、保管、仓储的收入，并处违法收入50%以上3倍以下的罚款；构成犯罪的，依法追究刑事责任。

药品经营企业、医疗机构未违反《药品管理法》及其实施条例的有关规定，并有充分证据证明其不知道所销售或者使用的药品是假药、劣药的，应当没收其销售或者使用的假药、劣药和违法所得；但是，可以免除其他行政处罚。

三、违法购进药品的法律责任

药品的生产企业、经营企业或者医疗机构违反规定，从无《药品生产许可证》《药品经营许可证》的企业购进药品的，责令改正，没收违法购进的药品，并处违法购进药品货值金额2倍以上5倍以下的罚款；有违法所得的，没收违法所得；情节严重的，吊销《药品生产许可证》《药品经营许可证》或医疗机构执业许可证书。

四、药品购销中收受非法利益的法律责任

药品的生产企业、经营企业、医疗机构在药品购销中暗中给予、收受回扣或者其他利益的，药品的生产企业、经营企业或者其代理人给予使用其药品的医疗机构的负责人、药品采购人员、医师等有关人员以财物或者其他利益的，由工商行政管理部门处一万元以上二十万元以下的罚款；有违法所得的，予以没收；情节严重的，由工商行政管理部门吊销药品生产企业、药品经营企业的营业执照，并通知药品监督管理部门，由药品监督管理部门吊销其《药品生产许可证》《药品经营许可证》；构成犯罪的，依法追究刑事责任。

药品的生产企业、经营企业的负责人、采购人员等有关人员在药品购销中收受其他生产企业、经营企业或者其代理人给予的财物或者其他利益的，依法给予处分，没收违法所得；构成犯罪的，依法追究刑事责任。

医疗机构的负责人、药品采购人员、医师等有关人员收受药品生产企业、药品经营企业或者其代理人给予的财物或者其他利益的，由卫生行政部门或者本单位给予处分，没收违法所得；对违法行为情节严重的执业医师，由卫生行政部门吊销其执业证书；构成犯罪的，依法追

NOTE

究刑事责任。

五、违法发布药品广告的法律责任

违反有关药品广告的管理规定的，根据《广告法》的规定处罚，并由发给广告批准文号的药品监督管理部门撤销广告批准文号，一年内不受理该品种的广告审批申请；构成犯罪的，依法追究刑事责任。

药品监督管理部门对药品广告不依法履行审查职责，批准发布的广告有虚假或者其他违反法律、行政法规的内容的，对直接负责的主管人员和其他直接责任人员依法给予行政处分；构成犯罪的，依法追究刑事责任。

六、出具虚假检验报告的法律责任

药品检验机构出具虚假检验报告，构成犯罪的，依法追究刑事责任；不构成犯罪的，责令改正，给予警告，对单位并处三万元以上五万元以下的罚款；对直接负责的主管人员和其他直接责任人员依法给予降级、撤职、开除的处分，并处三万元以下的罚款；有违法所得的，没收违法所得；情节严重的，撤销其检验资格。因药品检验机构出具的检验结果不实造成损失的，药品检验机构应当承担相应的赔偿责任。

七、违法发放证书的法律责任

药品监督管理部门违反规定，有下列行为之一的，由其上级主管机关或者监察机关责令收回违法发给的证书、撤销药品批准证明文件，对直接负责的主管人员和其他直接责任人员依法给予行政处分；构成犯罪的，依法追究刑事责任：①对不符合《药品生产质量管理规范》《药品经营质量管理规范》的企业发给符合有关规范的认证证书的，或者对取得认证证书的企业未按照规定履行跟踪检查的职责，对不符合认证条件的企业未依法责令其改正或者撤销其认证证书的；②对不符合法定条件的单位发给《药品生产许可证》《药品经营许可证》或者《医疗机构制剂许可证》的；③对不符合进口条件的药品发给进口药品注册证书的；④对不具备临床试验条件或者生产条件而批准进行临床试验、发给新药证书、发给药品批准文号的。

八、药品监督管理部门参与药品生产经营活动的法律责任

药品监督管理部门或者其设置的药品检验机构或者其确定的专业从事药品检验的机构参与药品生产经营活动的，由其上级机关或者监察机关责令改正，有违法收入的予以没收；情节严重的，对直接负责的主管人员和其他直接责任人员依法给予行政处分。

药品监督管理部门或者其设置的药品检验机构或者其确定的专业从事药品检验的机构的工作人员参与药品生产经营活动的，依法给予行政处分。

【思考题】

1. 药品生产企业从事合法生产活动需要具备哪些条件？
2. 药品销售企业从事合法销售活动需要具备哪些条件？
3. 如何有效预防和控制药品不良反应？

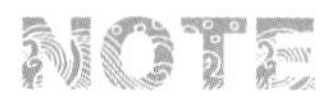

第九章　职业病防治法律制度

第一节　概述

一、职业病的概念

职业病，是指企业、事业单位和个体经济组织等用人单位的劳动者在职业活动中，因接触粉尘、放射性物质和其他有毒、有害因素而引起的疾病。

根据《职业病防治法》的规定，职业病的分类和目录由国务院卫生行政部门会同国务院安全生产监督管理部门、劳动保障行政部门制定、调整并公布。2013 年 12 月 23 日，国家卫生计生委、人力资源社会保障部、安全监管总局、全国总工会 4 部门联合印发《职业病分类和目录》，将职业病分为职业性尘肺病及其他呼吸系统疾病、职业性皮肤病、职业性眼病、职业性耳鼻喉口腔疾病、职业性化学中毒、物理因素所致职业病、职业性放射性疾病、职业性传染病、职业性肿瘤、其他职业病 10 类 132 种。

二、职业病防治立法

新中国成立以后，国家一直重视职业病防治立法。1956 年我国先后颁布《工业企业设计暂行卫生标准》《工厂安全卫生规程》《关于防止厂矿企业中矽尘危害的决定》和《职业中毒与职业病报告试行》。1957 年卫生部制定了《职业病范围和职业病患者处理办法》。改革开放后，职业病防治立法迅速发展。1994 年第八届全国人大常委会第八次会议通过了《劳动法》。为了预防、控制和消除职业病危害，防治职业病，保护劳动者健康及其相关权益，促进经济社会发展，2001 年 10 月 27 日，第九届全国人大常委会第二十四次会议通过了《职业病防治法》，自 2002 年 5 月 1 日起施行。这是我国第一部全面规范职业病防治活动的法律，对推进职业病防治工作，维护劳动者健康权益，促进社会和谐发展具有重要意义。《职业病防治法》于 2011 年和 2016 年相继予以修订。修订后的《职业病防治法》加大了对职业病患者权益的保障力度，明确了国务院安全生产监督管理部门的执法主体地位，对推进职业病防治工作，维护职工健康权益，促进社会和谐发展具有重要意义。

此外，我国相继颁布了《尘肺病防治条例》《女职工劳动保护规定》《放射性同位素与射线装置放射防护条例》《使用有毒物品作业场所劳动保护条例》《放射性同位素与射线装置放射安全和防护条例》《女职工劳动保护特别规定》等行政法规，以及《国家职业卫生标准管理办法》《职业病诊断与鉴定管理办法》《核设施放射卫生防护管理规定》《核事故医学应急管理规定》《放射工作人员职业健康管理办法》《放射事故管理规定》《放射诊疗管理规定》等部门规章。

NOTE

三、职业病防治工作方针、机制和管理原则

根据《职业病防治法》的规定，职业病防治工作坚持预防为主、防治结合的方针，建立用人单位负责、行政机关监管、行业自律、职工参与和社会监督的机制，实行分类管理、综合治理。

为贯彻预防为主、防治结合的方针，国家鼓励和支持研制、开发、推广、应用有利于职业病防治和保护劳动者健康的新技术、新工艺、新材料，加强对职业病的机理和发生规律的基础研究，提高职业病防治科学研究水平；积极采用有效的职业病防治技术、工艺、设备、材料；限制使用或者淘汰职业病危害严重的技术、工艺、设备、材料；建设职业病医疗康复机构。

四、职业病防治监督管理体制

根据《职业病防治法》的规定，国家实行职业卫生监督制度。国务院安全生产监督管理部门、卫生行政部门、劳动保障行政部门负责全国职业病防治的监督管理工作。国务院有关部门在各自的职责范围内负责职业病防治的有关监督管理工作。

县级以上地方人民政府安全生产监督管理部门、卫生行政部门、劳动保障行政部门依据各自职责，负责本行政区域内职业病防治的监督管理工作。县级以上地方人民政府有关部门在各自的职责范围内负责职业病防治的有关监督管理工作。

县级以上人民政府安全生产监督管理部门、卫生行政部门、劳动保障行政部门应当加强沟通，密切配合，按照各自职责分工，依法行使职权，承担责任。

五、劳动者职业卫生保护权利

劳动者在职业过程中，享有以下卫生保护权利：①获得职业卫生教育、培训；②获得职业健康检查、职业病诊疗、康复等职业病防治服务；③了解工作场所产生或者可能产生的职业病危害因素、危害后果和应当采取的职业病防护措施；④要求用人单位提供符合防治职业病要求的职业病防护设施和个人使用的职业病防护用品，改善工作条件；⑤对违反职业病防治法律、法规，以及危及生命健康的行为提出批评、检举和控告；⑥拒绝违章指挥和强令进行没有职业病防护措施的作业；⑦参与用人单位职业卫生工作的民主管理，对职业病防治工作提出意见和建议。

第二节　职业病防治的主要制度

一、前期预防制度

（一）用人单位职业病防治责任

用人单位的主要负责人对本单位的职业病防治工作全面负责。用人单位的职业病防治责任主要包括：在设立本单位时，为劳动者创造符合国家职业卫生标准和卫生要求的工作环境和条

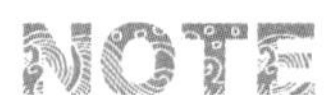

件，并采取措施保障劳动者获得职业卫生保护；建立、健全职业病防治责任制，加强对职业病防治的管理，提高职业病防治水平，对本单位产生的职业病危害承担责任；依法参加工伤保险；依照法律、法规要求，严格遵守国家职业卫生标准，落实职业病预防措施，从源头上控制和消除职业病危害等。

（二）工作场所的职业卫生要求

产生职业病危害的用人单位的设立除应当符合法律、行政法规规定的设立条件外，其工作场所还应当符合下列职业卫生要求：①职业病危害因素的强度或者浓度符合国家职业卫生标准；②有与职业病危害防护相适应的设施；③生产布局合理，符合有害与无害作业分开的原则；④有配套的更衣间、洗浴间、孕妇休息间等卫生设施；⑤设备、工具、用具等设施符合保护劳动者生理、心理健康的要求；⑥法律、行政法规和国务院卫生行政部门、安全生产监督管理部门关于保护劳动者健康的其他要求。

（三）职业病危害项目申报制度

职业病危害项目，是指可能产生国家颁布的职业病目录所列职业病的项目。国家建立职业病危害项目申报制度，目的是使职业卫生监管部门可，以及时掌握危害项目的情况，有利于加强对职业病危害项目的管理。用人单位工作场所存在职业病目录所列职业病的危害因素的，应当及时、如实向所在地安全生产监督管理部门申报危害项目，接受监督。

（四）建设项目职业病危害预评价制度

建设项目职业病危害预评价，是指在建设项目前期根据建设项目可行性研究报告或者初步设计报告的内容，运用科学的评价方法，依据法律、法规及标准，分析、预测该建设项目存在的有害因素和危害程度，并提出科学、合理和可行的职业病防治技术措施和管理对策。建设项目职业病危害预评价是政府部门对建设项目进行职业病防治管理的主要依据。

新建、扩建、改建建设项目和技术改造、技术引进项目可能产生职业病危害的，建设单位在可行性论证阶段应当向安全生产监督管理部门提交职业病危害预评价报告。安全生产监督管理部门应当自收到职业病危害预评价报告之日起30日内，做出审核决定并书面通知建设单位。未提交预评价报告或者预评价报告未经安全生产监督管理部门审核同意的，有关部门不得批准该建设项目。职业病危害预评价报告应当对建设项目可能产生的职业病危害因素及其对工作场所和劳动者健康的影响做出评价，确定危害类别和职业病防护措施。

（五）职业病危害控制效果评价

国家实行建设项目职业病防护设施“三同时”制度，即建设项目的职业病防护设施所需费用应当纳入建设项目工程预算，并与主体工程同时设计、同时施工、同时投入生产和使用。职业病危害严重的建设项目的防护设施设计，应当经安全生产监督管理部门审查，符合国家职业卫生标准和卫生要求的，方可施工。

建设项目在竣工验收前，建设单位应当进行职业病危害控制效果评价。建设项目竣工验收时，其职业病防护设施经安全生产监督管理部门验收合格后，方可投入正式生产和使用。职业病危害预评价、职业病危害控制效果评价由依法设立的取得国务院安全生产监督管理部门或者设区的市级以上地方人民政府安全生产监督管理部门按照职责分工给予资质认可的职业卫生技术服务机构进行。职业卫生技术服务机构所作评价应当客观、真实。

NOTE

二、劳动过程中的防护与管理制度

（一）用人单位的职业病防治管理措施

用人单位应当采取下列职业病防治管理措施：①设置或者指定职业卫生管理机构或者组织，配备专职或者兼职的职业卫生管理人员，负责本单位的职业病防治工作；②制定职业病防治计划和实施方案；③建立、健全职业卫生管理制度和操作规程；④建立、健全职业卫生档案和劳动者健康监护档案；⑤建立、健全工作场所职业病危害因素监测及评价制度；⑥建立、健全职业病危害事故应急救援预案。

（二）职业病危害告知

1. 设置公告栏、警示标志和警示说明　对可能产生职业病危害的用人单位，应当在醒目位置设置，公布有关职业病防治的规章制度、操作规程、职业病危害事故应急救援措施和工作场所职业病危害因素检测结果。对产生严重职业病危害的作业岗位，应当在其醒目位置，设置警示标识和中文警示说明。警示说明应当载明产生职业病危害的种类、后果、预防，以及应急救治措施等内容。

2. 设置报警装置　对可能发生急性职业损伤的有毒、有害工作场所，用人单位应当设置报警装置，配置现场急救用品、冲洗设备、应急撤离通道和必要的泄险区。对放射工作场所和放射性同位素的运输、贮存，用人单位必须配置防护设备和报警装置，保证接触放射线的工作人员佩戴个人剂量计。

3. 设备说明书　向用人单位提供可能产生职业病危害的设备的，应当提供中文说明书，并在设备的醒目位置设置警示标识和中文警示说明。警示说明应当载明设备性能、可能产生的职业病危害、安全操作和维护注意事项、职业病防护，以及应急救治措施等内容。

向用人单位提供可能产生职业病危害的化学品、放射性同位素和含有放射性物质的材料的，应当提供中文说明书。说明书应当载明产品特性、主要成分、存在的有害因素、可能产生的危害后果、安全使用注意事项、职业病防护，以及应急救治措施等内容。产品包装应当有醒目的警示标识和中文警示说明。贮存上述材料的场所应当在规定的部位设置危险物品标识或者放射性警示标识。

（三）职业病防护资金、设施和用品

用人单位应当保障职业病防治所需的资金投入，不得挤占、挪用，并对因资金投入不足导致的后果承担责任。用人单位必须采用有效的职业病防护设施，并为劳动者提供个人使用的职业病防护用品。用人单位为劳动者个人提供的职业病防护用品必须符合防治职业病的要求；不符合要求的，不得使用。用人单位应当优先采用有利于防治职业病和保护劳动者健康的新技术、新工艺、新设备、新材料，逐步替代职业病危害严重的技术、工艺、设备、材料。

（四）职业病危害因素监测

用人单位应当实施由专人负责的职业病危害因素日常监测，并确保监测系统处于正常运行状态。用人单位应当按照国务院安全生产监督管理部门的规定，定期对工作场所进行职业病危害因素检测、评价。检测、评价结果存入用人单位职业卫生档案，定期向所在地安全生产监督管理部门报告并向劳动者公布。发现工作场所职业病危害因素不符合国家职业卫生标准和卫生要求时，用人单位应当立即采取相应治理措施，仍然达不到国家职业卫生标准和卫生要求的，

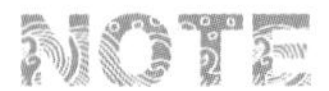

必须停止存在职业病危害因素的作业；职业病危害因素经治理后，符合国家职业卫生标准和卫生要求的，方可重新作业。

（五）职业卫生培训

用人单位的主要负责人和职业卫生管理人员应当接受职业卫生培训，遵守职业病防治法律、法规，依法组织本单位的职业病防治工作。用人单位应当对劳动者进行上岗前的职业卫生培训和在岗期间的定期职业卫生培训，普及职业卫生知识，督促劳动者遵守职业病防治法律、法规、规章和操作规程，指导劳动者正确使用职业病防护设备和个人使用的职业病防护用品。劳动者应当学习和掌握相关的职业卫生知识，增强职业病防范意识，遵守职业病防治法律、法规、规章和操作规程，正确使用、维护职业病防护设备和个人使用的职业病防护用品，发现职业病危害事故隐患应当及时报告。劳动者不履行前款规定义务的，用人单位应当对其进行教育。

（六）职业健康检查与档案

对从事接触职业病危害的作业的劳动者，用人单位应当按照国务院安全生产监督管理部门、卫生行政部门的规定组织上岗前、在岗期间和离岗时的职业健康检查，并将检查结果书面告知劳动者。职业健康检查费用由用人单位承担。用人单位不得安排未经上岗前职业健康检查的劳动者从事接触职业病危害的作业；不得安排有职业禁忌的劳动者从事其所禁忌的作业；对在职业健康检查中发现有与所从事的职业相关的健康损害的劳动者，应当调离原工作岗位，并妥善安置；对未进行离岗前职业健康检查的劳动者不得解除或者终止与其订立的劳动合同。职业健康检查应当由省级以上人民政府卫生行政部门批准的医疗卫生机构承担。

用人单位应当为劳动者建立职业健康监护档案，并按照规定的期限妥善保存。职业健康监护档案应当包括劳动者的职业史、职业病危害接触史、职业健康检查结果和职业病诊疗等有关个人健康资料。劳动者离开用人单位时，有权索取本人职业健康监护档案复印件，用人单位应当如实、无偿提供，并在所提供的复印件上签章。

（七）急性职业病危害事故救援及控制措施

发生或者可能发生急性职业病危害事故时，用人单位应当立即采取应急救援和控制措施，并及时报告所在地安全生产监督管理部门和有关部门。安全生产监督管理部门接到报告后，应当及时会同有关部门组织调查处理；必要时，可以采取临时控制措施。卫生行政部门应当组织做好医疗救治工作。对遭受或者可能遭受急性职业病危害的劳动者，用人单位应当及时组织救治、进行健康检查和医学观察，所需费用由用人单位承担。

（八）未成年工和女职工劳动保护

用人单位不得安排未成年工从事接触职业病危害的作业；不得安排孕期、哺乳期的女职工从事对本人和胎儿、婴儿有危害的作业。

三、职业病诊断与职业病患者保障制度

（一）职业病诊断机构及人员

医疗卫生机构承担职业病诊断，应当经省、自治区、直辖市人民政府卫生行政部门批准。承担职业病诊断的医疗卫生机构应当具备下列条件：①持有《医疗机构执业许可证》；②具有与开展职业病诊断相适应的医疗卫生技术人员；③具有与开展职业病诊断相适应的仪器、设

NOTE

备；④具有健全的职业病诊断质量管理制度。

承担职业病诊断的医疗卫生机构在进行职业病诊断时，应当组织3名以上取得职业病诊断资格的执业医师集体诊断。劳动者可以在用人单位所在地、本人户籍所在地或者经常居住地依法承担职业病诊断的医疗卫生机构进行职业病诊断。

（二）职业病诊断因素

职业病诊断，应当综合分析下列因素：①患者的职业史；②职业病危害接触史，以及工作场所职业病危害因素情况；③临床表现，以及辅助检查结果等。

没有证据否定职业病危害因素与患者临床表现之间的必然联系的，应当诊断为职业病。职业病诊断证明书应当由参与诊断的医师共同签署，并经承担职业病诊断的医疗卫生机构审核盖章。

（三）职业病诊断鉴定

当事人对职业病诊断机构做出的职业病诊断结论有异议的，可以在接到职业病诊断证明之日起30日内，向职业病诊断机构所在地设区的市级卫生行政部门申请鉴定。设区的市级卫生行政部门根据当事人的申请，组织职业病诊断鉴定委员会进行鉴定。当事人对设区的市级职业病诊断鉴定委员会的鉴定结论不服的，可以向省、自治区、直辖市人民政府卫生行政部门申请再鉴定。职业病鉴定实行两级鉴定制，省级职业病鉴定结论为最终鉴定。

职业病诊断鉴定委员会应当按照国务院卫生行政部门颁布的职业病诊断标准和职业病诊断、鉴定办法进行职业病诊断鉴定，向当事人出具职业病诊断鉴定书。职业病诊断、鉴定费用由用人单位承担。

（四）职业病患者权利的保护

用人单位应当履行以下义务：①按照国家有关规定，安排职业病患者进行治疗、康复和定期检查；②用人单位对不适宜继续从事原工作的职业病患者，应当调离原岗位并妥善安置；③用人单位对从事接触职业病危害作业的劳动者，应当给予适当岗位津贴。

职业病患者的诊疗、康复费用，伤残，以及丧失劳动能力的职业病患者的社会保障，按照国家有关工伤保险的规定执行。职业病患者除依法享有工伤保险外，依照有关民事法律，尚有获得赔偿的权利的，有权向用人单位提出赔偿要求。劳动者被诊断患有职业病，但用人单位没有依法参加工伤保险的，其医疗和生活保障由该用人单位承担。职业病患者变动工作单位，其依法享有的待遇不变。用人单位已经不存在或者无法确认劳动关系的职业病患者，可以向地方人民政府民政部门申请医疗和生活等方面的救助。

第三节 法律责任

一、国家机关及其工作人员的法律责任

县级以上地方人民政府在职业病防治工作中未根据《职业病防治法》履行职责的，本行政区域出现重大职业病危害事故、造成严重社会影响的，依法对直接负责的主管人员和其他直接责任人员给予记大过直至开除的处分。

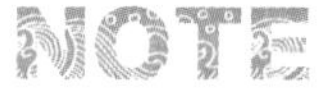

县级以上人民政府职业卫生监督管理部门不履行《职业病防治法》规定的职责，滥用职权、玩忽职守、徇私舞弊，依法对直接负责的主管人员和其他直接责任人员给予记大过或者降级的处分；造成职业病危害事故或者其他严重后果的，依法给予撤职或者开除的处分。

卫生行政部门、安全生产监督管理部门不按照规定报告职业病和职业病危害事故的，由上一级行政部门责令改正，通报批评，给予警告；虚报、瞒报的，对单位负责人、直接负责的主管人员和其他直接责任人员依法给予降级、撤职或者开除的处分。

二、相关部门和组织的法律责任

未取得职业卫生技术服务资质认可擅自从事职业卫生技术服务的，或者医疗卫生机构未经批准擅自从事职业健康检查、职业病诊断的，由安全生产监督管理部门和卫生行政部门依据职责分工责令立即停止违法行为，没收违法所得；违法所得五千元以上的，并处违法所得2倍以上10倍以下的罚款；没有违法所得或者违法所得不足五千元的，并处五千元以上五万元以下的罚款；情节严重的，对直接负责的主管人员和其他直接责任人员，依法给予降级、撤职或者开除的处分。

从事职业卫生技术服务的机构和承担职业健康检查、职业病诊断的医疗卫生机构违反规定，有下列行为之一的，由安全生产监督管理部门和卫生行政部门依据职责分工责令立即停止违法行为，给予警告，没收违法所得；违法所得五千元以上的，并处违法所得2倍以上5倍以下的罚款；没有违法所得或者违法所得不足五千元的，并处五千元以上二万元以下的罚款；情节严重的，由原认可或者批准机关取消其相应的资格；对直接负责的主管人员和其他直接责任人员，依法给予降级、撤职或者开除的处分；构成犯罪的，依法追究刑事责任：①超出资质认可或者批准范围从事职业卫生技术服务或者职业健康检查、职业病诊断的；②不按照规定履行法定职责的；③出具虚假证明文件的。

职业病诊断鉴定委员会组成人员收受职业病诊断争议当事人的财物或者其他好处的，给予警告，没收收受的财物，可以并处三千元以上五万元以下的罚款，取消其担任职业病诊断鉴定委员会组成人员的资格，并从省、自治区、直辖市人民政府卫生行政部门设立的专家库中予以除名。

三、建设单位的法律责任

建设单位违反规定，有下列行为之一的，由安全生产监督管理部门和卫生行政部门依据职责分工给予警告，责令限期改正；逾期不改正的，处十万元以上五十万元以下的罚款；情节严重的，责令停止产生职业病危害的作业，或者提请有关人民政府按照国务院规定的权限责令停建、关闭：①未按照规定进行职业病危害预评价的；②医疗机构可能产生放射性职业病危害的建设项目，未按照规定提交放射性职业病危害预评价报告，或者放射性职业病危害预评价报告未经卫生行政部门审核同意，开工建设的；③建设项目的职业病防护设施未按照规定与主体工程同时设计、同时施工、同时投入生产和使用的；④建设项目的职业病防护设施设计不符合国家职业卫生标准和卫生要求，或者医疗机构放射性职业病危害严重的建设项目的防护设施设计未经卫生行政部门审查同意擅自施工的；⑤未按照规定对职业病防护设施进行职业病危害控制效果评价的；⑥建设项目竣工投入生产和使用前，职业病防护设施未按照规定验收合格的。

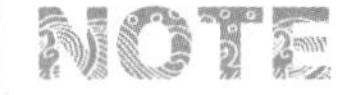

四、用人单位的法律责任

用人单位违反规定，已经对劳动者生命健康造成严重损害的，由安全生产监督管理部门责令停止产生职业病危害的作业，或者提请有关人民政府按照国务院规定的权限责令关闭，并处十万元以上五十万元以下的罚款。

用人单位违反规定，有下列行为之一的，由安全生产监督管理部门责令限期改正，给予警告，可以并处五万元以上十万元以下的罚款：①未按照规定及时、如实向安全生产监督管理部门申报产生职业病危害的项目的；②未实施由专人负责的职业病危害因素日常监测，或者监测系统不能正常监测的；③订立或者变更劳动合同时，未告知劳动者职业病危害真实情况的；④未按照规定组织职业健康检查、建立职业健康监护档案或者未将检查结果书面告知劳动者的；⑤未依照规定在劳动者离开用人单位时提供职业健康监护档案复印件的。

用人单位违反规定，有下列行为之一的，由安全生产监督管理部门给予警告，责令限期改正，逾期不改正的，处五万元以上二十万元以下的罚款；情节严重的，责令停止产生职业病危害的作业，或者提请有关人民政府按照国务院规定的权限责令关闭：①工作场所职业病危害因素的强度或者浓度超过国家职业卫生标准的；②未提供职业病防护设施和个人使用的职业病防护用品，或者提供的职业病防护设施和个人使用的职业病防护用品不符合国家职业卫生标准和卫生要求的；③对职业病防护设备、应急救援设施和个人使用的职业病防护用品未按照规定进行维护、检修、检测，或者不能保持正常运行、使用状态的；④未按照规定对工作场所职业病危害因素进行检测、评价的；⑤工作场所职业病危害因素经治理仍然达不到国家职业卫生标准和卫生要求时，未停止存在职业病危害因素的作业的；⑥未按照规定安排职业病患者、疑似职业病患者进行诊治的；⑦发生或者可能发生急性职业病危害事故时，未立即采取应急救援和控制措施或者未按照规定及时报告的；⑧未按照规定在产生严重职业病危害的作业岗位醒目位置设置警示标识和中文警示说明的；⑨拒绝职业卫生监督管理部门监督检查的；⑩隐瞒、伪造、篡改、毁损职业健康监护档案、工作场所职业病危害因素检测评价结果等相关资料，或者拒不提供职业病诊断、鉴定所需资料的；⑪未按照规定承担职业病诊断、鉴定费用和职业病患者的医疗、生活保障费用的。

用人单位和医疗卫生机构未按照规定报告职业病、疑似职业病的，由有关主管部门依据职责分工责令限期改正，给予警告，可以并处一万元以下的罚款；弄虚作假的，并处二万元以上五万元以下的罚款；对直接负责的主管人员和其他直接责任人员，可以依法给予降级或者撤职的处分。

用人单位违反规定，造成重大职业病危害事故或者其他严重后果，构成犯罪的，对直接负责的主管人员和其他直接责任人员，依法追究刑事责任。

【思考题】

1. 如何有效预防和控制职业病？
2. 劳动者如何获得自身职业卫生保护？
3. 如何看待用人单位在职业病防治中的责任与义务？

NOTE

第十章 精神卫生法律制度

第一节 概述

一、精神卫生的概念

精神卫生，又称心理卫生或精神健康。广义的精神卫生，是指维护和增进心理健康，培养健全人格，提高人类对环境的适应和改造生活质量的各种活动的总称。狭义的精神卫生主要是指对于人类精神障碍疾病的预防、治疗和康复。

精神障碍是一种精神疾病，是指由各种原因引起的感知、情感和思维等精神活动的紊乱或异常，导致患者明显的心理痛苦或者社会适应等功能损害。精神障碍致病因素种类很多，如遗传因素、个性特征及体质因素、器质因素、社会性环境等因素。根据病情严重程度，可以把精神障碍分为一般精神障碍和严重精神障碍。其中严重精神障碍，是指疾病症状严重，导致患者适应社会等功能严重损害、对自身健康状况或者客观事实不能完整认识，或者不能处理自身事务的精神障碍。主要包括精神分裂症、偏执性精神病、分裂情感障碍、双向情感障碍、癫痫所致精神障碍、精神发育迟滞 6 种精神疾病。

二、精神卫生立法

随着经济社会快速发展，生活节奏明显加快，心理应激因素日益增加，焦虑症、抑郁症等常见精神障碍及心理行为问题逐年增多，心理应激事件及精神障碍患者肇事肇祸案（事）件时有发生，老年痴呆症、儿童孤独症等特定人群疾病干预亟须加强。截至 2014 年底，我国已登记在册的严重精神障碍患者有 430 万人，我国精神卫生工作仍然面临严峻挑战。

2001 年 12 月 28 日，上海市出台了《上海市精神卫生条例》，这是我国首部精神卫生的地方性法规。随后各地结合本地状况先后制定了多部地方性精神卫生法规。为了发展精神卫生事业，规范精神卫生服务，维护精神障碍患者的合法权益，2012 年 10 月 26 日，第十一届全国人大常委会第二十九次会议审议并通过了《精神卫生法》，自 2013 年 5 月 1 日起施行。《精神卫生法》的颁布，对于促进精神卫生事业的发展，做好精神障碍的预防、治疗和康复，加强精神障碍服务体系建设，增进人民群众的身心健康，保障我国经济社会全面、协调和可持续发展具有重要意义。

此外，国家相关部门先后颁布了《精神卫生工作规划（2002 ~ 2010 年）》《关于进一步加强精神卫生工作的指导意见》《全国精神卫生工作体系发展指导纲要（2008 ~ 2015 年）》《全国精神卫生工作规划（2015 ~ 2020 年）》。

NOTE

三、精神卫生工作的方针与原则

（一）精神卫生工作方针

精神卫生工作实行预防为主的方针。精神障碍是可以预防的，精神障碍的预防主要是增强心理健康的保护因素，减少危险因素，通过采取各种有效措施防止精神障碍的发生。预防是精神卫生工作中非常重要的一环，通过积极有效的预防，可以减少精神障碍的发生，促进全民的心理健康。

精神卫生预防分为三级预防：一级预防即病因预防，通过消除或者减少致病因素来防止或减少精神障碍的发生；二级预防的重点是早期发现、早期诊断、早期治疗，并争取疾病缓解后有良好的预后，防止复发；三级预防的重点是做好精神障碍患者康复训练，最大限度地促进患者社会功能的恢复，减少功能残疾，延缓疾病衰退的进程，提高患者的生存质量。

（二）精神卫生工作原则

精神卫生工作坚持预防、治疗和康复相结合的原则。长期以来防治结合一直是精神卫生工作的重要原则，它主要通过早发现、早诊断、早治疗来控制疾病，降低危害。康复是对精神障碍患者进行医学治疗，同时开展生活自理能力、社会适应能力和职业技能等方面的训练，以减少残疾和社会功能损害，防止疾病复发。

四、精神障碍患者权益保护

精神障碍患者的人格尊严、人身和财产安全不受侵犯。精神障碍患者的教育、劳动、医疗，以及从国家和社会获得物质帮助等方面的合法权益受法律保护。有关单位和个人应当对精神障碍患者的姓名、肖像、住址、工作单位、病历资料，以及其他可能推断出其身份的信息予以保密；但是，依法履行职责需要公开的除外。

精神障碍患者的基本权利包括：①精神障碍患者的人格尊严、人身和财产安全不受侵犯；②精神障碍患者的教育、劳动、医疗，以及从国家和社会获得物质帮助等方面的合法权益受法律保护；③有关单位和个人应当对涉及精神障碍患者的隐私及与病情有关的信息予以保密；④精神障碍患者有获得尊重、理解和关爱的权利。

五、精神卫生工作的管理机制

国务院卫生行政部门建立精神卫生监测网络，实行严重精神障碍发病报告制度，组织开展精神障碍发生状况、发展趋势等的监测和专题调查工作。精神卫生监测和严重精神障碍发病报告管理办法，由国务院卫生行政部门制定。国务院卫生行政部门应当会同有关部门、组织，建立精神卫生工作信息共享机制，实现信息互联互通、交流共享。根据 2012 年卫生部印发的《重性精神疾病信息管理办法》的规定，重性精神疾病信息管理范围包括国家重性精神疾病信息管理系统中的患者基本信息、治疗与随访信息及精神卫生工作报表，以及与之相关的各类纸质材料。

重性精神疾病管理工作，坚持分级负责、属地管理、服务患者、安全有效的原则。国务院卫生行政部门对全国重性精神疾病信息实行统一管理。地方各级卫生行政部门负责本地区重性精神疾病信息的管理工作。各级精神卫生防治技术管理机构受本级卫生行政部门委托承担本辖区重性精神疾病信息的管理工作。精神卫生医疗机构和基层医疗卫生机构承担重性精神疾病信息收集与报送任务，并对本部门信息安全负责。国务院卫生行政部门和省级卫生行政部门依法发布全国或

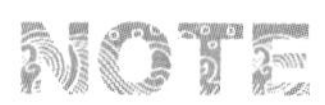

本地区重性精神疾病信息。其他部门和机构人员无权向社会发布相关信息。省、市两级建立卫生部门与公安机关之间的重性精神疾病信息定期交换与共享机制。交换范围仅限于危险评估3级及以上患者相关信息。为确保安全，应制定信息交换流程，有专人负责交换，并记录和备案。

（一）环境设施

医疗机构应当配备适宜的设施、设备，保护就诊和住院治疗的精神障碍患者的人身安全，防止其受到伤害，并为住院患者创造尽可能接近正常生活的环境和条件。

（二）告知和知情同意

医疗机构及其医务人员应当遵循精神障碍诊断标准和治疗规范，制定治疗方案，并向精神障碍患者或者其监护人告知治疗方案和治疗方法、目的，以及可能产生的后果。

（三）保护性医疗措施

精神障碍患者在医疗机构内发生或者将要发生伤害自身、危害他人安全、扰乱医疗秩序的行为，医疗机构及其医务人员在没有其他可替代措施的情况下，可以实施约束、隔离等保护性医疗措施。实施保护性医疗措施应当遵循诊断标准和治疗规范，并在实施后告知患者的监护人。禁止利用约束、隔离等保护性医疗措施惩罚精神障碍患者。

（四）药物使用

对精神障碍患者使用药物，应当以诊断和治疗为目的，使用安全、有效的药物，不得为诊断或者治疗以外的目的使用药物。

（五）精神外科手术

神经外科手术治疗某些精神疾病具有高风险，其安全性和有效性尚需进一步验证。此类技术属限制性医疗技术，并涉及伦理评价问题，应严格在限定的机构、人员和条件下，有限制地实施。根据《精神卫生法》的规定，禁止对依照规定实施住院治疗的下列精神障碍患者实施以治疗精神障碍为目的的外科手术：①已经发生伤害自身的行为，或者有伤害自身行为危险的；②已经发生危害他人安全的行为，或者有危害他人安全的危险。

（六）尊重住院精神障碍患者权利

自愿住院治疗的精神障碍患者可以随时要求出院，医疗机构应当同意。医疗机构及其医务人员应当尊重住院精神障碍患者的通讯和会见探访者等权利。除在急性发病期或者为了避免妨碍治疗可以暂时性限制外，不得限制患者的通讯和会见探访者等权利。

（七）精神障碍患者病历记录

医疗机构及其医务人员应当在病历资料中如实记录精神障碍患者的病情、治疗措施、用药情况、实施约束、隔离措施等内容，并如实告知患者或者其监护人。患者及其监护人可以查阅、复制病历资料；但是，患者查阅、复制病历资料可能对其治疗产生不利影响的除外。病历资料保存期限不得少于30年。

第二节 心理健康促进和精神障碍预防

一、各级政府的职责

NOTE

精神卫生工作实行政府组织领导、部门各负其责、家庭和单位尽力尽责、全社会共同参与的综合管理机制。县级以上人民政府领导精神卫生工作，将其纳入国民经济和社会发展规划，建设和完善精神障碍的预防、治疗和康复服务体系，建立健全精神卫生工作协调机制和工作责任制，对有关部门承担的精神卫生工作进行考核、监督。乡镇人民政府和街道办事处根据本地区的实际情况，组织开展预防精神障碍发生、促进精神障碍患者康复等工作。

（一）县级以上政府的职责

1. 统一领导 是指县级以上政府对精神卫生工作承担统一领导的职责。精神卫生属于一项重要的公共卫生事业，所以各级政府应当担负起统一领导的责任，在精神障碍的预防、治疗、康复，以及保障精神卫生事业发展等方面发挥重要作用。

2. 纳入规划 是指县级以上政府将精神卫生工作纳入本国国民经济和社会发展规划。

3. 建设体系 是指县级以上政府组织建设和完善精神障碍的预防、治疗和康复服务体系。只有体系建设起来，才能解决预防不力，患者得不到治疗、不能得以康复等问题的出现，才能保障和促进精神卫生事业的发展。《精神卫生法》对体系的建立做了具体的规定。

（二）乡镇政府和街道办事处的职责

乡镇人民政府和街道办事处根据本地区的实际情况，组织开展预防精神障碍发生、促进精神障碍患者康复等工作。这就明确了乡镇人民政府和街道办事处在精神卫生工作中的职责主要是预防和康复两个方面。

国务院卫生行政部门主管全国的精神卫生工作。县级以上地方人民政府行政部门主管本行政区域的精神卫生工作。县级以上人民政府司法行政、民政、公安、教育、人力资源社会保障等部门在各自职责范围内负责有关的精神卫生工作。

二、相关部门的职责

（一）精神卫生工作的主管部门

国务院卫生行政部门主管全国的精神卫生工作，县级以上地方人民政府卫生行政部门主管本行政区域的精神卫生工作。为进一步完善精神卫生工作体系，2008 年 1 月 15 日，卫生部、中宣部、教育部等 17 个部门联合印发了《全国精神卫生工作体系发展指导纲要（2008～2015年）》，其中明确卫生部门的职责是：负责制定精神卫生工作的规划、规范、技术标准；依照有关法律、法规规定实施精神卫生专业机构、精神卫生专业人员的准入和管理；组织精神疾病预防、治疗及康复工作的监督、检查、评估和技术指导；开展精神疾病调查和信息收集；指导医疗卫生机构按照国家有关政策规定开展精神卫生工作。

（二）其他有关部门的职责

1. 司法行政部门 司法行政部门负责对监狱、强制性教育机构等单位履行精神卫生法规的精神障碍预防义务的情况进行督促和指导。同时，按照职责范围，对有关鉴定机构、鉴定人员依据精神卫生法开展的鉴定活动进行监管等。

2. 民政部门 民政部门按照职责分工，对查找不到近亲属的流浪乞讨疑似精神障碍患者，应当帮助送往医疗机构进行精神障碍诊断。精神障碍患者通过基本医疗保险支付医疗费用后仍有困难，或者不能通过基本医疗保险支付医疗费用的，民政部门应该优先予以医疗救助。对符合城乡最低生活保障条件的重症精神病患者，民政部门应当会同有关部门及时将其纳入最低生活保障。对于农村属于五保供养对象的重症精神病患者，以及城市中无劳动能力、无生活来源

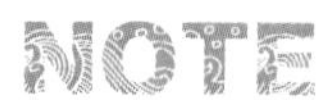

且无法定赡养、抚养、扶养义务人，或者其法定赡养、抚养、扶养义务人无赡养、抚养、扶养能力的重性精神病患者，民政部门应当按照国家有关规定予以供养、救济。此外，对上述规定以外的重性精神病患者确有困难的，民政部门可以采取临时救助等措施，帮助解决其生活困难。

3. 公安部门　公安部门负责对看守所、拘留所、强制隔离戒毒所等单位履行的精神卫生法规定的精神障碍预防义务的情况进行督促和指导。

4. 教育部门　县级以上政府教育部门负责对精神卫生专门人才的培养工作，监督指导有关院校加强精神医学的教学和研究，培养精神医学专门人才。

5. 人力资源和社会保障部门　在精神障碍预防方面，县级以上人力资源和社会保障部门应负责对有关用人单位履行的精神卫生法规定的精神障碍预防义务的情况进行督促和指导。

第三节　精神障碍的诊断与治疗

一、开展精神障碍诊疗活动的条件

开展精神障碍诊断、治疗活动，应当具备以下条件，并依照医疗机构的管理规定办理有关手续：①有与从事的精神障碍诊断、治疗相适应的精神科执业医师、护士；②有满足开展精神障碍诊断、治疗需要的设施和设备；③有完善的精神障碍诊断、治疗管理制度和质量监控制度。从事精神障碍诊断、治疗的专科医疗机构还应当配备从事心理治疗的人员。

精神障碍的诊断、治疗，应当遵循维护患者合法权益、尊重患者人格尊严的原则，保障患者在现有条件下获得良好的精神卫生服务。精神障碍分类、诊断标准和治疗规范，由国务院卫生行政部门组织制定。

二、精神障碍的诊断

（一）精神障碍诊断的依据

精神障碍的诊断应当以精神健康状况为依据。除法律另有规定外，不得违背本人意志进行确定其是否患有精神障碍的医学检查。

（二）精神障碍患者送诊的主体和条件

除个人自行到医疗机构进行精神障碍诊断外，疑似精神障碍患者的近亲属可以将其送往医疗机构进行精神障碍诊断。对查找不到近亲属的流浪乞讨疑似精神障碍患者，由当地民政等有关部门按照职责分工，帮助送往医疗机构进行精神障碍诊断。医疗机构接到送诊的疑似精神障碍患者，不得拒绝为其做出诊断。

（三）精神障碍诊断的主体和程序

精神障碍的诊断应当由精神科执业医师做出。医疗机构接到送诊的发生伤害自身、危害他人安全的行为，或者有伤害自身、危害他人安全的危险的疑似精神障碍患者，应当将其留院，立即指派精神科执业医师进行诊断，并及时出具诊断结论。

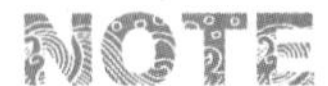

三、精神障碍的治疗

精神障碍的住院治疗实行自愿原则。自愿治疗，是指个人在选择就诊地点和就诊方式、接受医学检查和治疗、进行康复活动的全部过程中，享有自由表达意愿和自主做出选择的充分权利。非自愿医疗是指违背患者意志，不同程度限制患者自由，使患者在特定的医疗机构接受一段时间的观察、诊断或治疗，包括非自愿就诊和接受医学检查，非自愿入院观察和非自愿住院治疗。

精神障碍的非自愿住院治疗，必须符合精神卫生法规定的条件，即诊断结论、病情评估表明，就诊者为严重的精神障碍患者并有以下情形之一的，应当对其实施住院治疗：①已经发生伤害自身的行为，或者有伤害自身的危险；②已经发生危害他人安全的行为，或者有危害他人安全的危险。精神障碍患者已经发生伤害自身的行为，或者有伤害自身的危险情形的，经其监护人同意，医疗机构应当对患者实施住院治疗；监护人不同意的，医疗机构不得对患者实施住院治疗。监护人应对在家居住的患者做好看护工作。

四、精神障碍患者的再次诊断和医学鉴定

（一）精神障碍再次诊断

患者或者其监护人对需要住院治疗的诊断结论有异议，不同意对患者实施住院治疗的，可以要求再次诊断和鉴定。依照规定要求再次诊断的，应当自收到诊断结论之日起三日内向原医疗机构或者其他具有合法资质的医疗机构提出。承担再次诊断的医疗机构应当在接到再次诊断要求后指派二名初次诊断医师以外的精神科执业医师进行再次诊断，并及时出具再次诊断结论。承担再次诊断的执业医师应当到收治患者的医疗机构面见、询问患者，该医疗机构应当予以配合。

（二）精神障碍医学鉴定

患者或者其监护人对再次诊断结论有异议的，可以自主委托依法取得执业资质的鉴定机构进行精神障碍医学鉴定；医疗机构应当公示经公告的鉴定机构名单和联系方式。接受委托的鉴定机构应当指定本机构具有该鉴定事项执业资格的二名以上鉴定人共同进行鉴定，并及时出具鉴定报告。

第四节　精神障碍的康复

一、精神障碍康复的概念

1969 年，世界卫生组织提出康复的定义：康复，是指综合地和协调地应用医学的、社会的、教育的、职业的和其他措施，对残疾者进行反复训练，减轻致残因素造成的后果，以尽量提高其活动功能，改善生活自理能力，重新参加社会活动。

精神障碍康复的基本要求与躯体疾病康复相同。即运用可能采取的手段，尽量纠正病态精神障碍，最大限度地恢复适应社会生活的精神功能，也就是说，对精神障碍患者要进行积极

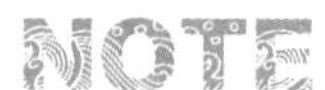

的、针对性的康复训练，使其能够独立做一些工作，操持一部分家务劳动并能享受空闲时间。

二、相关机构和单位的义务

社区康复机构应当为需要康复的精神障碍患者提供场所和条件，对患者进行生活自理能力和社会适应能力等方面的康复训练。医疗机构应当为在家居住的严重精神障碍患者提供精神科基本药物维持治疗，并为社区康复机构提供有关精神障碍康复的技术指导和支持。社区卫生服务机构、乡镇卫生院、村卫生室应当建立严重精神障碍患者的健康档案，对在家居住的严重精神障碍患者进行定期随访，指导患者服药和开展康复训练，并对患者的监护人进行精神卫生知识和看护知识的培训。县级人民政府卫生行政部门应当为社区卫生服务机构、乡镇卫生院、村卫生室开展上述工作给予指导和培训。村民委员会、居民委员会应当为生活困难的精神障碍患者家庭提供帮助，并向所在地乡镇人民政府或者街道办事处、县级人民政府有关部门反映患者及其家庭的情况和要求，帮助其解决实际困难，为患者融入社会创造条件。残疾人组织或者残疾人康复机构应当根据精神障碍患者康复的需要，组织患者参加康复活动。用人单位应当根据精神障碍患者的实际情况，安排患者从事力所能及的工作，保障患者享有同等待遇，安排患者参加必要的职业技能培训，提高患者的就业能力，为患者创造适宜的工作环境，对患者在工作中取得的成绩予以鼓励。精神障碍患者的监护人应当协助患者进行生活自理能力和社会适应能力等方面的康复训练。精神障碍患者的监护人在看护患者过程中需要技术指导的，社区卫生服务机构或者乡镇卫生院、村卫生室、社区康复机构应当提供。

第五节　保障措施

一、政府保障

县级以上人民政府卫生行政部门会同有关部门依据国民经济和社会发展规划的要求，制定精神卫生工作规划并组织实施。精神卫生监测和专题调查结果应当作为制定精神卫生工作规划的依据。

省、自治区、直辖市人民政府根据本行政区域的实际情况，统筹规划，整合资源，建设和完善精神卫生服务体系，加强精神障碍预防、治疗和康复服务能力建设。县级人民政府根据本行政区域的实际情况，统筹规划，建立精神障碍患者社区康复机构。县级以上地方人民政府应当采取措施，鼓励和支持社会力量举办从事精神障碍诊断、治疗的医疗机构和精神障碍患者康复机构。综合性医疗机构应当按照国务院卫生行政部门的规定开设精神科门诊或者心理治疗门诊，提高精神障碍预防、诊断、治疗能力。

二、经费保障

各级人民政府应当根据精神卫生工作需要，加大财政投入力度，保障精神卫生工作所需经费，将精神卫生工作经费列入本级财政预算。国家加强基层精神卫生服务体系建设，扶持贫困地区、边远地区的精神卫生工作，保障城市社区、农村基层精神卫生工作所需经费。

NOTE

三、人才保障

医学院校应当加强精神医学的教学和研究，按照精神卫生工作的实际需要培养精神医学专门人才，为精神卫生工作提供人才保障。医疗机构应当组织医务人员学习精神卫生知识和相关法律、法规、政策。从事精神障碍诊断、治疗、康复的机构应当定期组织医务人员、工作人员进行在岗培训，更新精神卫生知识。县级以上人民政府卫生行政部门应当组织医务人员进行精神卫生知识培训，提高其识别精神障碍的能力。师范院校应当为学生开设精神卫生课程；医学院校应当为非精神医学专业的学生开设精神卫生课程。县级以上人民政府教育行政部门对教师进行上岗前和在岗培训，应当有精神卫生的内容，并定期组织心理健康教育教师、辅导人员进行专业培训。

四、医疗保障及社会救助

县级以上人民政府卫生行政部门应当组织医疗机构为严重精神障碍患者免费提供基本公共卫生服务。精神障碍患者的医疗费用按照国家有关社会保险的规定由基本医疗保险基金支付。医疗保险经办机构应当按照国家有关规定将精神障碍患者纳入城镇职工基本医疗保险、城镇居民基本医疗保险或者新型农村合作医疗的保障范围。县级人民政府应当按照国家有关规定对家庭经济困难的严重精神障碍患者参加基本医疗保险给予资助。人力资源社会保障、卫生、民政、财政等部门应当加强协调，简化程序，实现属于基本医疗保险基金支付的医疗费用由医疗机构与医疗保险经办机构直接结算。精神障碍患者通过基本医疗保险支付医疗费用后仍有困难，或者不能通过基本医疗保险支付医疗费用的，民政部门应当优先给予医疗救助。对符合城乡最低生活保障条件的严重精神障碍患者，民政部门应当会同有关部门及时将其纳入最低生活保障。对属于农村五保供养对象的严重精神障碍患者，以及城市中无劳动能力、无生活来源且无法定赡养、抚养、扶养义务人，或者其法定赡养、抚养、扶养义务人无赡养、抚养、扶养能力的严重精神障碍患者，民政部门应当按照国家有关规定予以供养、救助。上述规定以外的严重精神障碍患者确有困难的，民政部门可以采取临时救助等措施，帮助其解决生活困难。县级以上地方人民政府及其有关部门应当采取有效措施，保证患有精神障碍的适龄儿童、少年接受义务教育，扶持有劳动能力的精神障碍患者从事力所能及的劳动，并为已经康复的人员提供就业服务。国家对安排精神障碍患者就业的用人单位依法给予税收优惠，并在生产、经营、技术、资金、物资、场地等方面给予扶持。

第六节　法律责任

一、擅自从事精神障碍诊断、治疗的法律责任

不符合规定条件的医疗机构擅自从事精神障碍诊断、治疗的，由县级以上人民政府卫生行政部门责令停止相关诊疗活动，给予警告，并处五千元以上一万元以下罚款，有违法所得的，没收违法所得；对直接负责的主管人员和其他直接负责人员依法给予或者责令给予降低岗位等

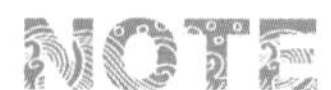

级或者撤职、开除的处分；对有关医务人员，吊销其执业证书。

二、医疗机构及其工作人员的法律责任

不符合规定条件的医疗机构擅自从事精神障碍诊断、治疗的，由县级以上人民政府卫生行政部门责令停止相关诊疗活动，给予警告，并处五千元以上一万元以下罚款，有违法所得的，没收违法所得；对直接负责的主管人员和其他直接负责人员依法给予或者责令给予降低岗位等级或者撤职、开除的处分；对有关医务人员，吊销其执业证书。

医疗机构及其工作人员有下列行为之一的，由县级以上人民政府卫生行政部门责令改正，给予警告；情节严重的，对直接负责的主管人员和其他直接负责人员依法给予或者责令给予降低岗位等级或者撤职、开除的处分，并可以责令有关医务人员暂停1个月以上6个月以下执业活动：①拒绝对送诊的疑似精神障碍患者做出诊断的；②对依照规定实施住院治疗的患者未及时进行检查评估或者根据评估结果做出处理的。

医疗机构及其工作人员有下列行为之一的，由县级以上人民政府卫生行政部门责令改正，对直接负责的主管人员和其他直接负责人员依法给予或者责令给予降低岗位等级或者撤职的处分；对有关医务人员，暂停6个月以上1年以下执业活动；情节严重的，给予或者责令给予开除的处分，并吊销有关医务人员的执业证书：①违反精神卫生法规定，实施约束、隔离等保护性医疗措施的；②违反精神卫生法规定，强迫精神障碍患者劳动的；③违反精神卫生法规定，对精神障碍患者实施外科手术或者实验性临床医疗的；④违反精神卫生法规定，侵害精神障碍患者的通讯和会见探访者等权利的；⑤违反精神障碍诊断标准，将非精神障碍患者诊断为精神障碍患者的。

有关单位和个人违反相关规定，给精神障碍患者造成损害的，依法承担赔偿责任；对单位负责的直接主管人员和其他直接责任人员，还应当依法给予处分。

违反《精神卫生法》规定，有下列情形之一，给精神障碍患者或其他公民造成人身、财产或其他损害的，依法承担赔偿责任：①将非精神障碍患者故意作为精神障碍患者送入医疗机构治疗的；②精神障碍患者的监护人遗弃患者，或者有不履行监护职责的其他情形的；③歧视、侮辱、虐待精神障碍患者，侵害患者的人格尊严、人身安全的；④非法限制精神障碍患者人身自由的；⑤其他侵害精神障碍患者合法权益的情形。

三、心理咨询、心理治疗人员的法律责任

心理咨询和心理治疗人员违反《精神卫生法》规定，有以下行为的由县级以上人民政府卫生行政部门、工商行政管理部门依据各自职责责令改正，给予警告，并处以五千元以上一万元以下罚款，有违法所得的，没收违法所得；造成严重后果的，责令暂停6个月以上1年以下执业活动，直至吊销执业证书或者营业执照：①心理咨询人员从事心理治疗或者精神障碍的诊断、治疗的；②从事心理治疗的人员在医疗机构以外开展心理治疗活动的；③专门从事心理治疗的人员从事精神障碍的诊断的；④专门从事心理治疗的人员为精神障碍患者开具处方或者提供外科治疗的。

心理咨询人员、专门从事心理治疗的人员在心理咨询、心理治疗活动中造成他人人身、财产或者其他损害的，依法承担民事责任。

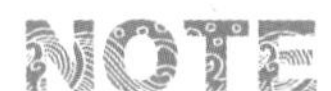

四、卫生行政部门和其他有关部门的法律责任

县级以上人民政府卫生行政部门和其他有关部门未按照规定履行精神卫生工作职责，或者滥用职权、玩忽职守、徇私舞弊的，由本级人民政府或者上一级人民政府有关部门责令改正，通报批评，对直接负责的主管人员和其他直接责任人员依法给予警告、记过或者记大过的处分；造成严重后果的，给予降级、撤职或者开除的处分。

其他人员构成违反精神卫生法规定的行政责任较少涉及，主要是民事责任和刑事责任。关于民事责任和刑事责任的类型及承担方式和前文介绍基本一致，此不再赘述。

对于违反《精神卫生法》并有其他构成违反治安管理行为的，依法给予治安管理处罚。

【思考题】

1. 精神卫生法主要包括哪几部分内容?
2. 精神卫生工作的方针和原则是什么?
3. 公民和精神障碍患者的合法权益如何受到保障?

NOTE

第十一章　人口与母婴保健法律制度

第一节　人口与计划生育法律制度

一、人口与计划生育的概念

人口，是指构成社会生活主体并具有一定数量和质量的人所组成的社会群体，是一切社会生活的基础。人口的数量、结构及变动与经济、社会发展密不可分。人口问题始终是关系我国全面协调可持续发展的重大问题，是影响经济社会发展的重要因素。

计划生育，是指依据人口与社会经济发展的客观要求，在全社会范围内实行人类自身生产的计划化。我国把实行计划生育作为一项基本国策，其目的在于实现人口与经济、社会、资源、环境的协调发展，促进社会进步。

二、人口与计划生育立法

1978 年，我国《宪法》第一次规定，国家提倡和推行计划生育，确立了计划生育工作在中国经济和社会发展全局中的重要地位。1982 年《宪法》规定，国家推行计划生育政策，使人口的增长同经济和社会发展计划相适应；夫妻双方有实行计划生育的义务。2013 年 12 月，中共中央、国务院印发《关于调整完善生育政策的意见》，启动实施一方是独生子女的夫妇可生育两个孩子的政策。2015 年 12 月，中共中央、国务院印发《关于实施全面两孩政策改革完善计划生育服务管理的决定》，全面实施一对夫妇可生育两个孩子的政策，这是逐步调整完善生育政策的重大决策部署，有利于经济持续健康发展，有利于家庭幸福与社会和谐，有利于促进人口长期均衡发展。

为了实现人口与经济、社会、资源、环境的协调发展，保障公民计划生育的合法权益，促进家庭幸福、民族繁荣与社会进步，2001 年 12 月 29 日，第九届全国人大常委会第二十五次会议通过了《人口与计划生育法》，自 2002 年 9 月 1 日起施行。2013 年 12 月 28 日，第十二届全国人大常委会第六次会议通过了《关于调整完善生育政策的决议》。2015 年 12 月 27 日，第十二届全国人大常委会第十八次会议通过了对《人口与计划生育法》的修订案，并于 2016 年 1 月 1 日生效。

1991 年 12 月，经国务院批准，国家人口和计划生育委员会发布了《流动人口计划生育工作管理办法》。2001 年 6 月 13 日，国务院发布了《计划生育技术服务管理条例》，并于 2004 年 12 月进行了修订；2002 年 8 月 2 日，国务院发布了《社会抚养费征收管理办法》；2009 年 5 月 11 日，国务院发布了《流动人口计划生育工作条例》，国家人口和计划生育委员会制定了《计划生育技术服务管理条例实施细则》《计划生育技术服务机构执业管理办法》《流动人口计划

NOTE

生育管理和服务工作若干规定》《计划生育药具工作管理办法（试行）》《节育并发症管理办法》等规章，卫生部制定了《女性节育手术并发症诊断标准》《男性节育手术并发症诊断标准》等规范性文件，为人口与计划生育管理工作提供了基本的法律依据。

目前，我国已加入涉及人口与计划生育的国际人权公约主要有：《消除对妇女一切形式歧视公约》《儿童权利公约》《经济、社会和文化权利国际公约》等。

三、生育调节

生育调节，是指以经济、行政、法律、医学手段调整人类的生育行为。生育权，是指公民享有生育子女及获得与此相关的信息和服务的权利。根据《人口与计划生育法》的规定，公民既有生育的权利，也有依法实行计划生育的义务，夫妻双方在实行计划生育中负有共同的责任。公民的生育权包括以下几个方面：

1. 自由而负责任地决定生育子女的时间、数量和间隔的权利 根据《人口与计划生育法》的规定，国家提倡一对夫妇生育两个子女；符合法律、法规规定条件的，可以要求安排再生育子女。具体办法由省、自治区、直辖市人民代表大会或者其常务委员会规定。少数民族也要实行计划生育，具体办法由省、自治区、直辖市人民代表大会或者其常务委员会规定。夫妻双方户籍所在地的省、自治区、直辖市之间关于再生育子女的规定不一致的，按照有利于当事人的原则适用。

2. 公民有生育的权利，也有不生育的权利 根据《人口与计划生育法》的规定，禁止歧视、虐待生育女婴和不育的妇女。

3. 夫妻双方在生育权上享有平等权利 根据《人口与计划生育法》的规定，实现计划生育，以避孕为主；育龄夫妻自主选择计划生育避孕节育措施，预防和减少非意愿妊娠。

四、计划生育技术服务机构

计划生育技术服务，是指计划生育技术指导、咨询，以及与计划生育有关的临床医疗服务。加强计划生育技术服务工作，对控制人口数量、实现计划生育目标、提高人口素质、保障公民的生殖健康权利、保护妇女的身体健康都具有重要意义。

计划生育技术服务的机构包括计划生育技术服务机构和从事计划生育技术服务的医疗、保健机构。根据《计划生育技术服务管理条例》的规定：①从事计划生育技术服务的机构，必须符合国务院计划生育行政部门规定的设置标准；②计划生育技术服务机构从事产前诊断和使用辅助生育技术治疗不育症的，必须经过审查批准。上述机构在各自的职责范围内，针对育龄人群开展人口与计划生育基础知识宣传教育，对已婚育龄妇女开展孕情检查、随访服务工作，承担计划生育、生殖健康的咨询、指导和技术服务。

五、流动人口计划生育管理

流动人口，是指离开户籍所在地的县、市或者市辖区，以工作、生活为目的异地居住的成年育龄人员。但下列人员除外：①因出差、就医、上学、旅游、探亲、访友等事由异地居住、预期将返回户籍所在地居住的人员；②在直辖市、设区的市行政区域内区与区之间异地居住的人员。

NOTE

（一）流动人口计划生育管理体制

县级以上地方人民政府领导本行政区域内流动人口计划生育工作，将流动人口计划生育工作纳入本地经济社会发展规划，并提供必要的保障；建立健全流动人口计划生育工作协调机制，组织协调有关部门对流动人口计划生育工作实行综合管理；实行目标管理责任制，对有关部门承担的流动人口计划生育工作进行考核、监督。流动人口计划生育工作由流动人口户籍所在地和现居住地的人民政府共同负责，以现居住地人民政府为主，户籍所在地人民政府予以配合。

（二）流动人口计划生育权利和义务

1. 流动人口计划生育权利　流动人口在现居住地享受下列计划生育服务和奖励、优待：①免费参加有关人口与计划生育法律知识和生殖健康知识普及活动；②依法免费获得避孕药具，免费享受国家规定的其他基本项目的计划生育技术服务；③晚婚晚育或者在现居住地施行计划生育手术的，按照现居住地省、自治区、直辖市或者较大的市的规定，享受休假等；④实行计划生育的，按照流动人口现居住地省、自治区、直辖市或者较大的市的规定，在生产经营等方面获得支持、优惠，在社会救济等方面享受优先照顾。用人单位应当依法落实法律、法规和规章规定的流动人口计划生育服务和奖励优待。

流动人口户籍所在地的县级人民政府人口和计划生育部门、乡（镇）人民政府或者街道办事处不得要求已婚育龄妇女返回户籍所在地进行避孕节育情况检查；各级地方人民政府和政府有关部门，以及协助查验婚育证明的村民委员会、居民委员会及其工作人员，应当对涉及公民隐私的流动人口信息予以保密。

2. 流动人口计划生育义务　根据《流动人口计划生育工作条例》的规定，流动人口中的成年育龄妇女在离开户籍所在地前，应当凭本人居民身份证到户籍所在地的乡（镇）人民政府或者街道办事处办理婚育证明，成年育龄妇女应当自到达现居住地之日起30日内提交婚育证明；育龄夫妻生育第一个子女的，可以在现居住地的乡（镇）人民政府或者街道办事处办理生育服务登记。

第二节　母婴保健法律制度

一、母婴保健的概念

母婴保健，是指为母亲和婴儿提供医疗保健服务，以保障母亲和婴儿健康，提高出生人口素质的一种活动。

控制人口数量，提高人口素质，是我国的一项基本国策。提高人口素质是涉及经济、科技、教育、文化、卫生、体育诸多领域的庞大的社会系统工程。新中国成立以来，国家在母婴保健方面做了大量的科研、服务和宣传教育工作，并倡导性地推行了一些保健措施，人口质量不断提高。但是，出生缺陷仍然是我国婴儿死亡和残疾的主要原因，给社会带来沉重的经济负担，影响家庭和谐幸福，影响国民素质提升。因此，以法律手段来保证优生，控制、减少劣生，提高出生人口质量是十分必要的。

NOTE

二、母婴保健立法

1994年10月27日，第八届全国人大常委会第十次会议通过了《母婴保健法》，自1995年6月1日起施行。这是新中国成立以来我国第一部保护妇女儿童健康的法律，是《宪法》对人民的健康和对妇女、儿童保护原则规定的具体化。2001年6月，国务院颁布了《母婴保健法实施办法》。卫生部先后颁布了《母婴保健医学技术鉴定管理办法》《婚前保健工作规范》《产前诊断技术管理办法》《关于禁止非医学需要的胎儿性别鉴定和选择性别的人工终止妊娠的规定》《孕前保健服务工作规范（试行）》《新生儿疾病筛查管理办法》《全国儿童保健工作规范（试行）》《孕产期保健工作管理办法》《孕产期保健工作规范》等规范性文件，国家卫生计生委先后制定了《关于做好新形势下妇幼健康服务工作的指导意见》《关于加快推进母婴设施建设的指导意见》等规范性文件，对我国妇女健康状况的改善、儿童健康水平的提高，以及发展我国妇幼卫生事业，促进家庭幸福、民族兴旺和社会进步起到了积极作用。

三、婚前保健服务

婚前保健服务，是指对准备结婚的男女双方，在结婚登记前所提供的婚前医学检查、婚前卫生指导和婚前卫生咨询服务。

根据《母婴保健法》及其实施办法的规定，医疗保健机构应当为公民提供婚前保健服务，对准备结婚的男女双方提供与结婚和生育有关的生殖健康知识，并根据需要提出医学指导意见。

（一）婚前保健服务的内容

1. 婚前卫生指导 是指对准备结婚的男女双方进行的以生殖健康为核心，与结婚和生育有关的保健知识的宣传教育。内容包括关于性卫生知识、生育知识和遗传病知识的教育。

2. 婚前卫生咨询 婚前卫生咨询包括婚配、生育保健等问题的咨询。医师进行婚前卫生咨询，应当为服务对象提供科学的信息，就婚育不当可能产生的后果进行说明，并提出适当的建议对有关婚配、生育保健等问题提供医学意见。

3. 婚前医学检查 医疗保健机构对准备结婚的男女双方可能影响结婚和生育的疾病进行医学检查，检查项目包括询问病史、体格及相关检查。检查的主要疾病包括严重遗传性疾病、指定传染病，以及有关精神病。

（二）婚前医学检查意见

婚前医学检查应当遵守《婚前保健工作规范》，并按照婚前医学检查项目进行。经婚前医学检查，医疗保健机构应当向接受婚前医学检查的当事人出具婚前医学检查证明。对患指定传染病在传染期内或者有关精神病在发病期内的，医师应当提出医学意见，准备结婚的男女双方应当暂缓结婚。对诊断患医学上认为不宜生育的严重遗传性疾病的，医师应当向男女双方说明情况，提出医学意见；经男女双方同意，采取长效避孕措施或者施行结扎手术后不生育的，可以结婚。但《婚姻法》规定禁止结婚的除外。

婚前医学检查由县级以上妇幼保健院或经社区的市级以上卫生行政部门指定的医疗机构承担，不宜生育的严重遗传性疾病的诊断由省级卫生行政部门指定的医疗保健机构负责。医疗保健机构不能确诊的，应当转到社区的市级以上人民政府卫生行政部门指定的医疗保健机构

NOTE

确诊。

四、孕产期保健

孕产期保健，是指医疗保健机构为育龄妇女和孕产妇提供的孕前、孕期、分娩期、产褥期的全程系列保健服务。

孕产期保健服务包括下列内容：①母婴保健指导。对孕育健康后代，以及严重遗传性疾病和碘缺乏病等地方病的发病原因、治疗和预防方法提供医学意见；②孕妇、产妇保健。为孕妇、产妇提供卫生营养、心理等方面的咨询和指导，以及产前定期检查等医疗保健服务；③胎儿保健。为胎儿生长发育进行监护，提供咨询和医学指导；④新生儿保健。为新生儿生长发育、哺乳和护理提供医疗保健服务。

根据《孕产期保健工作管理办法》的规定，孕产期保健应当以保障母婴安全为目的，遵循保健与临床相结合的工作方针。

（一）孕前保健服务

孕前保健服务，是指为准备妊娠的夫妇提供以健康教育与咨询、孕前医学检查、健康状况评估和健康指导为主要内容的系列保健服务。孕前保健是婚前保健的延续，是孕产期保健的前移。《孕前保健服务工作规范（试行）》规定孕前保健要以提高出生人口素质，减少出生缺陷和先天残疾发生为宗旨。

（二）孕期保健

孕期保健，是指从确定妊娠之日开始至临产前，为孕妇及胎儿提供的系列保健服务。孕期保健服务包括建立孕产期保健册（卡）、提供产前检查、筛查危险因素、诊治妊娠合并症和并发症、提供心理、营养和卫生指导等。在整个妊娠期间至少提供5次产前检查，发现异常者应当酌情增加检查次数。根据不同妊娠时期确定各期保健重点。对高危孕妇进行专案管理，密切观察并及时处理危险因素。

（三）分娩期保健

分娩期保健，是指对孕产妇的健康情况进行全面了解和动态评估，加强对孕产妇与胎儿的全产程监护，积极预防和处理分娩期并发症，及时诊治妊娠合并症的系列保健服务。

国家提倡住院分娩。对因地理环境等因素不能住院分娩的，有条件的地区应当由医疗保健机构派出具有执业资质的医务人员进行家庭接生；无条件的地区，应当由依法取得家庭接生员技术合格证书的接生员实施家庭接生；发现异常情况的应当及时与当地医疗保健机构联系并进行转诊。

（四）产褥期保健

产褥期保健，是指为产妇及新生儿进行健康评估、开展母乳喂养、产后营养、心理、卫生及避孕指导，为新生儿进行预防接种和新生儿疾病筛查等。

（五）医学指导和医学意见

医疗保健机构发现孕妇患有下列严重疾病或者接触物理、化学、生物等有毒有害因素，可能危及孕妇生命安全或者可能严重影响孕妇健康和胎儿正常发育的，应当对孕妇进行医学指导：①严重的妊娠合并症或者并发症；②严重的精神性疾病；③国务院卫生行政部门规定的严重影响生育的其他疾病。医师发现或者怀疑患严重遗传性疾病的育龄夫妻，应当提出医学意

NOTE

见。限于现有医疗技术水平难以确诊的，应当对当事人说明情况。育龄夫妻可以选择避孕、节育、不孕等相应的医学措施。

五、产前诊断

产前诊断，是指对胎儿进行先天性缺陷和遗传性疾病的诊断，包括相应筛查。产前诊断技术项目包括遗传咨询、医学影像、生化免疫、细胞遗传和分子遗传等。

根据《产前诊断技术管理办法》的规定，产前诊断技术的应用应当以医疗为目的，符合国家有关法律规定和伦理原则，由经资格认定的医务人员在经许可的医疗保健机构中进行。医疗保健机构和医务人员不得实施任何非医疗目的的产前诊断技术。

（一）产前诊断的人员和机构的条件

1. 产前诊断人员的条件 从事产前诊断的卫生专业技术人员应符合以下所有条件：①从事临床工作的，应取得执业医师资格；②从事医技和辅助工作的，应取得相应卫生专业技术职称；③符合《从事产前诊断卫生专业技术人员的基本条件》；④经省级卫生行政部门批准，取得从事产前诊断的《母婴保健技术考核合格证书》。

2. 产前诊断机构的条件 申请开展产前诊断技术的医疗保健机构应符合以下所有条件：①设有妇产科诊疗科目；②具有与所开展技术相适应的卫生专业技术人员；③具有与所开展技术相适应的技术条件和设备；④设有医学伦理委员会；⑤符合《开展产前诊断技术一流保健机构的基本条件》及相关技术规范。

（二）产前诊断的实施

孕妇有下列情形之一的，经治医师应当建议其进行产前诊断：①羊水过多或者过少的；②胎儿发育异常或者胎儿有可疑畸形的；③孕早期时接触过可能导致胎儿先天缺陷的物质的；④有遗传病家族史或者曾经分娩过先天性严重缺陷婴儿的；⑤年龄超过35周岁的。

六、严禁非医学需要的性别鉴定

《母婴保健法》规定，严禁采用技术手段对胎儿进行性别鉴定，但医学上确有需要的除外。2002年11月29日，卫生部、国家计生委、国家药监局联合发布了《关于禁止非医学需要的胎儿性别鉴定和选择性别的人工终止妊娠的规定》，指出未经卫生行政部门或计划生育行政部门批准，任何机构和个人不得开展胎儿性别鉴定和人工终止妊娠手术。法律法规另有规定的除外。

（一）实施机构

对怀疑胎儿可能为伴性遗传病，需要进行性别鉴定的，由省级卫生行政部门指定的医疗保健机构按照卫生部的规定进行鉴定。

（二）实施审批

实施医学需要的胎儿性别鉴定，应当由实施机构3人以上的专家组集体审核。经诊断，确需终止妊娠的，由实施机构为其出具医学诊断结果，并通报县级人民政府计划生育行政部门。

（三）终止妊娠药品的使用

终止妊娠的药品（不包括避孕药品），仅限于在获准施行终止妊娠手术的医疗保健机构和计划生育技术服务机构使用。终止妊娠的药品，必须在医生指导和监护下使用。禁止药品零售

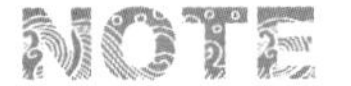

企业销售终止妊娠药品。药品生产、批发企业不得将终止妊娠药品销售给未获得施行终止妊娠手术资格的机构和个人。

七、母婴保健工作人员

为了保证保健对象的健康权益，从事遗传病诊断、产前诊断的人员，必须经过省、自治区、直辖市人民政府卫生行政部门的考核，并取得相应的合格证书。从事婚前医学检查、施行结扎手术和终止妊娠手术的人员，以及从事家庭接生的人员，必须经过县级以上地方人民政府卫生行政部门的考核，并取得相应的合格证书。从事母婴保健工作的人员应当严格遵守职业道德，为当事人保密。

八、新生儿疾病筛查

（一）新生儿疾病筛查的概念

新生儿疾病筛查，是指在新生儿期对严重危害新生儿健康的先天性、遗传性疾病施行专项检查，提供早期诊断和治疗的母婴保健技术。为规范新生儿疾病筛查的管理，保证新生儿疾病筛查工作质量，2009 年 2 月 16 日，卫生部发布了《新生儿疾病筛查管理办法》。新生儿疾病筛查是提高出生人口素质，减少出生缺陷的预防措施之一。各级各类医疗机构和医务人员应当在工作中开展新生儿疾病筛查的宣传教育工作。

（二）新生儿疾病筛查病种

新生儿疾病筛查病种包括先天性甲状腺功能减低症、苯丙酮尿症等新生儿遗传代谢病和听力障碍。国务院卫生行政部门根据需要对全国新生儿疾病筛查病种进行调整。省、自治区、直辖市人民政府卫生行政部门可以根据本行政区域的医疗资源、群众需求、疾病发生率等实际情况，增加本行政区域内新生儿疾病筛查病种，并报国务院卫生行政部门备案。

（三）新生儿疾病筛查程序

新生儿遗传代谢病筛查程序包括血片采集、送检、实验室检测、阳性病例确诊和治疗。新生儿听力筛查程序包括初筛、复筛、阳性病例确诊和治疗。

（四）新生儿疾病筛查原则

新生儿疾病筛查遵循自愿和知情选择的原则。医疗机构在实施新生儿疾病筛查前，应当将新生儿疾病筛查的项目、条件、方式、灵敏度和费用等情况如实告知新生儿的监护人，并取得其签字同意。

九、儿童保健

（一）儿童保健的概念

儿童保健，是指对 0～6 岁儿童，根据其不同年龄生理和心理发育特点，提供的基本保健服务。儿童保健工作是卫生工作的重要组成部分。为规范儿童保健服务，提高儿童健康水平，2009 年 12 月 17 日，卫生部印发了《全国儿童保健工作规范（试行）》。

儿童保健的范围包括出生缺陷筛查与管理（包括新生儿疾病筛查）、生长发育监测、喂养与营养指导、早期综合发展、心理行为发育评估与指导、免疫规划、常见疾病防治、健康安全保护、健康教育与健康促进等。儿童保健管理包括散居儿童保健管理和学龄前集体儿童卫生保

NOTE

健管理。

（二）儿童保健的内容

1. 胎儿保健　动态监测胎儿发育状况，为孕妇提供合理膳食、良好生活环境和心理状态的指导，避免或减少孕期有害因素对胎儿的影响，开展产前筛查和诊断。

2. 新生儿保健　新生儿保健具体包括：①新生儿出院前，由助产单位医务人员进行预防接种和健康评估，根据结果提出相应的指导意见；②开展新生儿访视，访视次数不少于2次，首次访视应在出院7天之内进行，对高危新生儿酌情增加访视次数。访视内容包括全面健康检查、母乳喂养和科学育儿指导，发现异常，应指导及时就诊；③按照《新生儿疾病筛查管理办法》和技术规范，开展新生儿疾病筛查工作。

3. 婴幼儿及学龄前期儿童保健　婴幼儿及学龄前期儿童保健具体包括：①建立儿童保健册（表、卡），提供定期健康体检或生长监测服务，做到正确评估和指导；②为儿童提供健康检查，1岁以内婴儿每年4次、1～2岁儿童每年2次、3岁以上儿童每年1次。开展体格发育及健康状况评价，提供婴幼儿喂养咨询和口腔卫生行为指导。按照国家免疫规划进行预防接种；③对早产儿、低出生体重儿、中重度营养不良、单纯性肥胖、中重度贫血、活动期佝偻病、先心病等高危儿童进行专案管理；④根据不同年龄儿童的心理发育特点，提供心理行为发育咨询指导；⑤开展高危儿童筛查、监测、干预及转诊工作。对残障儿童进行康复训练与指导；⑥开展儿童五官保健服务，重点对龋齿、听力障碍、弱视、屈光不正等疾病进行筛查和防治；⑦采取综合措施预防儿童意外伤害的发生。

十、母婴保健医学技术鉴定

母婴保健医学技术鉴定，是指接受母婴保健服务的公民或提供母婴保健服务的医疗保健机构，对婚前医学检查、遗传病诊断和产前诊断结果或医学技术鉴定结论持有异议所进行的医学技术鉴定。为了保障母亲和婴儿的健康权益，1995年8月7日，卫生部发布了《母婴保健医学技术鉴定管理办法》。母婴保健医学技术鉴定工作必须坚持实事求是，尊重科学，公正鉴定，保守秘密的原则。

（一）鉴定组织

县级以上地方人民政府可以设立母婴保健医学技术鉴定委员会，负责本行政区域内有异议的婚前医学检查、遗传病诊断、产前诊断结果和有异议的下一级医学技术鉴定结论的医学技术鉴定工作。母婴保健医学技术鉴定委员会分为省、市、县三级。

医学技术鉴定委员会应当由妇产科、儿科、妇女保健、儿童保健、生殖保健、医学遗传、神经病学、精神病学、传染病学等医学专家组成。医学技术鉴定委员会成员应符合下列任职条件：①县级应具有主治医师以上的专业技术职务；市级应具有副主任以上的专业技术职务；省级应具有主任或教授技术职务；②具有认真负责的工作精神和良好的医德医风。医学技术鉴定委员会的组成人员，由卫生行政部门提名，同级人民政府聘任，任期4年，可以连任。

（二）鉴定程序

公民对许可的医疗保健机构出具的婚前医学检查、遗传病诊断、产前诊断结果持有异议的，可在接到诊断结果证明之日起15日内，向当地医学技术鉴定委员会办事机构提出书面申请，同时填写《母婴保健医学技术鉴定申请表》，提供与鉴定有关的材料。医学技术鉴定委员

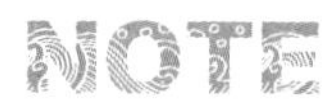

会应当在接到《母婴保健医学技术鉴定申请表》之日起30日内做出医学技术鉴定结论，如有特殊情况，最长不得超过90日。如鉴定有困难，可向上一级医学技术鉴定委员会提出鉴定申请，上级鉴定委员会在接到鉴定申请后30日内做出鉴定结论。省级为终级鉴定。如省级技术鉴定有困难，可转至有条件的医疗保健机构进行检查确诊，出具检测报告，由省级医学技术鉴定委员会作出鉴定结论。

医学技术鉴定委员会进行医学技术鉴定时必须有5名以上相关专业医学技术鉴定委员会成员参加。参加鉴定人员中与当事人有利害关系的，应当回避。参加鉴定的医学技术鉴定委员会成员应当在鉴定书上签名，对鉴定结论有不同意见时，应当如实记录。鉴定委员会根据鉴定结论向当事人出具鉴定意见书。

医学技术鉴定人员，必须具有临床经验和医学遗传学知识，并具有主治医师以上的专业技术职称。医学技术鉴定组织的组成人员，由卫生行政部门提名，同级人民政府聘任。凡与当事人有利害关系，可能影响公正鉴定的人员，应当回避。

第三节　法律责任

一、违反人口与计划生育法的法律责任

（一）违法实施与计划生育相关手术的法律责任

有下列行为之一的，由卫生行政部门依据职权责令改正，给予警告，没收违法所得、罚款；情节严重的，由原发证机关吊销执业证书；构成犯罪的，依法追究刑事责任：①非法为他人施行计划生育手术的；②利用超声技术和其他技术手段为他人进行非医学需要的胎儿性别鉴定或者选择性别的人工终止妊娠的；③进行假医学鉴定、出具假计划生育证明的。

根据《刑法》的规定，未取得医生执业资格的人擅自为他人进行节育复通手术、假节育手术、终止妊娠手术或者摘取宫内节育器，情节严重的，处3年以下有期徒刑、拘役或者管制，并处或者单处罚金；严重损害就诊人身体健康的，处3年以上10年以下有期徒刑，并处罚金；造成就诊人死亡的，处10年以上有期徒刑，并处罚金。

（二）伪造、变造、买卖计划生育证明的法律责任

伪造、变造、买卖计划生育证明，由卫生行政部门没收违法所得，并处以罚款；构成犯罪的，依法追究刑事责任。

以不正当手段取得计划生育证明的，由卫生行政部门吊销其计划生育证明；出具证明的单位有过错的，对直接负责的主管人员和其他直接责任人员依法给予行政处分。

（三）计划生育技术服务机构违法开展业务的法律责任

从事计划生育技术服务的机构违反规定，未经批准擅自扩大计划生育技术服务项目的，由原发证部门责令改正，给予警告，没收违法所得、罚款；情节严重的，并由原发证部门吊销计划生育技术服务的执业资格。

（四）计划生育技术服务机构出具虚假证明文件的法律责任

从事计划生育技术服务的机构出具虚假证明文件，构成犯罪的，依法追究刑事责任；尚不

NOTE

构成犯罪的，由原发证部门责令改正，给予警告，没收违法所得、罚款；情节严重的，并由原发证部门吊销计划生育技术服务的执业资格。

（五）计划生育技术服务人员未按规定从事业务的法律责任

计划生育技术服务机构或者医疗、保健机构以外的机构或者人员违反规定，擅自从事计划生育技术服务的，由县级以上地方人民政府卫生计生行政部门依据职权，责令改正，给予警告，没收违法所得和有关药品、医疗器械，并处罚款；造成严重后果，构成犯罪的，依法追究刑事责任。

（六）不履行协助计划生育管理义务的法律责任

相关部门和组织违反人口与计划生育法律法规，不履行协助计划生育管理义务的，由有关地方人民政府责令改正，并给予通报批评；对直接负责的主管人员和其他直接责任人员依法给予行政处分。

（七）不符合人口与计划生育法规定生育子女的法律责任

不符合《人口与计划生育法》规定生育子女的公民，应当依法缴纳社会抚养费。未在规定的期限内足额缴纳应当缴纳的社会抚养费，自欠费之日起，按照国家有关规定加收滞纳金；仍不缴纳的，由做出征收决定的卫生计生行政部门依法向人民法院申请强制执行。按照规定缴纳社会抚养费的人员，是国家工作人员的，还应当依法给予行政处分；其他人员还应当由其所在单位或者组织给予纪律处分。

二、违反母婴保健法的法律责任

（一）擅自从事母婴保健技术服务的法律责任

未取得国家颁发的有关合格证书，有下列行为之一的，县级以上地方人民政府卫生计生行政部门应当予以制止，并可根据情节给予警告或者处以罚款：①从事婚前医学检查、遗传病诊断或者医学技术鉴定的；②施行终止妊娠手术的；③出具法律规定的有关医学证明的。同时，违法出具的医学证明视为无效。

母婴保健机构或者人员未取得母婴保健技术许可，擅自从事婚前医学检查、遗传病诊断、产前诊断、终止妊娠手术和医学技术鉴定或者出具有关医学证明的，由卫生计生行政部门给予警告，责令停止违法行为，没收违法所得并处罚款；

未取得国家颁发的有关合格证书，施行终止妊娠手术或者采取其他方法终止妊娠，致人死亡、残疾、丧失或者基本丧失劳动能力的，依照刑法有关规定追究刑事责任。

（二）出具虚假医学证明文件的法律责任

从事母婴保健技术服务的人员出具虚假医学证明文件的，依法给予行政处分；有下列情形之一的，由原发证部门撤销相应的母婴保健技术执业资格或者医师执业证书：①因延误诊治，造成严重后果的；②给当事人身心健康造成严重后果的；③造成其他严重后果的。

（三）违反规定进行胎儿性别鉴定的法律责任

违反《母婴保健法》及其实施办法规定进行胎儿性别鉴定的，由卫生行政部门给予警告，责令停止违法行为；对母婴保健机构直接负责的主管人员和其他直接责任人员，依法给予行政处分。进行胎儿性别鉴定 2 次以上的或者以营利为目的进行胎儿性别鉴定的，并由原发证机关撤销相应的母婴保健技术执业资格或者医师执业证书。

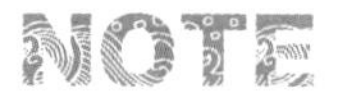

（四）造成医疗损害的法律责任

母婴保健机构及其工作人员在母婴保健工作中，违反医疗卫生管理法律、行政法规、部门规章和诊疗护理规范、常规，过失造成患者人身损害的，应根据《医疗事故处理条例》的有关规定，承担相应的民事责任。

根据《母婴保健法》的规定，取得相应合格证书的从事母婴保健的工作人员由于严重不负责任，造成就诊人员死亡或者严重损害就诊人身体健康的，依照《刑法》中医疗事故罪追究刑事责任。

【思考题】

1. 什么是人口与计划生育？
2. 什么是生育权，它包括哪些内容？
3. 什么是计划生育技术服务？
4. 流动人口计划生育有哪些权利和义务？
5. 什么是母婴保健？
6. 婚前保健有哪些内容？
7. 孕产期保健有哪些内容？

NOTE

第十二章　医疗器械管理法律制度

第一节　概述

一、医疗器械的概念

（一）医疗器械的界定

医疗器械，是指单独或者组合使用于人体的仪器、设备、器具、材料或者其他物品，包括所需要的软件；其用于人体体表及体内的作用不是用药理学、免疫学或者代谢的手段获得，但是可能有这些手段参与并起一定的辅助作用；其使用旨在达到下列预期目的：①对疾病的预防、诊断、治疗、监护、缓解；②对损伤或者残疾的诊断、治疗、监护、缓解、补偿；③对解剖或者生理过程的研究、替代、调节；④妊娠控制。

（二）医疗器械的分类

国家对医疗器械按照风险程度实行分类管理。风险程度的评价主要包括医疗器械的预期目的、结构特征、使用方法等方面。

我国将医疗器械分为三类：①第一类是风险程度低，实行常规管理可以保证其安全、有效的医疗器械，如外科手术器械（刀、剪、钳、镊夹、针、钩）、听诊器（无电能）、反光镜、反光灯、透气胶布、手术衣帽等；②第二类是具有中度风险，需要严格控制管理以保证其安全、有效的医疗器械，如血压计、体温计、心电图机、手术显微镜、助听器等；③第三类是具有较高风险，需要采取特别措施严格控制管理以保证其安全、有效的医疗器械，如心脏起搏器、体外反搏装置、微波手术刀、血管内窥镜、钴治疗机、植入器材等。

二、医疗器械监督管理立法

医疗器械是医药产品的重要部分，其质量安全直接关系到公众的生命健康，政府一直重视对其的监管。新中国成立初期，主要由地方卫生、商业部门或医药公司负责医疗器械的管理。从1953年开始全国统一归口管理，曾经先后由轻工业部、化学工业部、一机部、卫生部、国家中医药管理局管理。上述各部、局在主管期间对医疗器械管理工作都很重视，制订了一系列医疗器械管理的规范性文件和标准。1998年国务院机构改革后，医疗器械由国家药品监督管理部门管理。

为了加强对医疗器械的监督管理，保证医疗器械的安全、有效，保障人体健康和生命安全，2000年1月4日，国务院发布了《医疗器械监督管理条例》，同年4月1日起施行。这是我国第一部关于医疗器械监督管理的行政法规，标志着我国医疗器械进入了依法监督管理的新阶段。此后，国务院药品监督管理部门根据《医疗器械监督管理条例》相继发布了《医疗器

NOTE

械分类规则》《一次性使用无菌医疗器械监督管理办法（暂行）》《医疗器械标准管理办法（试行）》《医疗器械临床试验规定》《医疗器械说明书、标签和包装标识管理规定》《医疗器械生产监督管理办法》《医疗器械经营企业许可管理办法》《医疗器械注册管理办法》《医疗器械生产质量管理规范（试行）》《医疗器械生产质量管理规范检查管理办法（试行）》等规章，卫生部也先后颁布了《医疗器械广告审查办法》《医疗器械广告审查发布标准》《医疗器械召回管理办法（试行）》等规章。2014 年 3 月 7 日国务院发布了修订后的《医疗器械监督管理条例》、2016 年 3 月 1 日国务院药品监督管理部门和国家卫生计生委发布了《医疗器械临床试验质量管理规范》，逐渐形成了涵盖医疗器械研制、生产、流通、使用等环节的法律体系。

第二节 医疗器械注册与备案

一、医疗器械的申请与审批

（一）医疗器械注册与备案

1. 概念 医疗器械注册，是指药品监督管理部门根据医疗器械注册申请人的申请，依照法定程序，对其拟上市医疗器械的安全性、有效性研究及其结果进行系统评价，以决定是否同意其申请的过程。

医疗器械备案，是指医疗器械备案人向药品监督管理部门提交备案资料，药品监督管理部门对提交的备案资料存档备查的过程。

2. 分类管理 根据《医疗器械监督管理条例》的规定，第一类医疗器械实行产品备案管理，第二类、第三类医疗器械实行产品注册管理。

第一类医疗器械产品备案和申请第二类、第三类医疗器械产品注册，应当提交下列资料：①产品风险分析资料；②产品技术要求；③产品检验报告；④临床评价资料；⑤产品说明书及标签样稿；⑥与产品研制、生产有关的质量管理体系文件；⑦证明产品安全、有效所需的其他资料。医疗器械注册申请人、备案人应当对所提交资料的真实性负责。

第一类医疗器械产品备案，由备案人向所在地设区的市级人民政府药品监督管理部门提交备案资料。其中，产品检验报告可以是备案人的自检报告。临床评价资料不包括临床试验报告，可以是通过文献、同类产品临床使用获得的数据证明该医疗器械安全、有效的资料。向我国境内出口第一类医疗器械的境外生产企业，由其在我国境内设立的代表机构或者指定我国境内的企业法人作为代理人，向国务院药品监督管理部门提交备案资料和备案人所在国（地区）主管部门准许该医疗器械上市销售的证明文件。备案资料载明的事项发生变化的，应当向原备案部门变更备案。

申请第二类医疗器械产品注册，注册申请人应当向所在地省、自治区、直辖市人民政府药品监督管理部门提交注册申请资料；申请第三类医疗器械产品注册，注册申请人应当向国务院药品监督管理部门提交注册申请资料；向我国境内出口第二类、第三类医疗器械的境外生产企业，应当由其在我国境内设立的代表机构或者指定我国境内的企业法人作为代理人，向国务院药品监督管理部门提交注册申请资料和注册申请人所在国（地区）主管部门准许该医疗器械

NOTE

上市销售的证明文件。第二类、第三类医疗器械产品注册申请资料中的产品检验报告应当是医疗器械检验机构出具的检验报告。临床评价资料应当包括临床试验报告，但按规定免于进行临床试验的医疗器械除外。

（二）医疗器械注册审批

1. 注册审批程序 受理注册申请的药品监督管理部门应当自受理之日起 3 个工作日内将注册申报资料转交技术审评机构。技术审评机构应当在 60 个工作日内完成第二类医疗器械注册的技术审评工作，在 90 个工作日内完成第三类医疗器械注册的技术审评工作。需要外聘专家审评、药械组合产品需与药品审评机构联合审评的，所需时间不计算在内。技术审评机构应当将所需时间书面告知申请人。药品监督管理部门在组织产品技术审评时可以调阅原始研究资料，并组织对申请人进行与产品研制、生产有关的质量管理体系核查。

受理注册申请的药品监督管理部门应当在技术审评结束后 20 个工作日内做出决定。对符合安全、有效要求的，准予注册，自做出审批决定之日起 10 个工作日内发给医疗器械注册证，经过核准的产品技术要求以附件形式发给申请人。对不予注册的，应当书面说明理由，并同时告知申请人享有申请复审和依法申请行政复议或者提起行政诉讼的权利。

2. 不予注册 对于已受理的注册申请，有下列情形之一的，药品监督管理部门做出不予注册的决定，并告知申请人：①申请人对拟上市销售医疗器械的安全性、有效性进行的研究及其结果无法证明产品安全、有效的；②注册申报资料虚假的；③注册申报资料内容混乱、矛盾的；④注册申报资料的内容与申报项目明显不符的；⑤不予注册的其他情形。

3. 变更注册 已注册的第二类、第三类医疗器械，医疗器械注册证及其附件载明的内容发生变化，注册人应当向原注册部门申请注册变更，并按照相关要求提交申报资料。产品名称、型号、规格、结构及组成、适用范围、产品技术要求、进口医疗器械生产地址等发生变化的，注册人应当向原注册部门申请许可事项变更。注册人名称和住所、代理人名称和住所发生变化的，注册人应当向原注册部门申请登记事项变更。境内医疗器械生产地址变更的，注册人应当在相应的生产许可变更后办理注册登记事项变更。

4. 延续注册 医疗器械注册证有效期为 5 年。有效期届满需要延续注册的，应当在有效期届满前 6 个月向原注册部门提出延续注册的申请。有下列情形之一的，不予延续注册：①注册人未在规定期限内提出延续注册申请的；②医疗器械强制性标准已经修订，该医疗器械不能达到新要求的；③对用于治疗罕见疾病，以及应对突发公共卫生事件急需的医疗器械，未在规定期限内完成医疗器械注册证载明事项的。除以上情形外，接到延续注册申请的药品监督管理部门应当在医疗器械注册证有效期届满前做出准予延续的决定。逾期未作决定的，视为准予延续。

二、医疗器械临床试验

（一）概述

1. 概念 医疗器械临床试验，是指在经资质认定的医疗器械临床试验机构中，对拟申请注册的医疗器械在正常使用条件下的安全性和有效性进行确认或者验证的过程。包括临床试验的方案设计、实施、监查、核查、检查，以及数据的采集、记录，分析总结和报告等。

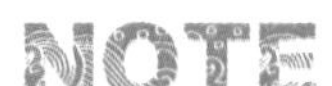

第二类、第三类医疗器械新产品，应当按规定经批准后进行临床试用。生产第二类、第三

类医疗器械，应当通过临床验证。省、自治区、直辖市药品监督管理部门负责审批本行政区域内的第二类医疗器械的临床试用或者临床验证。国务院药品监督管理部门负责审批第三类医疗器械临床试用和临床验证。

为了加强对医疗器械临床试验的管理，维护医疗器械临床试验过程中受试者权益，保证医疗器械临床试验过程规范，结果真实、科学、可靠和可追溯，《医疗器械临床试验质量管理规范》对医疗器械临床试验的原则、范围等做出明确规定。

2. 医疗器械临床试验的原则　医疗器械临床试验应当遵循依法原则、伦理原则和科学原则。

3. 医疗器械临床试验的范围　医疗器械临床试验的范围包括临床试验的方案设计、实施、监查、核查、检查，以及数据的采集、记录，分析总结和报告等。

4. 医疗器械临床试验的前提条件　临床试验前，申办者应当做好如下几点：①完成试验用医疗器械的临床前研究，包括产品设计（结构组成、工作原理和作用机理、预期用途，以及适用范围、适用的技术要求）、质量检验、动物试验，以及风险分析等，且结果应当能够支持该项临床试验。质量检验结果包括自检报告和具有资质的检验机构出具的 1 年内的产品注册检验合格报告；②准备充足的试验用医疗器械。试验用医疗器械的研制应当符合适用的医疗器械质量管理体系相关要求；③应当与临床试验机构和研究者就试验设计、试验质量控制、试验中的职责分工、申办者承担的临床试验相关费用，以及试验中可能发生的伤害处理原则等达成书面协议；④应当向所在地省、自治区、直辖市药品监督管理部门备案。

（二）医疗器械临床试验机构

医疗器械临床试验机构，是指经国务院药品监督管理部门会同国家卫生计生委认定的承担医疗器械临床试验的医疗机构。

医疗器械临床试验应当在两个或者两个以上医疗器械临床试验机构中进行。所选择的试验机构应当是经资质认定的医疗器械临床试验机构，且设施和条件应当满足安全有效地进行临床试验的需要。研究者应当具备承担该项临床试验的专业特长、资格和能力，并经过培训。

负责临床试验的研究者应当具备下列条件：①在该临床试验机构中具有副主任医师、副教授、副研究员等副高级以上相关专业技术职称和资质；②具有试验用医疗器械所要求的专业知识和经验，必要时应当经过有关培训；③熟悉申办者要求和其所提供的与临床试验有关的资料、文献；④有能力协调、支配和使用进行该项试验的人员和设备，且有能力处理试验用医疗器械发生的不良事件和其他关联事件；⑤熟悉国家有关法律、法规，以及《医疗器械临床试验质量管理规范》。

（三）医疗器械临床试验受试者权益保障

医疗器械临床试验应当遵循《世界医学大会赫尔辛基宣言》确定的伦理准则。伦理审查与知情同意是保障受试者权益的主要措施。参与临床试验的各方应当按照试验中各自的职责承担相应的伦理责任。

1. 伦理审查　临床试验前，申办者应当通过研究者和临床试验机构的医疗器械临床试验管理部门向伦理委员会提交下列文件：①临床试验方案；②研究者手册；③知情同意书文本和其他任何提供给受试者的书面材料；④招募受试者和向其宣传的程序性文件；⑤病例报告表文本；⑥自检报告和产品注册检验报告；⑦研究者简历、专业特长、能力、接受培训和其他能够

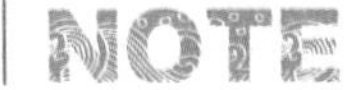

证明其资格的文件；⑧临床试验机构的设施和条件能够满足试验的综述；⑨试验用医疗器械的研制符合适用的医疗器械质量管理体系相关要求的声明；⑩与伦理审查相关的其他文件。伦理委员会应当秉承伦理和科学的原则，审查和监督临床试验的实施。

在临床试验过程中发生下列情况之一的，研究者应当及时向临床试验机构的医疗器械临床试验管理部门报告，并经其及时通报申办者、报告伦理委员会：①严重不良事件；②进度报告，包括安全性总结和偏离报告；③对伦理委员会已批准文件的任何修订，不影响受试者权益、安全和健康，或者与临床试验目的或终点不相关的非实质性改变无须事前报告，但事后应当书面告知；④暂停、终止或者暂停后请求恢复临床试验；⑤影响受试者权益、安全和健康或者临床试验科学性的临床试验方案偏离，包括请求偏离和报告偏离。

2. 知情同意 在受试者参与临床试验前，研究者应当充分向受试者或者无民事行为能力人、限制民事行为能力人的监护人说明临床试验的详细情况，包括已知的、可以预见的风险和可能发生的不良事件等。经充分和详细解释后由受试者或者其监护人在知情同意书上签署姓名和日期，研究者也需在知情同意书上签署姓名和日期。

知情同意书一般应当包括下列内容，以及对事项的说明：①研究者的姓名及相关信息；②临床试验机构的名称；③试验名称、目的、方法、内容；④试验过程、期限；⑤试验的资金来源、可能的利益冲突；⑥预期受试者可能的受益和已知的、可以预见的风险，以及可能发生的不良事件；⑦受试者可以获得的替代诊疗方法，以及其潜在受益和风险的信息；⑧需要时，说明受试者可能被分配到试验的不同组别；⑨受试者参加试验应当是自愿的，且在试验的任何阶段有权退出而不会受到歧视或者报复，其医疗待遇与权益不受影响；⑩告知受试者参加试验的个人资料属于保密，但伦理委员会、食品药品监督管理部门、卫生计生主管部门或者申办者在工作需要时按照规定程序可以查阅受试者参加试验的个人资料；⑪如发生与试验相关的伤害，受试者可以获得治疗和经济补偿；⑫受试者在试验期间可以随时了解与其有关的信息资料；⑬受试者在试验期间可能获得的免费诊疗项目和其他相关补助。

知情同意书应当采用受试者或者监护人能够理解的语言和文字。知情同意书不应当含有会引起受试者放弃合法权益，以及免除临床试验机构和研究者、申办者或者其代理人应当负责任的内容。

第三节 医疗器械生产、经营与使用

一、医疗器械生产管理

（一）开办医疗器械生产企业的条件

开办医疗器械生产企业应当符合国家医疗器械行业发展规划和产业政策。从事医疗器械生产，应当具备以下条件：①有与生产的医疗器械相适应的生产场地、环境条件、生产设备，以及专业技术人员；②有对生产的医疗器械进行质量检验的机构或者专职检验人员，以及检验设备；③有保证医疗器械质量的管理制度；④有与生产的医疗器械相适应的售后服务能力；⑤符合产品研制、生产工艺文件规定的要求。

NOTE

开办第二类医疗器械生产企业必须具备以下条件：①企业的生产、质量和技术负责人应当具有与所生产医疗器械相适应的专业能力，并掌握国家有关医疗器械监督管理的法律、法规和规章，以及相关产品质量、技术的规定；②企业内初级以上职称或者中专以上学历的技术人员占职工总数的比例应当与所生产产品的要求相适应；③企业内应当具有与所生产产品及生产规模相适应的生产设备，生产、仓储场地和环境；④企业应当设立质量检验机构，并具备与所生产品种和生产规模相适应的质量检验能力；⑤企业应当保存与医疗器械生产和经营有关的法律、法规、规章和相关的技术标准。

开办第三类医疗器械生产企业，除应当符合上述要求外，还应当同时具备以下条件：①符合质量管理体系要求的内审员不少于两名；②相关专业中级以上职称或者大专以上学历的专职技术人员不少于两名。

（二）开办医疗器械生产企业的备案与审批

开办第一类医疗器械生产企业的，应当在领取营业执照后30日内，向所在地设区的市级药品监督管理部门提出备案申请，提交备案企业持有的生产医疗器械的备案凭证复印件和相关资料。药品监督管理部门应当当场对企业提交资料的完整性进行核对，符合规定条件的予以备案，发给第一类医疗器械生产备案凭证。

开办第二类、第三类医疗器械生产企业，应当向企业所在地省、自治区、直辖市药品监督管理部门提出申请，并按要求提交相关资料。省、自治区、直辖市药品监督管理部门应当自受理之日起30个工作日内对申请资料进行审核，并按照医疗器械生产质量管理规范的要求开展现场核查。符合规定条件的，依法做出准予许可的书面决定，并于10个工作日内发给《医疗器械生产许可证》。不符合规定条件的，做出不予许可的书面决定，并说明理由。

医疗器械生产许可申请直接涉及申请人与他人之间重大利益关系的，药品监督管理部门应当告知申请人、利害关系人依照法律、法规，以及国务院药品监督管理部门的有关规定享有申请听证的权利。在对医疗器械生产许可进行审查时，药品监督管理部门认为涉及公共利益的重大许可事项，应当向社会公告，并举行听证。

《医疗器械生产企业许可证》主要载明许可证编号、企业名称、法定代表人、企业负责人、注册地址、生产地址、生产范围、发证机关、发证日期和有效期限等事项。任何单位或者个人不得涂改、倒卖、出租、出借或者以其他形式非法转让《医疗器械生产企业许可证》。《医疗器械生产企业许可证》有效期为5年，有效期届满需要继续生产的，医疗器械生产企业应当在有效期届满前6个月，向原发证机关提出换发《医疗器械生产企业许可证》的申请，按规定办理换证手续。

（三）医疗器械使用说明书和标签管理

医疗器械说明书，是指由医疗器械注册人或者备案人制作，随产品提供给用户，涵盖该产品安全有效的基本信息，用以指导正确安装、调试、操作、使用、维护、保养的技术文件；医疗器械标签，是指在医疗器械或者其包装上附有的用于识别产品特征和标明安全警示等信息的文字说明及图形、符号。

医疗器械说明书、标签应当标明下列事项：①通用名称、型号、规格；②生产企业的名称和住所、生产地址及联系方式；③产品技术要求的编号；④生产日期和使用期限或者失效日期；⑤产品性能、主要结构、适用范围；⑥禁忌、注意事项，以及其他需要警示或者提示的内容；⑦安装和使用说明或者图示；⑧维护和保养方法，特殊储存条件、方法；⑨产品技术要求规定应当标明的其他内容。

医疗器械说明书、标签必须符合下列规定：①内容应当科学、真实、完整、准确，并与产品特性相一致；②内容应当与经注册或者备案的相关内容一致；③标签的内容应当与说明书有关内容相符合；④医疗器械最小销售单元应当附有说明书；⑤文字内容必须使用中文，可以附加其他文种，但应当以中文表述为准。

医疗器械说明书、标签和包装标识不得有下列内容：①含有“疗效最佳”“保证治愈”“包治”“根治”“即刻见效”“完全无毒副作用”等表示功效的断言或者保证的；②含有“最高技术”“最科学”“最先进”“最佳”等绝对化语言和表示的；③说明治愈率或者有效率的；④与其他企业产品的功效和安全性相比较的；⑤含有“保险公司保险”“无效退款”等承诺性语言的；⑥利用任何单位或者个人的名义、形象作证明或者推荐的；⑦含有误导性说明，含有使人感到已经患某种疾病，或者使人误解不使用该医疗器械会患某种疾病或加重病情的表述的；⑧法律、法规规定禁止的其他内容。

（四）医疗器械生产监督管理

医疗器械生产监督管理，是指药品监督管理部门依法对医疗器械生产条件和生产过程进行审查、许可和监督检查等管理活动。

1. 重点监督检查 省、自治区、直辖市药品监督管理部门应当编制本行政区域的医疗器械生产企业监督检查计划，确定医疗器械监管的重点、检查频次和覆盖率，并监督实施。医疗器械生产监督检查应当检查医疗器械生产企业执行法律、法规、规章、规范、标准等要求的情况，并对下列事项进行重点监督检查：①医疗器械生产企业是否按照经注册或者备案的产品技术要求组织生产；②医疗器械生产企业的质量管理体系是否保持有效运行；③ 医疗器械生产经营企业的生产经营条件是否持续符合法定要求。

2. 飞行检查 对投诉举报或者其他信息显示，以及日常监督检查发现可能存在产品安全隐患的医疗器械生产企业，或者有不良行为记录的医疗器械生产企业，药品监督管理部门可以实施飞行检查。

3. 责任约谈 有下列情形之一的，药品监督管理部门可以对医疗器械生产企业的法定代表人或者企业负责人进行责任约谈：①生产存在严重安全隐患的；②生产产品因质量问题被多次举报投诉或者媒体曝光的；③信用等级评定为不良信用企业的；④药品监督管理部门认为有必要开展责任约谈的其他情形。

4. 信用档案 地方各级药品监督管理部门应当根据医疗器械生产企业监督管理的有关记录，对医疗器械生产企业进行信用评价，建立信用档案。对有不良信用记录的企业，应当增加检查频次。对列入“黑名单”的企业，按照国务院药品监督管理部门的相关规定执行。

二、医疗器械经营管理

（一）从事医疗器械经营活动的条件与审批

1. 医疗器械经营分类管理 按照医疗器械风险程度，医疗器械经营实施分类管理。经营第一类医疗器械不需许可和备案，经营第二类医疗器械实行备案管理，经营第三类医疗器械实行许可管理。

NOTE

2. 从事医疗器械经营活动的条件 申请《医疗器械经营许可证》，应当具备下列条件，并通过药品监督管理部门的检验查收：①具有与经营范围和经营规模相适应的质量管理机构或者质量管理人员，质量管理人员应当具有国家认可的相关专业学历或者职称；②具有与经营范围和经营规模相适应的经营、贮存场所；③具有与经营范围和经营规模相适应的贮存条件，全部委托其他医疗器械经营企业贮存的可以不设立库房；④具有与经营的医疗器械相适应的质量管理制度；⑤具备与经营的医疗器械相适应的专业指导、技术培训和售后服务的能力，或者约定由相关机构提供技术支持。

从事第三类医疗器械经营的企业还应当具有符合医疗器械经营质量管理要求的计算机信息管理系统，保证经营的产品可追溯。鼓励从事第一类、第二类医疗器械经营的企业建立符合医疗器械经营质量管理要求的计算机信息管理系统。

3. 从事医疗器械经营活动的审批 从事第二类医疗器械经营的，由经营企业向所在地设区的市级人民政府药品监督管理部门备案。药品监督管理部门应当当场对企业提交资料的完整性进行核对，符合规定的予以备案，发给第二类医疗器械经营备案凭证。设区的市级药品监督管理部门应当在医疗器械经营企业备案之日起3个月内，按照医疗器械经营质量管理规范的要求对第二类医疗器械经营企业开展现场核查。

从事第三类医疗器械经营的，经营企业应当向所在地设区的市级人民政府药品监督管理部门申请经营许可。受理申请药品监督管理部门应当自受理之日起30个工作日内对申请资料进行审核，并按照医疗器械经营质量管理规范的要求开展现场核查。符合规定条件的，依法做出准予许可的书面决定，并于10个工作日内发给《医疗器械经营许可证》；不符合规定条件的，做出不予许可的书面决定，并说明理由。

《医疗器械经营许可证》有效期为5年。有效期届满需要延续的，医疗器械经营企业应当在有效期届满前6个月，向原发证部门提出《医疗器械经营许可证》延续申请。

（二）经营质量管理

《医疗器械经营质量管理规范》是医疗器械经营质量管理的基本要求，由国务院药品监督管理部门制定，适用于所有从事医疗器械经营活动的经营者。企业应当依据《医疗器械经营质量管理规范》建立和执行覆盖医疗器械经营全过程的质量管理制度，并采取有效的质量控制措施，保障经营过程中的质量安全；根据经营范围和经营规模建立相应的质量管理记录。

医疗器械经营企业、使用单位购进医疗器械，应当查验供货者的资质和医疗器械的合格证明文件，建立进货查验记录制度；从事第二类、第三类医疗器械批发业务，以及第三类医疗器械零售业务的经营企业，还应当建立销售记录制度。运输、贮存医疗器械，应当符合医疗器械说明书和标签标示的要求；对温度、湿度等环境条件有特殊要求的，应当采取相应措施，保证医疗器械的安全、有效。

进货查验记录和销售记录信息应当真实、准确、完整。从事医疗器械批发业务的企业，其购进、贮存、销售等记录应当符合可追溯要求。进货查验记录和销售记录应当保存至医疗器械有效期后2年；无有效期的，不得少于5年。植入类医疗器械查验记录和销售记录应当永久保存。

三、医疗器械使用管理

医疗器械使用单位，是指使用医疗器械为他人提供医疗等技术服务的机构，包括取得医疗

NOTE

机构执业许可证的医疗机构，取得计划生育技术服务执业许可证的计划生育技术服务机构，以及依法不需要取得医疗机构执业许可证的血站、单采血浆站、康复辅助器具适配机构等。

医疗器械使用单位应当建立医疗器械使用前质量检查制度。在使用医疗器械前，应当按照产品说明书的有关要求进行检查。使用无菌医疗器械前，应当检查直接接触医疗器械的包装及其有效期限。包装破损、标示不清、超过有效期限或者可能影响使用安全、有效的，不得使用。对重复使用的医疗器械，应当按照国务院卫生计生主管部门制定的消毒和管理的规定进行处理。一次性使用的医疗器械不得重复使用，对使用过的应当按照国家有关规定销毁并记录。

医疗器械使用单位对需要定期检查、检验、校准、保养、维护的医疗器械，应当按照产品说明书的要求进行检查、检验、校准、保养、维护并予以记录，及时进行分析、评估，确保医疗器械处于良好状态，保障使用质量；对使用期限长的大型医疗器械，应当逐台建立使用档案，记录其使用、维护、转让、实际使用时间等事项。记录保存期限不得少于医疗器械规定使用期限终止后5年。

发现使用的医疗器械存在安全隐患的，医疗器械使用单位应当立即停止使用，并通知生产企业或者其他负责产品质量的机构进行检修；经检修仍不能达到使用安全标准的医疗器械，不得继续使用。

第四节　不良事件的处理与医疗器械的召回

一、医疗器械不良事件

（一）医疗器械不良事件的概念

医疗器械不良事件，是指获准上市的、合格的医疗器械在正常使用的情况下发生的，导致或可能导致人体伤害的任何与医疗器械预期使用效果无关的有害事件。医疗器械不良事件主要是由于产品的设计缺陷、已经注册审核的使用说明书不准确或不充分等原因造成的，但其产品的质量是合格的。

（二）医疗器械不良事件监测

医疗器械不良事件监测，是指对医疗器械不良事件的发现、报告、评价和控制的过程。医疗器械不良事件监测工作包括报告的收集、汇总、分析、调查、核实、评价和反馈等环节。

任何医疗器械在临床应用过程中，都可能因为当时科技水平的制约、实验条件的限制等因素，存在一些不可预见的缺陷。只有通过不良事件的有效监测，对事件本身进行科学的分析和总结，才能及时采取适宜、有效的措施，保证医疗器械使用的安全有效，促进企业不断改进产品质量。医疗器械不良事件监测旨在通过对医疗器械使用过程中出现的可疑不良事件进行收集、报告、分析和评价，对存在安全隐患的医疗器械采取有效的控制，防止医疗器械严重不良事件的重复发生和蔓延，保障公众用械安全。2008年12月29日，国家食品药品监督管理局和卫生部联合发布了《医疗器械不良事件监测和再评价管理办法（试行）》，明确了医疗器械不良反应监测的具体要求。

NOTE

报告医疗器械不良事件遵循可疑即报的原则。医疗器械生产经营企业、使用单位应当对所生产经营或者使用的医疗器械开展不良事件监测；发现医疗器械不良事件或者可疑不良事件，应向所在地省、自治区、直辖市医疗器械不良事件监测技术机构报告。其中，导致死亡的事件于发现或者知悉之日起5个工作日内，导致严重伤害、可能导致严重伤害或死亡的事件于发现或者知悉之日起15个工作日内报告。医疗器械生产经营企业和使用单位在向所在地省、自治区、直辖市医疗器械不良事件监测技术机构报告的同时，应当告知相关医疗器械生产企业。

目前，我国医疗器械不良事件监测信息的发布形式主要有《医疗器械不良事件监测信息通报》《医疗器械警戒快讯》。《医疗器械不良事件信息通报》是监督管理部门面向社会公开发布的及时反馈有关医疗器械安全隐患的主要方式，旨在提示医疗器械生产、经营企业和医疗机构注意被通报的医疗器械品种的安全性隐患，并为监督管理部门、卫生行政部门的监督管理和医疗机构、患者的安全用械提供参考；《医疗器械警戒快讯》是及时传递国际医疗器械安全信息的主要方式，旨在对国内上市的医疗器械提出警示，提醒生产企业及时采取相应的纠正措施；提醒医疗机构与用户在使用中引以为戒，从而避免潜在伤害事件的发生。

（三）医疗器械再评价和结果处理

医疗器械再评价，是指对获准上市的医疗器械的安全性、有效性进行重新评价，并实施相应措施的过程。

医疗器械生产企业是医疗器械再评价的主体，应根据医疗器械产品的技术结构、质量体系等要求设定医疗器械再评价启动条件、评价程序和方法；根据开展再评价的结论，必要时应当依据医疗器械注册相关规定履行注册手续。有下列情形之一的，省级以上药品监督管理部门应当对已经注册的医疗器械组织开展再评价：①根据科学研究的发展，对医疗器械的安全、有效认识上的改变的；②医疗器械不良事件监测、评估结果表明医疗器械可能存在缺陷的；③国务院药品监督管理部门规定的其他需要进行再评价的情形。

再评价结果表明已注册的医疗器械不能保证安全、有效的，由原发证部门注销医疗器械注册证，并向社会公布。被注销医疗器械注册证的医疗器械不得生产、进口、经营、使用。

二、医疗器械召回

（一）医疗器械召回的概念与分级

1. 医疗器械召回的概念　是指医疗器械生产企业按照规定的程序对其已经上市销售的存在缺陷的某一类别、型号或者批次的产品，采取警示、检查、修理、重新标签、修改并完善说明书、软件升级、替换、收回、销毁等方式消除缺陷的行为。这里所称缺陷是指医疗器械在正常使用情况下存在可能危及人体健康和生命安全的不合理的风险。

2. 医疗器械召回的分级　根据医疗器械缺陷的严重程度，医疗器械召回分为：

一级召回：使用该医疗器械可能或者已经引起严重健康危害的。

二级召回：使用该医疗器械可能或者已经引起暂时的或者可逆的健康危害的。

三级召回：使用该医疗器械引起危害的可能性较小但仍需要召回的。

（二）医疗器械召回的方式和要求

医疗器械的召回包括生产企业的主动召回和监督管理部门的责令召回。

1. 主动召回　医疗器械生产企业按照《医疗器械召回管理办法（试行）》的要求进行调查

评估后，发现医疗器械存在缺陷的，应当立即决定召回。进口医疗器械的境外制造厂商在境外实施医疗器械召回的，应当通知其在中国境内指定的代理人及时报告国务院药品监督管理部门；在境内进行召回的，由其在中国境内指定的代理人按照规定负责具体实施。

医疗器械生产企业做出医疗器械召回决定的，有关医疗器械经营企业、使用单位或者告知使用者的通知时间期限：一级召回为1日内，二级召回为3日内，三级召回为7日内。

药品监督管理部门可以根据实际情况组织专家对医疗器械生产企业提交的召回计划进行评估，认为医疗器械生产企业所采取的措施不能有效消除缺陷的，应当要求医疗器械生产企业采取提高召回等级、扩大召回范围、缩短召回时间或者改变召回产品的处理方式等更为有效的措施。

2. 责令召回 药品监督管理部门经过调查评估，认为存在《医疗器械召回管理办法（试行）》所称的缺陷，医疗器械生产企业应当召回医疗器械而未主动召回的，应当责令医疗器械生产企业召回医疗器械。必要时，药品监督管理部门应当要求医疗器械生产企业、经营企业、使用单位立即暂停销售或者使用、告知使用者立即暂停使用该医疗器械。

（三）召回医疗器械的后续处理

医疗器械生产企业应当按照《医疗器械召回管理办法（试行）》的规定向药品监督管理部门报告医疗器械召回的相关情况，进行召回医疗器械的后续处理。药品监督管理部门应当按照规定对医疗器械生产企业提交的医疗器械召回总结报告进行审查，并对召回效果进行评价，及时通报同级卫生行政部门。经审查和评价，认为召回不彻底，尚未有效消除缺陷的，药品监督管理部门应当要求医疗器械生产企业重新召回。

第五节 法律责任

一、医疗器械生产企业、经营企业、使用管理的法律责任

（一）违法从事医疗器械生产、经营、使用活动的法律责任

有下列情形之一的，由县级以上人民政府药品监督管理部门没收违法所得、违法生产经营的医疗器械和用于违法生产经营的工具、设备、原材料等物品；违法生产经营的医疗器械货值金额不足1万元的，并处5万元以上10万元以下罚款；货值金额1万元以上的，并处货值金额10倍以上20倍以下罚款；情节严重的，5年内不受理相关责任人及企业提出的医疗器械许可申请：①生产、经营未取得医疗器械注册证的第二类、第三类医疗器械的；②未经许可从事第二类、第三类医疗器械生产活动的；③未经许可从事第三类医疗器械经营活动的。有上述第一项情形、情节严重的，由原发证部门吊销医疗器械生产许可证或者医疗器械经营许可证。

有下列情形之一的，由县级以上人民政府药品监督管理部门责令改正，没收违法生产、经营或者使用的医疗器械；违法生产、经营或者使用的医疗器械货值金额不足1万元的，并处2万元以上5万元以下罚款；货值金额1万元以上的，并处货值金额5倍以上10倍以下罚款；情节严重的，责令停产停业，直至由原发证部门吊销医疗器械注册证、医疗器械生产许可证、医

NOTE

疗器械经营许可证：①生产、经营、使用不符合强制性标准或者不符合经注册或者备案的产品技术要求的医疗器械的；②医疗器械生产企业未按照经注册或者备案的产品技术要求组织生产，或者未依照本条例规定建立质量管理体系并保持有效运行的；③经营、使用无合格证明文件、过期、失效、淘汰的医疗器械，或者使用未依法注册的医疗器械的；④药品监督管理部门责令其依照《医疗器械监督管理条例》规定实施召回或者停止经营后，仍拒不召回或者停止经营医疗器械的；⑤委托不具备《医疗器械监督管理条例》规定条件的企业生产医疗器械，或者未对受托方的生产行为进行管理的。

有下列情形之一的，由县级以上人民政府药品监督管理部门责令改正，处1万元以上3万元以下罚款；情节严重的，责令停产停业，直至由原发证部门吊销医疗器械生产许可证、医疗器械经营许可证：①医疗器械生产企业的生产条件发生变化、不再符合医疗器械质量管理体系要求，未依照《医疗器械监督管理条例》规定整改、停止生产、报告的；②生产、经营说明书、标签不符合《医疗器械监督管理条例》规定的医疗器械的；③未按照医疗器械说明书和标签标示要求运输、贮存医疗器械的；④转让过期、失效、淘汰或者检验不合格的在用医疗器械的。

有下列情形之一的，由县级以上人民政府药品监督管理部门和卫生计生主管部门依据各自职责责令改正，给予警告；拒不改正的，处5000元以上2万元以下罚款；情节严重的，责令停产停业，直至由原发证部门吊销医疗器械生产许可证、医疗器械经营许可证：①医疗器械生产企业未按照要求提交质量管理体系自查报告的；②医疗器械经营企业、使用单位未依照《医疗器械监督管理条例》规定建立并执行医疗器械进货查验记录制度的；③从事第二类、第三类医疗器械批发业务以及第三类医疗器械零售业务的经营企业未依照《医疗器械监督管理条例》规定建立并执行销售记录制度的；④对重复使用的医疗器械，医疗器械使用单位未按照消毒和管理的规定进行处理的；⑤医疗器械使用单位重复使用一次性使用的医疗器械，或者未按照规定销毁使用过的一次性使用的医疗器械的；⑥对需要定期检查、检验、校准、保养、维护的医疗器械，医疗器械使用单位未按照产品说明书要求检查、检验、校准、保养、维护并予以记录，及时进行分析、评估，确保医疗器械处于良好状态的；⑦医疗器械使用单位未妥善保存购入第三类医疗器械的原始资料，或者未按照规定将大型医疗器械以及植入和介入类医疗器械的信息记载到病历等相关记录中的；⑧医疗器械使用单位发现使用的医疗器械存在安全隐患未立即停止使用、通知检修，或者继续使用经检修仍不能达到使用安全标准的医疗器械的；⑨医疗器械生产经营企业、使用单位未依照《医疗器械监督管理条例》规定开展医疗器械不良事件监测，未按照要求报告不良事件，或者对医疗器械不良事件监测技术机构、药品监督管理部门开展的不良事件调查不予配合的。

（二）违反医疗器械许可证管理的法律责任

提供虚假资料或者采取其他欺骗手段取得医疗器械注册证、医疗器械生产许可证、医疗器械经营许可证、广告批准文件等许可证件的，由原发证部门撤销已经取得的许可证件，并处5万元以上10万元以下罚款，5年内不受理相关责任人及企业提出的医疗器械许可申请。

伪造、变造、买卖、出租、出借相关医疗器械许可证件的，由原发证部门予以收缴或者吊销，没收违法所得；违法所得不足1万元的，处1万元以上3万元以下罚款；违法所得1万元

NOTE

以上的，处违法所得3倍以上5倍以下罚款；构成违反治安管理行为的，由公安机关依法予以治安管理处罚。

（三）违反医疗器械备案管理的法律责任

未依照《医疗器械监督管理条例》规定备案的，由县级以上人民政府药品监督管理部门责令限期改正；逾期不改正的，向社会公告未备案单位和产品名称，可以处1万元以下罚款。

备案时提供虚假资料的，由县级以上人民政府药品监督管理部门向社会公告备案单位和产品名称；情节严重的，直接责任人员5年内不得从事医疗器械生产经营活动。

二、医疗器械临床试验机构以及检测机构的法律责任

违反《医疗器械监督管理条例》规定开展医疗器械临床试验的，由县级以上人民政府药品监督管理部门责令改正或者立即停止临床试验，可以处5万元以下罚款；造成严重后果的，依法对直接负责的主管人员和其他直接责任人员给予降级、撤职或者开除的处分；有医疗器械临床试验机构资质的，由授予其资质的主管部门撤销医疗器械临床试验机构资质，5年内不受理其资质认定申请。

医疗器械临床试验机构出具虚假报告的，由授予其资质的主管部门撤销医疗器械临床试验机构资质，10年内不受理其资质认定申请；由县级以上人民政府药品监督管理部门处5万元以上10万元以下罚款；有违法所得的，没收违法所得；对直接负责的主管人员和其他直接责任人员，依法给予撤职或者开除的处分。

医疗器械检验机构出具虚假检验报告的，由授予其资质的主管部门撤销检验资质，10年内不受理其资质认定申请；处5万元以上10万元以下罚款；有违法所得的，没收违法所得；对直接负责的主管人员和其他直接责任人员，依法给予撤职或者开除的处分；受到开除处分的，自处分决定之日起10年内不得从事医疗器械检验工作。

三、违反医疗器械广告管理的法律责任

违反《医疗器械监督管理条例》规定，发布未取得批准文件的医疗器械广告，未事先核实批准文件的真实性即发布医疗器械广告，或者发布广告内容与批准文件不一致的医疗器械广告的，由工商行政管理部门依照有关广告管理的法律、行政法规的规定给予处罚。

篡改经批准的医疗器械广告内容的，由原发证部门撤销该医疗器械的广告批准文件，2年内不受理其广告审批申请。

发布虚假医疗器械广告的，由省级以上人民政府药品监督管理部门决定暂停销售该医疗器械，并向社会公布；仍然销售该医疗器械的，由县级以上人民政府药品监督管理部门没收违法销售的医疗器械，并处2万元以上5万元以下罚款。

四、药品监督管理部门的法律责任

违反《医疗器械监督管理条例》规定，县级以上人民政府药品监督管理部门或者其他有关部门不履行医疗器械监督管理职责或者滥用职权、玩忽职守、徇私舞弊的，由监察机关或者任免机关对直接负责的主管人员和其他直接责任人员依法给予警告、记过或者记大过的处分；

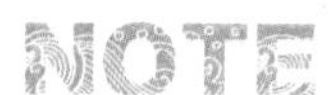

造成严重后果的，给予降级、撤职或者开除的处分。

【思考题】

1. 如何看待一次性高值医疗耗材重复使用的问题？
2. 如何保障医疗器械临床试验受试者的权益？
3. 如何对医疗器械不良事件进行监测？

第十三章　食品安全法律制度

第一节　概述

一、食品安全的概念

（一）食品

食品，是指各种供人食用或者饮用的成品和原料，以及按照传统既是食品又是药品的物品，但不包括以治疗为目的的物品。食品作为人类生存所需的基本物质，其基本属性应该包括：①具有一定的营养成分与营养价值；②在正常摄食条件下，不应对人体产生任何有害影响；③具有良好的感官性状，即色、香、味、外形及硬度等，符合人们长期形成的概念，即食品应当具有良好的营养性、安全性和感官特点。随着食品工业的发展，食品原料和食品资源越来越丰富，新出现了一些不以“营养”、“感官”为诉求的食品种类。在食品的上述三个属性中，安全性是唯一没有弹性、任何食品必须具备的基本特点。

（二）食品安全

“食品安全”是一个组合词汇，1984 年，世界卫生组织在题为《食品安全在卫生和发展中的作用》一文中，把食品安全等同于食品卫生，定义为：生产、加工、贮存、分配和制作食品过程中确保食品安全可靠，有益于健康，并且适合人类消费的各种必要条件和措施。

1997 年，世界卫生组织在《加强国家级食品安全性计划指南》中，将食品安全区别于食品卫生，表述为：食品（食物）的种植、养殖、加工、包装、贮藏、运输、销售、消费等活动符合国家强制标准和要求，不存在可能损害、威胁人体健康的有毒、有害物质，以及导致消费者病亡或者危及消费者及其后代的隐患。

我国《食品安全法》将食品安全定义为：食品无毒、无害，符合应当有的营养要求，对人体健康不造成任何急性、亚急性或者慢性危害。该定义强调了食品的基本属性，强调对人体健康的影响。

食品在满足基本属性的同时，被不可避免地通过环境、生产设备、操作人员、包装材料等带入一定的污染物，包括重金属污染、农药残留、生物性污染物、化学性污染物等，但这些污染物在食品中的含量是有限制的，即在食品安全国家标准规定范围之内。食品安全国家标准制定的根据就是按照通常的使用量和使用方法，不对人体产生急、慢性和蓄积毒性的科学数据。所以，对于食品安全的定义同样需要强调食品安全国家标准和风险评估的作用。

目前，对食品安全概念的理解上，国际社会已基本形成共识，即食品的种植、养殖、加工、包装、贮藏、运输、销售、消费等活动符合国家强制标准和要求，各环节中的危害经科学的风险评估确认不可能损害或威胁消费者及其后代的健康。

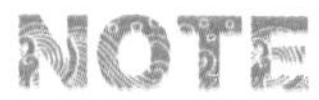

二、食品安全立法

“国以民为本，民以食为天”，食品安全关系到国家和社会的稳定发展，关系到公民的生命健康权利，因而我国一直重视食品安全的法制建设。新中国成立初期，卫生部颁布了《清凉饮料食品管理办法》《食用合成染料管理办法》等单项规章、标准。1964 年，国务院颁布了《食品卫生管理办法试行条例》。1979 年，国务院颁布了《食品卫生管理条例》。1982 年第五届全国人大常委会审议通过了《食品卫生法（试行)》。1995 年 10 月 30 日，第八届全国人大常委会第十六次会议审议通过了修订的《食品卫生法》。2003 年 8 月 14 日，卫生部制定并实施了《食品安全行动计划》。2004 年 9 月 1 日，国务院发布《关于进一步加强食品安全工作的决定》。2007 年 7 月 27 日，国务院颁布了《关于加强食品等产品安全监督管理的特别规定》，2008 年 10 月 9 日，又颁布了《乳品质量安全监督管理条例》。为了保证食品安全，保障公众身体健康和生命安全，2009 年 2 月 28 日，第十一届全国人大常委会第七次会议审议通过了《食品安全法》，自 2009 年 6 月 1 日起施行。

2009 年《食品安全法》实施后，监管体制、产业发展、科技进步等多方面发生了变化，为在法制建设中应对这些变化，2015 年 4 月 24 日，第十二届全国人大常委会第十四次会议对《食品安全法》进行了修订，自 2015 年 10 月 1 日起施行。此外，国家卫生计生委、国务院药品监督管理部门等以《食品安全法》为依据，公布了一系列与食品安全相关的法律规范性文件。至此，我国基本构建了以《食品安全法》为核心的食品安全法律体系，为食品安全监管提供了基本法律依据。

三、食品安全法的适用范围

在我国境内从事下列活动，应当遵守《食品安全法》的规定：①食品生产和加工（以下简称食品生产)，食品流通和餐饮服务（以下简称食品经营)；②食品添加剂的生产经营；③用于食品的包装材料、容器、洗涤剂、消毒剂和用于食品生产经营的工具、设备（以下简称食品相关产品）的生产经营；④食品生产经营者使用食品添加剂、食品相关产品；⑤食品的贮存和运输；⑥对食品、食品添加剂、食品相关产品的安全管理。

供食用的源于农业的初级产品（以下简称食用农产品）的质量安全管理，遵守《农产品质量安全法》的规定。但是，食用农产品的市场销售、有关质量安全标准的制定、有关安全信息的公布和本法对农业投入品做出规定的，应当遵守《食品安全法》的规定。

第二节　食品安全风险监测和评估

一、食品安全风险监测

（一）食品安全风险监测的概念

食品安全风险监测，是指通过系统和持续地收集食源性疾病、食品污染，以及食品中有害因素的监测数据及相关信息，进行综合分析和及时通报的活动。食品安全风险监测应包括食

NOTE

品、食品添加剂和食品相关产品。

食品安全风险监测是政府实施食品安全监督管理的重要手段，承担着为政府提供技术决策、技术服务和技术咨询的重要职能：①通过风险监测，了解我国食品安全整体状况，科学评价食品污染和食源性疾病对健康带来的危害及其造成的经济负担，为有效制定食品安全管理政策提供技术依据；②通过风险监测，了解掌握国家或地区特定食品及特定污染物的水平，掌握污染物的变化趋势，开展风险评估并适时制定修订食品安全标准，指导食品生产经营企业做好食品安全管理；③通过风险监测，从一个侧面反映一个地区食品安全监管工作的水平，指导确定监督抽检重点领域，评价干预措施效果，为政府食品安全监管提供科学信息；④通过风险监测，指导科学发布食品安全信息，客观评价并发布食品安全情况，科学宣传食品安全知识，维护人民群众的知情权，增强国内消费者信心，促进国际食品贸易发展。

（二）食品安全风险监测计划的制定

国家食品安全风险监测计划由国务院卫生行政部门会同国务院食品药品监督管理、质量监督等部门制定、实施。国务院食品药品监督管理部门和其他有关部门获知有关食品安全风险信息后，应当立即核实并向国务院卫生行政部门通报。对有关部门通报的食品安全风险信息，以及医疗机构报告的食源性疾病等有关疾病信息，国务院卫生行政部门应当会同国务院有关部门分析研究，认为必要的，及时调整国家食品安全风险监测计划。

省、自治区、直辖市人民政府卫生行政部门会同同级食品药品监督管理、质量监督等部门，根据国家食品安全风险监测计划，结合本行政区域的具体情况，制定、调整本行政区域的食品安全风险监测方案，报国务院卫生行政部门备案并实施。

根据《食品安全风险监测管理规定（试行）》的规定，国家食品安全风险监测应遵循优先选择原则，兼顾常规监测范围和年度重点，将以下情况作为优先监测的内容：①健康危害较大、风险程度较高，以及污染水平呈上升趋势的；②易于对婴幼儿、孕产妇、老年人、患者造成健康影响的；③流通范围广、消费量大的；④以往在国内导致食品安全事故或者受到消费者关注的；⑤已在国外导致健康危害，并有证据表明可能在国内存在的。

（三）食品安全风险监测计划的实施

承担食品安全风险监测工作的技术机构应当根据食品安全风险监测计划和监测方案开展监测工作，保证监测数据真实、准确，并按照食品安全风险监测计划和监测方案的要求报送监测数据和分析结果。食品安全风险监测工作人员有权进入相关食用农产品种植养殖、食品生产经营场所采集样品、收集相关数据。采集样品应当按照市场价格支付费用。

食品安全风险监测结果表明可能存在食品安全隐患的，县级以上人民政府卫生行政部门应当及时将相关信息通报同级食品药品监督管理等部门，并报告本级人民政府和上级人民政府卫生行政部门。食品药品监督管理等部门应当组织开展进一步调查。

二、食品安全风险评估

（一）食品安全风险评估的含义和内容

食品安全风险评估，是指对食品、食品添加剂中生物性、化学性和物理性危害对人体健康可能造成的不良影响所进行的科学评估。一个完整的风险评估应当由危害识别、危害特征描述、暴露评估，以及风险特征描述 4 个方面构成。

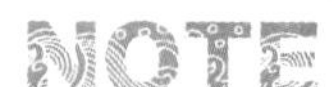

1. 危害识别　识别可能对人体健康和环境产生不良效果的风险源，可能存在于某种或某类特别食品中的生物、化学和物理因素，并对其特性进行定性描述。对人类消费食品存在风险的危害物包括：农药残留、兽药残留、其他来源化学污染物、生物（天然）毒素、食品添加剂、饲料添加剂、微生物危害物。

2. 危害描述　危害描述，是指对与食品中可能存在的生物、化学和物理因素对人体健康和环境产生不良效果风险源的定性和/或定量评价。

3. 暴露评估　对食品添加剂、农药和兽药残留，以及污染物等危害物进行暴露评估，目的在于获取某危害物的剂量、暴露频率、时间长短、途径及范围等资料。由于剂量决定毒性，所以要削弱危害物的膳食摄入量，应从估计需要有关食品消费量和这些食物中相关化学物浓度的资料入手。一般来说，摄入量评估有三种方法：总膳食研究，个别食品的研究，双份饭研究。

4. 风险描述　风险描述的结果是提供人体摄入化学物质对健康产生不良作用的可能性的估计，它是危害识别、危害描述和暴露评估的综合结果。

（二）食品安全风险评估专家委员会

根据《食品安全法》的规定，国务院卫生行政部门负责组织食品安全风险评估工作，成立由医学、农业、食品、营养、生物、环境等方面专家组成的食品安全风险评估专家委员会进行食品安全风险评估。食品安全风险评估结果由国务院卫生行政部门公布。对农药、肥料、兽药、饲料和饲料添加剂等的安全性评估，应当有食品安全风险评估专家委员会的专家参加。

（三）食品安全风险评估技术机构

根据《食品安全风险评估管理规定（试行）》的规定，食品安全风险评估技术机构由国务院卫生行政部门确定，负责承担食品安全风险评估相关科学数据、技术信息、检验结果的收集、处理、分析等任务。食品安全风险评估技术机构开展与风险评估相关工作，接受国家食品安全风险评估专家委员会的委托和指导。任何部门不得干预国家食品安全风险评估专家委员会和食品安全风险评估技术机构承担的风险评估相关工作。

（四）食品安全风险评估的范围

根据《食品安全法》的规定，有下列情形之一的，国务院卫生行政部门应当组织食品安全风险评估工作：①通过食品安全风险监测或接到举报发现食品、食品添加剂、食品相关产品可能存在安全隐患的；②为制定或者修订食品安全国家标准提供科学依据需要进行风险评估的；③为确定监督管理的重点领域、重点品种需要进行风险评估的；④发现新的可能危害食品安全的因素的；⑤需要判断某一因素是否构成食品安全隐患的；⑥国务院卫生行政部门认为需要进行风险评估的其他情形。

根据《食品安全风险评估管理规定（试行）》的规定，有下列情形之一的，国务院卫生行政部门可以做出不予评估的决定：①通过现有的监督管理措施可以解决的；②通过检验和产品安全性评估可以得出结论的；③国际政府组织有明确资料对风险进行了科学描述，且适于我国膳食暴露模式的。对做出不予评估决定和因缺乏数据信息难以做出评估结论的，国务院卫生行政部门应当向有关方面说明原因和依据；如果国际组织已有评估结论的，应一并通报相关部门。

第三节 食品生产经营

一、食品生产经营的一般管理

（一）食品生产经营的安全规定

根据《食品安全法》的规定，食品生产经营应当符合食品安全标准，并符合下列要求：①具有与生产经营的食品品种、数量相适应的食品原料处理和食品加工、包装、贮存等场所，保持该场所环境整洁，并与有毒、有害场所，以及其他污染源保持规定的距离；②具有与生产经营的食品品种、数量相适应的生产经营设备或者设施，有相应的消毒、更衣、盥洗、采光、照明、通风、防腐、防尘、防蝇、防鼠、防虫、洗涤，以及处理废水、存放垃圾和废弃物的设备或者设施；③有专职或兼职食品安全专业技术人员、管理人员和保证食品安全的规章制度；④具有合理的设备布局和工艺流程，防止待加工食品与直接入口食品、原料与成品交叉污染，避免食品接触有毒物、不洁物；⑤餐具、饮具和盛放直接入口食品的容器，使用前应当洗净、消毒，炊具、用具用后应当洗净，保持清洁；⑥贮存、运输和装卸食品的容器、工具和设备应当安全、无害，保持清洁，防止食品污染，并符合保证食品安全所需的温度等特殊要求，不得将食品与有毒、有害物品一同贮存、运输；⑦直接入口的食品应当使用无毒、清洁的容器、售货工具和设备；⑧食品生产经营人员应当保持个人卫生，生产经营食品时，应当将手洗净，穿戴清洁的工作衣、帽；销售无包装的直接入口食品时，应当使用无毒、清洁的售货工具；⑨用水应当符合国家规定的生活饮用水卫生标准；⑩使用的洗涤剂、消毒剂应当对人体安全、无害；⑪法律、法规规定的其他要求。

根据《食品安全法》的规定，禁止生产经营下列食品、食品添加剂、食品相关产品：①用非食品原料生产的食品或者添加食品添加剂以外的化学物质和其他可能危害人体健康物质的食品，或者用回收食品作为原料生产的食品；②致病性微生物，农药残留、兽药残留、生物毒素、重金属等污染物质，以及其他危害人体健康的物质含量超过食品安全标准限量的食品、食品添加剂、食品相关产品；③用超过保质期的食品原料、食品添加剂生产的食品、食品添加剂；④超范围、超限量使用食品添加剂的食品；⑤营养成分不符合食品安全标准的专供婴幼儿和其他特定人群的主辅食品；⑥腐败变质、油脂酸败、霉变生虫、污秽不洁、混有异物、掺假掺杂或者感官性状异常的食品、食品添加剂；⑦病死、毒死或者死因不明的禽、畜、兽、水产动物肉类及其制品；⑧未按规定进行检疫或者检疫不合格的肉类，或者未经检验或者检验不合格的肉类制品；⑨被包装材料、容器、运输工具等污染的食品、食品添加剂；⑩标注虚假生产日期、保质期或者超过保质期的食品、食品添加剂；⑪无标签的预包装食品、食品添加剂；⑫国家为防病等特殊需要明令禁止生产经营的食品；⑬其他不符合法律、法规或者食品安全标准的食品、食品添加剂、食品相关产品。

（二）食品生产经营许可证制度

根据，《食品安全法》的规定，国家对食品生产经营实行许可制度。从事食品生产、食品销售、餐饮服务，应当依法取得许可。但是，销售食用农产品，不需要取得许可。根据《食品

NOTE

安全法实施条例》的规定，食品生产许可、食品流通许可和餐饮服务许可的有效期为3年。

二、食品生产经营过程管理

（一）建立食品安全管理制度

食品生产经营企业应当建立健全本单位的食品安全管理制度，加强对职工食品安全知识的培训，配备专职或者兼职食品安全管理人员，做好对所生产经营食品的检验工作，依法从事食品生产经营活动。

食品生产企业应当建立并执行原料验收、生产过程安全管理、贮存管理、设备管理、不合格产品管理等食品安全管理制度，不断完善食品安全保障体系，保证食品安全。

（二）从业人员健康管理制度

食品生产经营者应当建立并执行从业人员健康管理制度。患有国务院卫生行政部门规定的有碍食品安全疾病的人员，不得从事接触直接入口食品的工作。从事接触直接入口食品工作的食品生产经营人员应当每年进行健康检查，取得健康证明后方可上岗工作。

（三）建立食品进货、出厂查验制度

1. 查验供货者的有关证明材料 根据《食品安全法》的规定，食品生产者采购食品原料、食品添加剂、食品相关产品，应当查验供货者的许可证和产品合格证明文件；对无法提供合格证明文件的食品原料，应当依照食品安全标准进行检验；不得采购或者使用不符合食品安全标准的食品原料、食品添加剂、食品相关产品。食品经营者采购食品，应当查验供货者的许可证和食品出厂检验合格证或者其他合格证明。

2. 建立进货查验记录 根据《食品安全法》的规定，食品生产企业应当建立食品原料、食品添加剂、食品相关产品进货查验记录制度，如实记录食品原料、食品添加剂、食品相关产品的名称、规格、数量、生产日期或者生产批号、保质期、进货日期，以及供货者名称、地址、联系方式等内容，并保存相关凭证。记录和凭证保存期限不得少于产品保质期满后6个月；没有明确保质期的，保存期限不得少于2年。食品经营企业应当建立食品进货查验记录制度，如实记录食品的名称、规格、数量、生产日期或者生产批号、保质期、进货日期，以及供货者名称、地址、联系方式等内容，并保存相关凭证。记录和凭证保存期限不得少于产品保质期满后6个月；没有明确保质期的，保存期限不得少于2年。实行统一配送经营方式的食品经营企业，可以由企业总部统一查验供货者的许可证和食品合格证明文件，进行食品进货查验记录。

3. 建立出厂检验记录制度 食品生产企业应当建立食品出厂检验记录制度，查验出厂食品的检验合格证和安全状况，如实记录食品的名称、规格、数量、生产日期或者生产批号、保质期、检验合格证号、销售日期，以及购货者名称、地址、联系方式等内容，并保存相关凭证。记录和凭证保存期限不得少于产品保质期满后6个月；没有明确保质期的，保存期限不得少于2年。食品、食品添加剂和食品相关产品的生产者，应当依照食品安全标准对所生产的食品、食品添加剂和食品相关产品进行检验，检验合格后方可出厂或者销售。

（四）食品贮存要求

食品经营者应当按照保证食品安全的要求贮存食品，定期检查库存食品，及时清理变质或者超过保质期的食品。食品经营者贮存散装食品，应当在贮存位置标明食品的名称、生产日期

NOTE

或者生产批号、保质期、生产者名称及联系方式等内容。食品经营者销售散装食品，应当在散装食品的容器、外包装上标明食品的名称、生产日期或者生产批号、保质期，以及生产经营者名称、地址、联系方式等内容。

（五）网络食品交易要求

网络食品交易第三方平台提供者应当对入网食品经营者进行实名登记，明确其食品安全管理责任；依法应当取得许可证的，还应当审查其许可证。网络食品交易第三方平台提供者发现入网食品经营者有违反《食品安全法》规定行为的，应当及时制止并立即报告所在地县级人民政府食品药品监督管理部门；发现严重违法行为的，应当立即停止提供网络交易平台服务。

（六）食品召回制度

国家建立食品召回制度。食品生产者发现其生产的食品不符合食品安全标准或者有证据证明可能危害人体健康的，应当立即停止生产，召回已经上市销售的食品，通知相关生产经营者和消费者，并记录召回和通知情况。食品经营者发现其经营的食品有前述情形的，应当立即停止经营，通知相关生产经营者和消费者，并记录停止经营和通知情况。食品生产者认为应当召回的，应当立即召回。由于食品经营者的原因造成其经营的食品有前述情形的，食品经营者应当召回。

食品生产经营者应当对召回的食品采取无害化处理、销毁等措施，防止其再次流入市场。但是，对因标签、标志或者说明书不符合食品安全标准而被召回的食品，食品生产者在采取补救措施，且能保证食品安全的情况下可以继续销售；销售时应当向消费者明示补救措施。

食品生产经营者应当将食品召回和处理情况向所在地县级人民政府食品药品监督管理部门报告；需要对召回的食品进行无害化处理、销毁的，应当提前报告时间、地点。食品药品监督管理部门认为必要的，可以实施现场监督。食品生产经营者未按照规定召回或者停止经营的，县级以上人民政府食品药品监督管理部门可以责令其召回或者停止经营。

三、食品标签、说明书和广告

（一）标签和说明书

预包装食品的包装上应当有标签。标签应当标明下列事项：①名称、规格、净含量、生产日期；②成分或者配料表；③生产者的名称、地址、联系方式；④保质期；⑤产品标准代号；⑥贮存条件；⑦所使用的食品添加剂在国家标准中的通用名称；⑧生产许可证编号；⑨法律、法规或者食品安全标准规定必须标明的其他事项。专供婴幼儿和其他特定人群的主辅食品，其标签还应当标明主要营养成分及其含量。

食品和食品添加剂的标签、说明书，不得含有虚假内容，不得涉及疾病预防、治疗功能；应当清楚、明显，生产日期、保质期等事项应当显著标注，容易辨识。生产经营者对其提供的标签、说明书的内容负责。食品和食品添加剂与其标签、说明书的内容不符的，不得上市销售。

（二）食品广告

食品广告的内容应当真实合法，不得含有虚假内容，不得涉及疾病预防、治疗功能。食品生产经营者对食品广告内容的真实性、合法性负责。县级以上人民政府食品药品监督管理部门和其他有关部门，以及食品检验机构、食品行业协会不得以广告或者其他形式向消费者推荐食

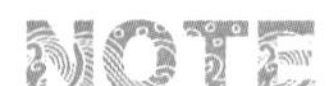

品。消费者组织不得以收取费用或者其他牟取利益的方式向消费者推荐食品。

四、特殊食品

国家对保健食品、特殊医学用途配方食品和婴幼儿配方食品等特殊食品实行严格监督管理。

（一）保健食品

保健食品，是指声称具有特定保健功能或者以补充维生素、矿物质为目的的食品。即适宜于特定人群食用，具有调节机体功能，不以治疗疾病为目的，并且对人体不产生任何急性、亚急性或者慢性危害的食品。根据《食品安全法》的规定，保健食品声称保健功能，应当具有科学依据，不得对人体产生急性、亚急性或者慢性危害。

1. 保健食品目录管理　保健食品原料目录和允许保健食品声称的保健功能目录，由国务院食品药品监督管理部门会同国务院卫生行政部门、国家中医药管理部门制定、调整并公布。

保健食品原料目录应当包括原料名称、用量及其对应的功效；列入保健食品原料目录的原料只能用于保健食品生产，不得用于其他食品生产。

2. 保健食品注册管理　生产和进口下列产品应当经国务院食品药品监督管理部门注册：①使用保健食品原料目录以外原料的保健食品；②首次进口的保健食品（属于补充维生素、矿物质等营养物质的保健食品除外）。其中首次进口的保健食品，是指非同一国家、同一企业、同一配方申请中国境内上市销售的保健食品。

3. 保健食品备案管理　生产和进口下列保健食品应当报国务院食品药品监督管理部门备案：①使用的原料已经列入保健食品原料目录的保健食品；②首次进口的属于补充维生素、矿物质等营养物质的保健食品。其中首次进口的属于补充维生素、矿物质等营养物质的保健食品，其营养物质应当是列入保健食品原料目录的物质。其他保健食品应当报省、自治区、直辖市人民政府食品药品监督管理部门备案。

4. 保健食品不得宣称能治病　保健食品的标签、说明书不得涉及疾病预防、治疗功能，内容应当真实，与注册或者备案的内容相一致，载明适宜人群、不适宜人群、功效成分或者标志性成分及其含量等，并声明“本品不能代替药物”。保健食品的功能和成分应当与标签、说明书相一致。

（二）特殊医学用途配方食品

特殊医学用途配方食品，是指为了满足进食受限、消化吸收障碍、代谢紊乱或特定疾病状态人群对营养素或膳食的特殊需要，专门加工配制而成的配方食品，包括适用于0月龄至12月龄的特殊医学用途婴儿配方食品和适用于1岁以上人群的特殊医学用途配方食品。特殊医学用途配方食品采用的是标准化的科学、均衡、全面的营养配方，可以方便地长期或短期满足患者的营养需求。

1. 特殊医学用途配方食品分类　根据不同临床需求和适用人群，《特殊医学用途配方食品通则》（GB 29922－2013）将该类产品分为三类：①全营养配方食品；②特定全营养配方食品；③非全营养配方食品。

2. 特殊医学用途配方食品注册　特殊医学用途配方食品应当经国务院食品药品监督管理部门注册。注册时，应当提交产品配方、生产工艺、标签、说明书，以及表明产品安全性、营

NOTE

养充足性和特殊医学用途临床效果的材料。

（三）婴幼儿配方食品

婴幼儿配方食品生产企业应当实施从原料进厂到成品出厂的全过程质量控制，对出厂的婴幼儿配方食品实施逐批检验，保证食品安全。生产婴幼儿配方食品使用的生鲜乳、辅料等食品原料、食品添加剂等，应当符合法律、行政法规和食品安全国家标准，保证婴幼儿生长发育所需的营养成分。

1. 产品配方注册制 婴幼儿配方乳粉的产品配方应当经国务院食品药品监督管理部门注册。注册时，应当提交配方研发报告和其他表明配方科学性、安全性的材料。

2. 原料、添加剂等备案制 婴幼儿配方食品生产企业应将食品原料、食品添加剂、产品配方及标签等事项向省、自治区、直辖市人民政府食品药品监督管理部门备案。

3. 分装方式生产的禁止性规定 不允许分装方式生产有以下两种形式：①不得以分装方式生产婴幼儿配方乳粉；②同一企业不得用同一配方生产不同品牌的婴幼儿配方乳粉。

五、食品进出口的管理规定

（一）食品进口管理

1. 进口食品的安全标准 进口的食品、食品添加剂，以及食品相关产品应当符合我国食品安全国家标准。进口尚无食品安全国家标准的食品，由境外出口商、境外生产企业或者其委托的进口商向国务院卫生行政部门提交所执行的相关国家（地区）标准或者国际标准。国务院卫生行政部门对相关标准进行审查，认为符合食品安全要求的，决定暂予适用，并及时制定相应的食品安全国家标准。

2. 进口食品中严重食品安全问题的管理措施 境外发生的食品安全事件可能对我国境内造成影响，或者在进口食品、食品添加剂、食品相关产品中发现严重食品安全问题的，国家出入境检验检疫部门应当及时采取风险预警或者控制措施，并向国务院食品药品监督管理、卫生行政、农业行政部门通报。接到通报的部门应当及时采取相应措施。

3. 进口的预包装食品的标识要求 进口的预包装食品、食品添加剂应当有中文标签；依法应有说明书，应有中文说明书。标签、说明书应当符合《食品安全法》，以及我国其他有关法律、行政法规的规定和食品安全国家标准的要求，并载明食品的原产地，以及境内代理商的名称、地址、联系方式。预包装食品没有中文标签、中文说明书或者标签、说明书不符合规定的，不得进口。

4. 进口食品建立购销记录制度 进口商应当建立食品、食品添加剂进口和销售记录制度，如实记录食品、食品添加剂的名称、规格、数量、生产日期、生产或者进口批号、保质期、境外出口商和购货者名称、地址及联系方式、交货日期等内容，并保存相关凭证。记录和凭证保存期限不得少于产品保质期满后6个月；没有明确保质期的，保存期限不得少于2年。

（二）食品出口管理

出口食品生产企业应当保证其出口食品符合进口国（地区）的标准或者合同要求。出口食品生产企业和出口食品原料种植、养殖场应当向国家出入境检验检疫部门备案。

NOTE

第四节　食品安全标准与食品检验

一、食品安全标准的概念

食品安全标准，是指为了保证食品安全，对食品生产经营过程中影响食品安全的各种要素，以及各关键环节所规定的统一技术要求。

二、食品安全标准的内容

食品安全标准是保证食品安全的重要技术要求和措施。为保障公众身体健康，做到科学合理、安全可靠，根据《食品安全法》的规定，食品安全标准的内容主要涉及以下方面：

①食品、食品添加剂、食品相关产品中的致病性微生物、农药残留、兽药残留、生物毒素、重金属等污染物质，以及其他危害人体健康物质的限量规定；②食品添加剂的品种、使用范围、用量；③专供婴幼儿和其他特定人群的主辅食品的营养成分要求；④对与卫生、营养等食品安全要求有关的标签、标识、说明书的要求；⑤食品生产经营过程的卫生要求；⑥与食品安全有关的质量要求；⑦与食品有关的食品检验方法与规程；⑧其他需要制定为食品安全标准的内容。

三、食品安全标准的制定

目前我国食品安全标准分为国家标准、地方标准和企业标准。

1. 国家标准　食品安全国家标准由国务院卫生行政部门会同国务院食品药品监督管理部门制定、公布，国务院标准化行政部门提供国家标准编号。食品中农药残留、兽药残留的限量规定及其检验方法与规程由国务院卫生行政部门、国务院农业行政部门会同国务院食品药品监督管理部门制定。屠宰畜、禽的检验规程由国务院农业行政部门会同国务院卫生行政部门制定。

制定食品安全国家标准，应当依据食品安全风险评估结果，并充分考虑食用农产品安全风险评估结果，参照相关的国际标准和国际食品安全风险评估结果，并将食品安全国家标准草案向社会公布，广泛听取食品生产经营者、消费者、有关部门等方面的意见。

国家卫生行政部门应当对现行的食用农产品质量安全标准、食品卫生标准、食品质量标准和有关食品的行业标准中强制执行的标准予以整合，统一公布为食品安全国家标准。

2. 地方标准　根据《食品安全法》的规定，对地方特色食品，没有食品安全国家标准的，省、自治区、直辖市人民政府卫生行政部门可以制定并公布食品安全地方标准，报国务院卫生行政部门备案。食品安全国家标准制定后，该地方标准即行废止。

3. 企业标准　企业生产的食品没有食品安全国家标准或者地方标准的，应当制定企业标准，作为组织生产的依据。国家鼓励食品生产企业制定严于食品安全国家标准或者地方标准的企业标准。企业标准应当报省、自治区、直辖市人民政府卫生行政部门备案，在本企业内部适用。

NOTE

四、食品检验

（一）食品检验的概念

食品检验，是指食品检验机构根据有关国家标准，对食品原料、辅助材料、成本的质量和安全性进行的检验，包括对食品理化指标、卫生指标、外观特性，以及外包装、内包装、标志等进行的检验。

（二）食品检验机构

食品检验工作由按照国家有关认证认可的规定取得资质认定后的食品检验机构承担。食品检验机构的资质认定条件和检验规范，由国务院食品药品监督管理部门规定。《食品安全法》施行前经国务院有关主管部门批准设立或者经依法认定的食品检验机构，可以依法继续从事食品检验活动。

（三）食品检验的规定

食品检验机构和食品检验人从事食品检验工作应当遵守以下规定：①食品检验由食品检验机构指定的检验人独立进行；②检验人应当依照有关法律、法规的规定，并依照食品安全标准和检验规范对食品进行检验，尊重科学，恪守职业道德，保证出具的检验数据和结论客观、公正，不得出具虚假的检验报告；③食品检验实行食品检验机构与检验人负责制。食品检验报告应当加盖食品检验机构公章，并有检验人的签名或者盖章。食品检验机构和检验人对出具的食品检验报告负责。

（四）食品检验的提起

食品检验可以通过以下几种方式提起：①县级以上人民政府食品药品监督管理部门应当对食品进行定期或不定期的抽样检查，并根据有关规定公布检验结果，不得免检。进行抽样检验，应当购买抽取的样品，委托符合规定的食品检验机构进行检验，并支付相关费用；不得向食品生产检验者收取检验费和其他费用；②食品生产经营企业可以自行对所生产的食品进行检验，也可以委托符合《食品安全法》规定的食品检验机构进行检验。食品行业协会等组织、消费者需要委托食品检验机构对食品进行检验的，应当委托符合《食品安全法》规定的食品检验机构进行；③食品生产经营者对检验结论有异议的，可以自收到检验结论之日起 7 个工作日内向实施抽样检查的食品药品监督管理部门或上一级食品药品监督管理部门提出复检申请，由受理复检申请的食品药品监督管理部门在公布的复检机构名录中随机确定复检机构进行复检。复检机构出具的复检结论为最终检验结论。

第五节　食品安全事故处置

一、食品安全事故与应急预案的概念

（一）食品安全事故的概念

食品安全事故，是指食源性疾病、食品污染等源于食品，对人体健康有危害或者可能有危害的事故。即在食物（食品）种植、养殖、生产加工、包装、仓储、运输、流通、消费等环节

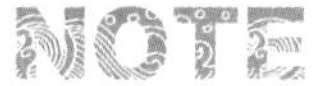

中发生食源性疾患、食物中毒，造成社会公众病亡或者可能对人体健康构成潜在的危害。

按照食品安全事故的性质、危害程度和涉及范围，食品安全事故分为Ⅰ级（特别重大食品安全事故）、Ⅱ级（重大食品安全事故）、Ⅲ级（较大食品安全事故）和Ⅳ级（一般食品安全事故）四个级别。

（二）食品安全事故应急预案

食品安全事故应急预案，是指经过一定程序制定的开展食品安全事故应急处理工作的事先指导方案。

国务院组织制定国家食品安全事故应急预案，对于特别重大食品安全事故的应急响应由国家应急指挥部或办公室组织实施。其中，重大食物中毒的应急响应与处置按《国家突发公共卫生事件应急预案》实施。包括：①特别重大食品安全事故发生后，国家应急指挥部办公室应当及时向国家应急指挥部报告基本情况、事态发展和救援进展等；②向指挥部成员单位通报事故情况，组织有关成员单位立即进行调查确认，对事故进行评估，根据评估结果，启动国家重大食品安全事故应急预案，组织应急救援；③组织指挥部成员单位迅速到位，立即启动事故处理机构的工作应急预案；迅速开展应急救援和组织新闻发布工作，并部署省（区、市）相关部门开展应急救援工作；④开通与事故发生地的省级应急救援指挥机构、现场应急救援指挥部、相关专业应急救援指挥机构的通信联系，随时掌握事故发展动态；⑤根据有关部门和专家的建议，通知有关应急救援机构随时待命，为地方或专业应急救援指挥机构提供技术支持；⑥派出有关人员和专家赶赴现场参加、指导现场应急救援，必要时协调专业应急力量救援；⑦组织协调事故应急救援工作，必要时召集国家应急指挥部有关成员和专家一同协调指挥。当组织实施Ⅰ级应急预案时，事发地人民政府也应按照相应的预案全力以赴地组织救援，并及时报告救援工作进展情况。

县级以上地方人民政府应当根据有关法律、法规和上级人民政府的食品安全事故应急预案，以及本地区的实际情况，制定本行政区域的食品安全事故应急预案，并报上一级人民政府备案。

食品生产经营企业应当制定食品安全事故处置方案，定期检查本企业各项食品安全防范措施的落实情况，及时消除食品安全事故隐患。

二、食品安全事故的应急处理

（一）食品安全事故的应急处理机制

根据食品安全事故的级别，有不同的应急处理机制：

1. 一般食品安全事故，由县级以上卫生行政部门调查处理。县级以上卫生行政部门接到食品安全事故的报告，排除重大食品安全事故后，应立即会同有关监督管理部门进行调查处理，并采取相关措施。

2. 重大安全事故中的一般食品安全事故，由县级人民政府成立应急指挥机构，负责组织有关部门开展应急救援工作。县级卫生行政部门应当立即组织调查、确认和评估，及时采取行政措施控制事态发展；按规定向同级人民政府报告，提出是否启动应急救援预案，立即向相关部门报告、通报有关事故情况。市（地）级卫生行政部门应当对事故应急处理工作给予指导、监督和有关方面的支持。

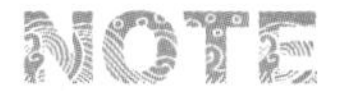

3. 重大安全事故中的较大食品安全事故，由市（地）级人民政府成立应急指挥机构，负责组织发生在本行政区域内的较大食品安全事故的统一领导和指挥，根据卫生行政部门的报告和建议，决定启动较大食品安全事故的应急处置工作。市（地）级卫生行政部门应当立即进行调查确认，对事故进行评估，根据评估结果，按规定向上级报告事故情况；提出启动市（地）级较大食品安全事故应急救援工作，提出应急处理工作建议，及时向其他有关部门、毗邻或可能涉及的市（地）相关部门通报有关情况；相应工作小组立即启动工作，组织、协调、落实各项应急措施；指导、部署相关部门开展应急救援工作。省级卫生行政部门应加强对市（地）级卫生行政部门应急救援工作的指导、监督，协助解决应急救援工作中的困难。

4. 重大安全事故中的重大安全事故，由省级人民政府根据省级卫生行政部门的建议和食品安全事故应急处理的需要，成立食品安全事故应急处理指挥机构，负责行政区域内重大食品安全事故应急处理的统一领导和指挥；决定是否启动重大食品安全事故应急处置工作。省级卫生行政部门应当立即进行调查确认，对事故进行评估，根据评估结果，按规定向上级报告事故情况；提出启动省级重大食品安全事故应急指挥部工作程序，提出应急处理工作建议；及时向其他有关部门、毗邻或可能涉及的省（区、市）相关部门通报情况；有关工作小组立即启动，组织、协调、落实各项应急措施；指导、部署市（地）相关部门开展应急救援工作。重大食品安全事故发生地人民政府及有关部门在省级人民政府或者省级应急指挥部的统一指挥下，按照要求认真履行职责，落实有关工作。国务院卫生行政部门应加强对省级卫生行政部门的督导，根据需要会同国务院有关部门赴事发地指导督办应急处理工作。对于属于重大食品安全事故中重大食品安全事故以下的事故级别，由省级人民政府决定。

5. 特别重大食品安全事故，由国家应急指挥部或办公室组织实施调查处理应急工作。事发地人民政府应当按照相应的预案全力以赴地组织救援，并及时报告救援工作的进展情况。

（二）食品安全事故应急处理措施

县级以上人民政府食品药品监督管理部门接到食品安全事故的报告后，应当立即会同同级卫生行政、质量监督、农业行政等部门进行调查处理，并采取下列措施，防止或者减轻社会危害：①开展应急救援工作，组织救治因食品安全事故导致的人身伤害人员；②封存可能导致食品安全事故的食品及其原料，并立即进行检验；对确认属于被污染的食品及其原料，责令食品生产经营者依照《食品安全法》的规定召回或者停止经营；③封存被污染的食品相关产品，并责令进行清洗消毒；④做好信息发布工作，依法对食品安全事故及其处理情况进行发布，并对可能产生的危害加以解释、说明。

三、食品安全事故的调查

（一）食品安全事故调查的原则

调查食品安全事故，应当坚持实事求是、尊重科学的原则，及时、准确查清事故性质和原因，认定事故责任，提出整改措施。

食品安全事故调查部门有权向有关单位和个人了解与事故有关的情况，并要求提供相关资料和样品。有关单位和个人应当予以配合，按照要求提供相关资料和样品，不得拒绝。

（二）食品安全事故责任调查

NOTE

发生食品安全事故，设区的市级以上人民政府食品药品监督管理部门应当立即会同有关部门进行事故责任调查，督促有关部门履行职责，向本级人民政府和上一级人民政府食品药品监督管理部门提出事故责任调查处理报告。

调查食品安全事故，除了查明事故单位的责任，还应当查明有关监督管理部门、食品检验机构、认证机构及其工作人员的责任。

第六节　食品安全监督管理

一、食品安全监督管理体制

（一）国家食品监督管理机构

1. 国务院食品安全委员会　国务院设立食品安全委员会，其职责由国务院规定。国务院食品药品监督管理部门依照《食品安全法》和国务院规定的职责，对食品生产经营活动实施监督管理。国家卫生行政部门依照《食品安全法》和国务院规定的职责，组织开展食品安全风险监测和风险评估，会同国务院食品药品监督管理部门制定并公布食品安全国家标准。国务院其他有关部门依照《食品安全法》和国务院规定的职责，建立科学、严格的监督管理制度。

2. 食品安全分段监管　国务院质量监督、工商行政管理和国家食品药品监督管理部门依照《食品安全法》和国务院规定的职责，分别对食品生产、食品流通、餐饮服务活动实施监督管理。

（二）地方食品安全监督管理机构及其职责

1. 地方食品安全监督管理机构　县级以上地方人民政府对本行政区域的食品安全监督管理工作负责，统一领导、组织、协调本行政区域的食品安全监督管理工作，以及食品安全突发事件应对工作，建立健全食品安全全程监督管理工作机制和信息共享机制。县级以上地方人民政府实行食品安全监督管理责任制。上级人民政府负责对下一级人民政府的食品安全监督管理工作进行评议、考核。县级以上地方人民政府负责对本级食品药品监督管理部门和其他有关部门的食品安全监督管理工作进行评议、考核。

县级以上地方人民政府依照《食品安全法》和国务院的规定，确定本级食品药品监督管理、卫生行政部门和其他有关部门的职责。有关部门在各自职责范围内负责本行政区域的食品安全监督管理工作。

2. 地方食品安全监督管理机构职责　县级以上地方人民政府组织本级食品药品监督管理、质量监督、农业行政等部门制定本行政区域的食品安全年度监督管理计划，向社会公布并组织实施。

县级以上人民政府食品药品监督管理、质量监督部门履行各自食品安全监督管理职责，有权采取下列措施，对生产经营者遵守本法的情况进行监督检查：①进入生产经营场所实施现场检查；②对生产经营的食品、食品添加剂、食品相关产品进行抽样检验；③查阅、复制有关合同、票据、账簿，以及其他有关资料；④查封、扣押有证据证明不符合食品安全标准或者有证据证明存在安全隐患，以及用于违法生产经营的食品、食品添加剂、食品相关产品；⑤查封违法从事生产经营活动的场所。

NOTE

二、食品安全监督管理内容

（一）食品药品监督管理、质量监督、农业行政等部门的食品监督管理内容

1. 对食品生产经营者实施的监督管理　对食品生产经营者实施的监督管理要遵循以下规定：①对食品生产经营企业新建、改建、扩建工程和设计实施预防性审查，并按规定发放食品生产经营许可证；②对食品生产经营活动实施经常性监督。

2. 对食品、食品添加剂及食品用产品的监督管理　对食品、食品添加剂及食品相关产品的监督管理要遵循以下规定：①对普通食品进行经常性监督、监测；②对保健食品的审批与监督；③对新资源食品的审批与监督；④对辐照食品的监督；⑤对特殊营养食品的监督；⑥对婴幼儿主辅食品的监督；⑦对食品添加剂的审批与监督；⑧对食品用工具、设备的卫生监督；⑨对食品容器包装材料的审批与监督。

3. 对禁止生产经营的食品进行监督管理　《食品安全法》规定禁止生产经营的食品有：①用非食品原料生产的食品或者添加食品添加剂以外的化学物质和其他可能危害人体健康物质的食品，或者用回收食品作为原料生产的食品；②致病性微生物，农药残留、兽药残留、生物毒素、重金属等污染物质，以及其他危害人体健康的物质含量超过食品安全标准限量的食品、食品添加剂、食品相关产品；③用超过保质期的食品原料、食品添加剂生产的食品、食品添加剂；④超范围、超限量使用食品添加剂的食品；⑤营养成分不符合食品安全标准的专供婴幼儿和其他特定人群的主辅食品；⑥腐败变质、油脂酸败、霉变生虫、污秽不洁、混有异物、掺假掺杂或者感官性状异常的食品、食品添加剂；⑦病死、毒死或者死因不明的禽、畜、兽、水产动物肉类及其制品；⑧未按规定进行检疫或者检疫不合格的肉类，或者未经检验或者检验不合格的肉类制品；⑨被包装材料、容器、运输工具等污染的食品、食品添加剂；⑩标注虚假生产日期、保质期或者超过保质期的食品、食品添加剂；⑪无标签的预包装食品、食品添加剂；⑫国家为防病等特殊需要明令禁止生产经营的食品；⑬其他不符合法律、法规或者食品安全标准的食品、食品添加剂、食品相关产品。

4. 对违反《食品安全法》的行为追究责任　可依法进行警告、罚款、没收违法所得、收缴或吊销许可证、销毁违法食品、责令停止生产经营或使用、责令改正、取缔等一项或两项以上并举的行政处罚。

（二）卫生行政部门的食品监督管理内容

承担食品安全综合协调职责，负责食品安全风险评估、食品安全标准制定、食品安全信息公布、食品检验机构的资质认定条件和检验规范的制定，组织查处食品安全重大事故。

第七节　法律责任

一、违法从事食品生产经营活动的法律责任

（一）违法生产经营食品类

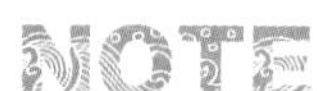

违反《食品安全法》规定，有下列情形之一，尚不构成犯罪的，由县级以上人民政府食

品药品监督管理部门没收违法所得和违法生产经营的食品，并可以没收用于违法生产经营的工具、设备、原料等物品；违法生产经营的食品货值金额不足一万元的，并处十万元以上十五万元以下罚款；货值金额一万元以上的，并处货值金额15倍以上30倍以下罚款；情节严重的，吊销许可证，并可以由公安机关对其直接负责的主管人员和其他直接责任人员处5日以上15日以下拘留：①用非食品原料生产食品、在食品中添加食品添加剂以外的化学物质和其他可能危害人体健康的物质，或者用回收食品作为原料生产食品，或者经营上述食品；②生产经营营养成分不符合食品安全标准的专供婴幼儿和其他特定人群的主辅食品；③经营病死、毒死或者死因不明的禽、畜、兽、水产动物肉类，或者生产经营其制品；④经营未按规定进行检疫或者检疫不合格的肉类，或者生产经营未经检验或者检验不合格的肉类制品；⑤生产经营国家为防病等特殊需要明令禁止生产经营的食品；⑥生产经营添加药品的食品。

明知从事前款规定的违法行为，仍为其提供生产经营场所或者其他条件的，由县级以上人民政府食品药品监督管理部门责令停止违法行为，没收违法所得，并处十万元以上二十万元以下罚款；使消费者的合法权益受到损害的，应当与食品生产经营者承担连带责任。

违法使用剧毒、高毒农药的，除依照有关法律、法规规定给予处罚外，可以由公安机关给予拘留。

（二）违法生产经营食品、食品添加剂类

违反《食品安全法》规定，有下列情形之一，尚不构成犯罪的，由县级以上人民政府食品药品监督管理部门没收违法所得和违法生产经营的食品、食品添加剂，并可以没收用于违法生产经营的工具、设备、原料等物品；违法生产经营的食品、食品添加剂货值金额不足一万元的，并处五万元以上十万元以下罚款；货值金额一万元以上的，并处货值金额10倍以上20倍以下罚款；情节严重的，吊销许可证：①生产经营致病性微生物，农药残留、兽药残留、生物毒素、重金属等污染物质，以及其他危害人体健康的物质含量超过食品安全标准限量的食品、食品添加剂；②用超过保质期的食品原料、食品添加剂生产食品、食品添加剂，或者经营上述食品、食品添加剂；③生产经营超范围、超限量使用食品添加剂的食品；④生产经营腐败变质、油脂酸败、霉变生虫、污秽不洁、混有异物、掺假掺杂或者感官性状异常的食品、食品添加剂；⑤生产经营标注虚假生产日期、保质期或者超过保质期的食品、食品添加剂；⑥生产经营未按规定注册的保健食品、特殊医学用途配方食品、婴幼儿配方乳粉，或者未按注册的产品配方、生产工艺等技术要求组织生产；⑦以分装方式生产婴幼儿配方乳粉，或者同一企业以同一配方生产不同品牌的婴幼儿配方乳粉；⑧利用新的食品原料生产食品，或者生产食品添加剂新品种，未通过安全性评估；⑨食品生产经营者在食品药品监督管理部门责令其召回或者停止经营后，仍拒不召回或者停止经营。

（三）未取得食品生产经营许可类

违反《食品安全法》规定，未取得食品生产经营许可从事食品生产经营活动，或者未取得食品添加剂生产许可从事食品添加剂生产活动的，由县级以上人民政府食品药品监督管理部门没收违法所得和违法生产经营的食品、食品添加剂，以及用于违法生产经营的工具、设备、原料等物品；违法生产经营的食品、食品添加剂货值金额不足一万元的，并处五万元以上十万元以下罚款；货值金额一万元以上的，并处货值金额10倍以上20倍以下罚款。

NOTE

（四）网络食品交易第三方违反对入网食品经营者的注意义务

违反《食品安全法》规定，网络食品交易第三方平台提供者未对入网食品经营者进行实名登记、审查许可证，或者未履行报告、停止提供网络交易平台服务等义务的，由县级以上人民政府食品药品监督管理部门责令改正，没收违法所得，并处五万元以上二十万元以下罚款；造成严重后果的，责令停业，直至由原发证部门吊销许可证；使消费者的合法权益受到损害的，应当与食品经营者承担连带责任。

（五）集中交易市场违反对食品经营者的注意义务

违反《食品安全法》规定，集中交易市场的开办者、柜台出租者、展销会的举办者允许未依法取得许可的食品经营者进入市场销售食品，或者未履行检查、报告等义务的，由县级以上人民政府食品药品监督管理部门责令改正，没收违法所得，并处五万元以上二十万元以下罚款；造成严重后果的，责令停业，直至由原发证部门吊销许可证；使消费者的合法权益受到损害的，应当与食品经营者承担连带责任。

（六）生产经营者违反出入境检验检疫要求

违反《食品安全法》规定，有下列情形之一的，由出入境检验检疫机构依照规定给予处罚：①提供虚假材料，进口不符合我国食品安全国家标准的食品、食品添加剂、食品相关产品；②进口尚无食品安全国家标准的食品，未提交所执行的标准并经国务院卫生行政部门审查，或者进口利用新的食品原料生产的食品或者进口食品添加剂新品种、食品相关产品新品种，未通过安全性评估；③未遵守本法的规定出口食品；④进口商在有关主管部门责令其依照规定召回进口的食品后，仍拒不召回。

（七）生产经营者未按要求进行食品贮存、运输和装卸的情形

违反《食品安全法》规定，未按要求进行食品贮存、运输和装卸的，由县级以上人民政府食品药品监督管理等部门按照各自职责分工责令改正，给予警告；拒不改正的，责令停产停业，并处一万元以上五万元以下罚款；情节严重的，吊销许可证。

（八）生产经营者行为违反刑法，构成犯罪的情形

生产、销售不符合卫生标准的食品，足以造成严重食物中毒事故或者其他严重食源性疾患的，处 3 年以下有期徒刑或者拘役，并处或者单处销售金额 50% 以上 2 倍以下罚金；对人体健康造成严重危害的，处 3 年以上 7 年以下有期徒刑，并处销售金额 50% 以上 2 倍以下罚金；后果特别严重的，处 7 年以上有期徒刑或者无期徒刑，并处销售金额 50% 以上 2 倍以下罚金或者没收财产。

生产、销售有毒、有害食品罪，处 5 年以上有期徒刑或者拘役，并处或者单处销售金额 50% 以上 2 倍以下罚金；造成严重食物中毒事故或者其他严重食源性疾患，对人体健康造成严重危害的，处 5 年以上 10 年以下有期徒刑，并处销售金额 50% 以上 2 倍以下罚金；致人死亡或者对人体健康造成特别严重危害的，处 10 年以上有期徒刑、无期徒刑或者死刑，并处销售金额 50% 以上 2 倍以下罚金或者没收财产。

二、食品检验机构、食品检验人员的法律责任

食品检验机构、食品检验人员出具虚假检验报告的，由授予其资质的主管部门或者机构撤销该食品检验机构的检验资质，没收所收取的检验费用，并处检验费用 5 倍以上 10 倍以下罚

NOTE

款，检验费用不足一万元的，并处五万元以上十万元以下罚款；依法对食品检验机构直接负责的主管人员和食品检验人员给予撤职或者开除处分；导致发生重大食品安全事故的，对直接负责的主管人员和食品检验人员给予开除处分。

违反《食品安全法》规定，受到开除处分的食品检验机构人员，自处分决定做出之日起10年内不得从事食品检验工作；因食品安全违法行为受到刑事处罚或者因出具虚假检验报告导致发生重大食品安全事故受到开除处分的食品检验机构人员，终身不得从事食品检验工作。食品检验机构聘用不得从事食品检验工作的人员的，由授予其资质的主管部门或者机构撤销该食品检验机构的检验资质。

食品检验机构出具虚假检验报告，使消费者的合法权益受到损害的，应当与食品生产经营者承担连带责任。

认证机构出具虚假认证结论，由认证认可监督管理部门没收所收取的认证费用，并处认证费用5倍以上10倍以下罚款，认证费用不足一万元的，并处五万元以上十万元以下罚款；情节严重的，责令停业，直至撤销认证机构批准文件，并向社会公布；对直接负责的主管人员和负有直接责任的认证人员，撤销其执业资格。

认证机构出具虚假认证结论，使消费者的合法权益受到损害的，应当与食品生产经营者承担连带责任。

在广告中对食品质量作虚假宣传，欺骗消费者的，或发布未取得批准文件、广告内容与批准文件不一致的保健食品广告的，依照《广告法》的规定给予处罚。

违反《食品安全法》规定，食品药品监督管理等部门、食品检验机构、食品行业协会以广告或者其他形式向消费者推荐食品，消费者组织以收取费用或者其他牟取利益的方式向消费者推荐食品的，由有关主管部门没收违法所得，依法对直接负责的主管人员和其他直接责任人员给予记大过、降级或者撤职处分；情节严重的，给予开除处分。

三、造成人身、财产或者其他损害的法律责任

违反《食品安全法》规定，造成人身、财产或者其他损害的，依法承担赔偿责任。生产经营者财产不足以同时承担民事赔偿责任和缴纳罚款、罚金时，先承担民事赔偿责任。

消费者因不符合食品安全标准的食品受到损害的，可以向经营者要求赔偿损失，也可以向生产者要求赔偿损失。接到消费者赔偿要求的生产经营者，应当实行首负责任制，先行赔付，不得推诿；属于生产者责任的，经营者赔偿后有权向生产者追偿；属于经营者责任的，生产者赔偿后有权向经营者追偿。生产不符合食品安全标准的食品或经营明知是不符合食品安全标准的食品，消费者除要求赔偿损失外，还可以向生产者或经营者要求支付价款10倍或损失3倍的赔偿金；增加赔偿的金额不足一千元的，为一千元。但是，食品的标签、说明书存在不影响食品安全，且不会对消费者造成误导的瑕疵的除外。

消费者通过网络食品交易第三方平台购买食品，其合法权益受到损害的，可以向入网食品经营者或食品生产者要求赔偿，网络视频交易第三方平台提供者不能提供入网食品经营者的真实姓名、地址和有效联系方式的，由网络食品交易第三方平台提供者赔偿。网络食品交易第三方平台提供者赔偿后，有权向入网食品经营者或者食品生产者追偿。网络食品交易第三方平台提供者做出更有利于消费者承诺的，应当履行其承诺。

NOTE

【思考题】

1. 食品安全立法有何意义？
2. 国家如何对保健食品实行监督管理的？
3. 简述食品检验的提起方式。
4. 发生食品安全事故应如何处理？

第十四章　医疗技术临床应用法律制度

第一节　概述

一、医疗技术临床应用的概念

医疗技术，是指医疗机构及其医务人员以诊断和治疗疾病为目的，对疾病作出判断和消除疾病、缓解病情、减轻痛苦、改善功能、延长生命、帮助患者恢复健康而采取的医学专业手段和措施。

医疗技术临床应用，是指将经过临床研究论证且安全性、有效性确切的医疗技术应用于临床，用以诊断或者治疗疾病的过程。

二、医疗技术临床应用立法

为了规范医疗技术的临床应用，保证医疗质量，有效保护公民健康，国家相关机构先后发布了《人体器官移植条例》《人类辅助生殖技术管理办法》《人类精子库管理办法》《放射诊疗管理规定》《变性手术技术管理规范（试行）》《医疗技术临床应用管理办法》等法律规范，构成了我国现有的医疗技术临床应用法律体系。

三、医疗技术负面清单管理

《医疗技术临床应用管理办法》规定，国家建立医疗技术临床应用负面清单管理制度，对禁止临床应用的医疗技术实施负面清单管理，对部分需要严格监管的医疗技术进行重点管理。其他临床应用的医疗技术由决定使用该类技术的医疗机构自我管理。

（一）禁止类技术

医疗技术具有下列情形之一的，禁止应用于临床（以下简称禁止类技术）：①临床应用安全性、有效性不确切；②存在重大伦理问题；③该技术已经被临床淘汰；④未经临床研究论证的医疗新技术。

禁止类技术目录由国务院卫生行政部门制定发布或者委托专业组织制定发布，并根据情况适时予以调整。

（二）限制类技术

1. 限制性技术目录　禁止类技术目录以外并具有下列情形之一的，作为需要重点加强管理的医疗技术（以下简称限制类技术），由省级以上卫生行政部门严格管理：①技术难度大、风险高，对医疗机构的服务能力、人员水平有较高专业要求，需要设置限定条件的；②需要消耗稀缺资源的；③涉及重大伦理风险的；④存在不合理临床应用，需要重点管理的。

NOTE

国家限制类技术目录及其临床应用管理规范由国务院卫生行政部门制定发布或者委托专业组织制定发布，并根据临床应用实际情况予以调整。省级卫生行政部门可以结合本行政区域实际情况，在国家限制类技术目录基础上增补省级限制类技术相关项目，制定发布相关技术临床应用管理规范，并报国务院卫生行政部门备案。

2. 限制类技术备案管理 医疗机构拟开展限制类技术临床应用的，应当按照相关医疗技术临床应用管理规范进行自我评估，符合条件的可以开展临床应用，并于开展首例临床应用之日起15个工作日内，向核发其《医疗机构执业许可证》的卫生行政部门备案。备案部门应当自收到完整备案材料之日起15个工作日内完成备案，在该医疗机构的《医疗机构执业许可证》副本备注栏予以注明，并逐级上报至省级卫生行政部门。

（三）其他医疗技术

未纳入禁止类技术和限制类技术目录的医疗技术，医疗机构可以根据自身功能、任务、技术能力等自行决定开展临床应用，并应当对开展的医疗技术临床应用实施严格管理。

医疗机构拟开展存在重大伦理风险的医疗技术，应当提请本机构伦理委员会审议，必要时可以咨询省级和国家医学伦理专家委员会。未经本机构伦理委员会审查通过的医疗技术，特别是限制类医疗技术，不得应用于临床。

四、医疗技术临床应用管理与控制

（一）医疗技术临床应用管理专门组织

二级以上的医院、妇幼保健院及专科疾病防治机构医疗质量管理委员会应当下设医疗技术临床应用管理的专门组织，由医务、质量管理、药学、护理、院感、设备等部门负责人和具有高级技术职务任职资格的临床、管理、伦理等相关专业人员组成。该专门组织的负责人由医疗机构主要负责人担任，由医务部门负责日常管理工作，主要职责是：①根据医疗技术临床应用管理相关的法律、法规、规章，制定本机构医疗技术临床应用管理制度并组织实施；②审定本机构医疗技术临床应用管理目录和手术分级管理目录并及时调整；③对首次应用于本机构的医疗技术组织论证，对本机构已经临床应用的医疗技术定期开展评估；④定期检查本机构医疗技术临床应用管理各项制度执行情况，并提出改进措施和要求；⑤省级以上卫生行政部门规定的其他职责。

其他医疗机构应当设立医疗技术临床应用管理工作小组，并指定专（兼）职人员负责本机构医疗技术临床应用管理工作。

（二）医疗机构医疗技术临床应用管理制度

医疗机构应当建立本机构医疗技术临床应用管理制度，包括目录管理、手术分级、医师授权、质量控制、档案管理、动态评估等制度，保障医疗技术临床应用质量和安全。医疗机构开展医疗技术临床应用应当具有符合要求的诊疗科目、专业技术人员、相应的设备、设施和质量控制体系，并遵守相关技术临床应用管理规范。

1. 目录管理 医疗机构应当制定本机构医疗技术临床应用管理目录并及时调整，对目录内的手术进行分级管理。手术管理按照国家关于手术分级管理的有关规定执行。

2. 手术分级管理 医疗机构应当建立手术分级管理制度。根据风险性和难易程度不同，手术分为四级：①一级手术是指风险较低、过程简单、技术难度低的普通手术；②二级手术是指有一定风险、过程复杂程度一般、有一定技术难度的手术；③三级手术是指风险较高、过程较复杂、难度较大的手术；④四级手术是指风险高、过程复杂、难度大的重大手术。医疗机构应当对具有不同专业技术职务任职资格的医师开展不同级别的手术进行限定，并对其专业能力进行审核后授予相应的手术权限。

3. 档案管理 医疗机构应当依法准予医务人员实施与其专业能力相适应的医疗技术，并为医务人员建立医疗技术临床应用管理档案，纳入个人专业技术档案管理。

4. 医师手术授权与动态管理 医疗机构应当建立医师手术授权与动态管理制度，根据医师的专业能力和培训情况，授予或者取消相应的手术级别和具体手术权限。

5. 临床应用论证 医疗机构应当建立医疗技术临床应用论证制度。对已证明安全有效，但属本机构首次应用的医疗技术，应当组织开展本机构技术能力和安全保障能力论证，通过论证的方可开展医疗技术临床应用。

6. 临床应用评估 医疗机构应当建立医疗技术临床应用评估制度，对限制类技术的质量安全和技术保证能力进行重点评估，并根据评估结果及时调整本机构医疗技术临床应用管理目录和有关管理要求。对存在严重质量安全问题或者不再符合有关技术管理要求的，要立即停止该项技术的临床应用。医疗机构应当根据评估结果，及时调整本机构医师相关技术临床应用权限。

7. 专业技术人员 医疗机构应当为医务人员参加医疗技术临床应用规范化培训创造条件，加强医疗技术临床应用管理人才队伍的建设和培养。医疗机构应当加强首次在本医疗机构临床应用的医疗技术的规范化培训工作。

8. 院务公开 医疗机构开展的限制类技术目录、手术分级管理目录和限制类技术临床应用情况应当纳入本机构院务公开范围，主动向社会公开，接受社会监督。

9. 临床应用的停止 医疗机构在医疗技术临床应用过程中出现下列情形之一的，应当立即停止该项医疗技术的临床应用：①该医疗技术被国务院卫生行政部门列为“禁止类技术”；②从事该医疗技术的主要专业技术人员或者关键设备、设施及其他辅助条件发生变化，不能满足相关技术临床应用管理规范要求，或者影响临床应用效果；③该医疗技术在本机构应用过程中出现重大医疗质量、医疗安全或者伦理问题，或者发生与技术相关的严重不良后果；④发现该项医疗技术临床应用效果不确切，或者存在重大质量、安全或者伦理缺陷。

五、医疗技术临床应用监督管理

1. 监督管理 县级以上地方卫生行政部门应当加强对本行政区域内医疗机构医疗技术临床应用的监督管理。

2. 信息化管理 国务院卫生行政部门负责建立全国医疗技术临床应用信息化管理平台，对国家限制类技术临床应用相关信息进行收集、分析和反馈。省级卫生行政部门负责建立省级医疗技术临床应用信息化管理平台，对本行政区域内国家和省级限制类技术临床应用情况实施监督管理。省级医疗技术临床应用信息化管理平台应当与全国医疗技术临床应用信息化管理平台实现互联互通，信息共享。

医疗机构应当按照要求，及时、准确、完整地向全国和省级医疗技术临床应用信息化管理平台逐例报送限制类技术开展情况数据信息。各级、各专业医疗质量控制组织应当充分利用医

NOTE

疗技术临床应用信息化管理平台，加大数据信息分析和反馈力度，指导医疗机构提高医疗技术临床应用质量安全。

3. 临床应用评估　国家建立医疗技术临床应用评估制度。对医疗技术的安全性、有效性、经济适宜性及伦理问题等进行评估，作为调整国家医疗技术临床应用管理政策的决策依据之一。

4. 临床应用情况信誉评分　国家建立医疗机构医疗技术临床应用情况信誉评分制度，与医疗机构、医务人员信用记录挂钩，纳入卫生健康行业社会信用体系管理，接入国家信用信息共享平台，并将信誉评分结果应用于医院评审、评优、临床重点专科评估等工作。

5. 社会公开　县级以上地方卫生行政部门应当将本行政区域内经备案开展限制类技术临床应用的医疗机构名单及相关信息及时向社会公布，接受社会监督。

第二节　人体器官移植技术管理

一、人体器官移植的概念

人体器官移植，是指摘取人体器官捐献人具有特定功能的心脏、肺脏、肝脏、肾脏或者胰腺等器官的全部或者部分，将其植入接受人身体以代替其病损器官的过程。

按器官来源不同，可分为自体移植、同种异体移植、异种移植。自体移植，是指摘除身体的组织器官移植到同一身体的另一部位；同种异体移植，是指将他人身体上的组织器官移植到另一个人体上。异种移植，是指将异类的组织器官移植到人体上。根据移植位置不同，可分为原位移植和异位移植。原位移植，是指将脱离人体的组织器官重新移植到原来部位；异位移植，是指将来源于他处的组织器官移植到人体上。

根据《人体器官移植条例》的规定：人体器官捐献应当遵循自愿、无偿的原则。公民享有捐献或者不捐献其人体器官的权利；任何组织或者个人不得强迫、欺骗或者利诱他人捐献人体器官；对已经表示捐献其人体器官的意愿，有权予以撤销。任何组织或者个人不得以任何形式买卖人体器官，不得从事与买卖人体器官有关的活动。

二、人体器官移植立法

为了规范人体器官移植，保证医疗质量，保障人体健康，维护公民的合法权益，2007 年 3 月 31 日，国务院颁布了《人体器官移植条例》，自 2007 年 5 月 1 日起施行。该条例适用于在我国境内从事的人体器官移植，但不包括人体细胞和角膜、骨髓等人体组织移植。

我国器官移植的工作开始于 20 世纪 60 年代，为规范和加强人体器官移植技术临床应用管理，国务院卫生行政部门先后颁布了《人体器官移植技术临床应用管理暂行规定》《肝脏移植技术管理规范》《肾脏移植技术管理规范》《肺脏移植技术管理规范》《心脏移植技术管理规范》《世界卫生组织人体细胞、组织和器官移植指导原则（草案）》《关于规范活体器官移植的若干规定》《中国人体器官分配与共享基本原则和肝脏与肾脏移植核心政策》等规章制度。上海、广州、深圳、贵阳等地也制定了地方性规范来指导器官移

NOTE

植的实施。

三、人体器官移植

（一）人体器官移植的条件

医疗机构从事人体器官移植，应当依照《医疗机构管理条例》的规定，向所在地省、自治区、直辖市人民政府卫生行政部门申请办理人体器官移植诊疗科目登记。医疗机构从事人体器官移植，应当具备下列条件：①有与从事人体器官移植相适应的执业医师和其他医务人员；②有满足人体器官移植所需要的设备、设施；③有由医学、法学、伦理学等方面专家组成的人体器官移植技术临床应用与伦理委员会，该委员会中从事人体器官移植的医学专家不超过委员人数的四分之一；④有完善的人体器官移植质量监控等管理制度。

（二）人体器官移植的实施

医疗机构及其医务人员从事人体器官移植，应当遵守伦理原则和人体器官移植技术管理规范。申请人体器官移植手术患者的排序，应当符合医疗需要，遵循公平、公正和公开的原则。

1. 术前医学检查、说明和风险评估 实施人体器官移植手术的医疗机构及其医务人员应当对人体器官捐献人进行医学检查，对接受人因人体器官移植的感染疾病风险进行评估，并采取措施，降低风险。在摘取活体器官前，应当履行下列义务：①向活体器官捐献人说明器官摘取手术的风险、术后注意事项、可能发生的并发症及其预防措施等，并与活体器官捐献人签署知情同意书；②查验活体器官捐献人同意捐献其器官的书面意愿、活体器官捐献人与接受人存在帮扶关系的证明材料；③确认除摘取器官产生的直接后果外，不会损害活体器官捐献人其他正常的生理功能。从事人体器官移植的医疗机构应当保存活体器官捐献人的医学资料，并进行随访。

2. 摘取人体器官的伦理审查 在摘取活体器官前或者尸体器官捐献人死亡前，负责人体器官移植的执业医师应当向所在医疗机构的人体器官移植技术临床应用与伦理委员会提出摘取人体器官审查申请。人体器官移植技术临床应用与伦理委员会收到摘取人体器官审查申请后，应当对下列事项进行审查，并出具同意或者不同意的书面意见：①人体器官捐献人的捐献意愿是否真实；②有无买卖或者变相买卖人体器官的情形；③人体器官的配型和接受人的适应证是否符合伦理原则和人体器官移植技术管理规范。经2/3以上委员同意，人体器官移植技术临床应用与伦理委员会方可出具同意摘取人体器官的书面意见。人体器官移植技术临床应用与伦理委员会不同意摘取人体器官的，医疗机构不得做出摘取人体器官的决定，医务人员不得摘取人体器官。

3. 摘取尸体器官的规则 摘取尸体器官，应当在依法判定尸体器官捐献人死亡后进行。从事人体器官移植的医务人员不得参与捐献人的死亡判定。从事人体器官移植的医疗机构及其医务人员应当尊重死者的尊严；对摘取器官完毕的尸体，应当进行符合伦理原则的医学处理，除用于移植的器官以外，应当恢复尸体原貌。

4. 隐私保护 从事人体器官移植的医务人员应当对人体器官捐献人、接受人和申请人体器官移植手术的患者的个人资料保密。

（三）活体器官捐献

捐献人体器官的公民应当具有完全民事行为能力。任何组织或者个人不得摘取未满18周

NOTE

岁公民的活体器官用于移植。公民捐献其人体器官应当有书面形式的捐献意愿，对已经表示捐献其人体器官意愿的，有权予以撤销。公民生前表示不同意捐献其人体器官的，任何组织或者个人不得捐献、摘取该公民的人体器官；公民生前未表示不同意捐献其人体器官的，该公民死亡后，其配偶、成年子女、父母可以以书面形式共同表示同意捐献该公民人体器官的意愿。

活体器官的接受人限于活体器官捐献人的配偶、直系血亲或者三代以内旁系血亲，或者有证据证明与活体器官捐献人存在因帮扶等形成亲情关系的人员。“配偶”仅限于结婚3年以上或者婚后已育有子女的；“因帮扶等形成亲情关系”仅限于养父母和养子女之间的关系、继父母与继子女之间的关系。

四、法律责任

（一）违法摘取器官的法律责任

未经公民本人同意摘取其活体器官的，公民生前表示不同意捐献其人体器官而摘取其尸体器官的，或摘取未满18周岁公民的活体器官的，如构成犯罪，依法追究其刑事责任。

（二）买卖人体器官的法律责任

买卖人体器官或者从事与买卖人体器官有关活动的，由设区的市级以上地方人民政府卫生行政部门依照职责分工没收违法所得，并处交易额8倍以上10倍以下的罚款；医疗机构参与上述活动的，还应当对负有责任的主管人员和其他直接责任人员依法给予处分，并由原登记部门撤销该医疗机构人体器官移植诊疗科目登记，该医疗机构3年内不得再申请人体器官移植诊疗科目登记；医务人员参与上述活动的，由原发证部门吊销其执业证书。国家工作人员参与买卖人体器官或者从事与买卖人体器官有关活动的，由有关国家机关依据职权依法给予撤职、开除的处分。

组织他人出卖人体器官的，处5年以下有期徒刑，并处罚金；情节严重的，处5年以上有期徒刑，并处罚金或者没收财产。

（三）医疗机构违反相关规定的法律责任

1. 医疗机构未办理人体器官移植诊疗科目登记，擅自从事人体器官移植的，依照《医疗机构管理条例》的规定予以处罚。

2. 实施人体器官移植手术的医疗机构及其医务人员违反规定，未对人体器官捐献人进行医学检查或者未采取措施，导致接受人因人体器官移植手术感染疾病的，依照《医疗事故处理条例》的规定予以处罚。

3. 违反《医疗机构管理条例》规定，给他人造成损害的，应当依法承担民事责任。

4. 医疗机构有下列情形之一的，对负有责任的主管人员和其他直接责任人员依法给予处分；情节严重的，由原登记部门撤销该医疗机构人体器官移植诊疗科目登记，该医疗机构3年内不得再申请人体器官移植诊疗科目登记：①不再具备规定条件，仍从事人体器官移植的；②未经人体器官移植技术临床应用与伦理委员会审查同意，做出摘取人体器官的决定，或者胁迫医务人员违反规定摘取人体器官的；③摘取活体器官前未依照规定履行说明、查验、确认义务的；④对摘取器官完毕的尸体未进行符合伦理原则的医学处理，恢复尸体原貌的。

5. 医疗机构未定期将实施人体器官移植的情况向所在地省、自治区、直辖市人民政府卫生行政部门报告的，由所在地省、自治区、直辖市人民政府卫生行政部门责令限期改正；逾期不改正的，对负有责任的主管人员和其他直接责任人员依法给予处分。

（四）医务人员违反相关规定的法律责任

1. 医务人员有下列情形之一的，依法给予处分；情节严重的，由县级以上地方人民政府卫生行政部门依照职责分工暂停其6个月以上1年以下执业活动；情节特别严重的，由原发证部门吊销其执业证书：①未经人体器官移植技术临床应用与伦理委员会审查同意摘取人体器官的；②摘取活体器官前未依照规定履行说明、查验、确认义务的；③对摘取器官完毕的尸体未进行符合伦理原则的医学处理，恢复尸体原貌的。

2. 从事人体器官移植的医务人员参与尸体器官捐献人的死亡判定的，由县级以上地方人民政府卫生行政部门依照职责分工暂停其6个月以上1年以下执业活动；情节严重的，由原发证部门吊销其执业证书。

（五）国家机关工作人员违反相关规定的法律责任

国家机关工作人员在人体器官移植监督管理工作中滥用职权、玩忽职守、徇私舞弊，构成犯罪的，依法追究刑事责任；尚不构成犯罪的，依法给予处分。

第三节 放射诊疗技术管理

一、放射诊疗的概念

放射诊疗，是指使用放射性同位素、射线装置进行临床医学诊断、治疗和健康检查的活动。为加强放射诊疗工作的管理，保证医疗质量和医疗安全，保障放射诊疗工作人员、患者和公众的健康权益，2006年1月24日，卫生部出台了《放射诊疗管理规定》，并于2016年1月19日予以修改。

按照诊疗风险和技术难易程度，放射诊疗工作可分为4类：①放射治疗，是指利用电离辐射的生物效应治疗肿瘤等疾病的技术；②核医学，是指利用放射性同位素诊断或治疗疾病或进行医学研究的技术；③介入放射学，是指在医学影像系统监视引导下，经皮针穿刺或引入导管做抽吸注射、引流或对管腔、血管等做成型、灌注、栓塞等，以诊断与治疗疾病的技术；④X射线影像诊断，是指利用X射线的穿透等性质取得人体内器官与组织的影像信息，以诊断疾病的技术。

二、开展放射诊疗的条件

（一）基本条件

医疗机构开展放射诊疗工作，应当具备与其开展的放射诊疗工作相适应的条件，并取得所在地县级以上地方卫生行政部门的放射诊疗技术和医用辐射机构许可（以下简称放射诊疗许可）。

医疗机构开展放射诊疗工作，应当具备以下基本条件：①具有经核准登记的医学影像科诊疗科目；②具有符合国家相关标准和规定的放射诊疗场所和配套设施；③具有质量控制与安全防护专（兼）职管理人员和管理制度，并配备必要的防护用品和监测仪器；④产生放射性废

NOTE

气、废液、固体废物的，具有确保放射性废气、废物、固体废物达标排放的处理能力或者可行的处理方案；⑤具有放射事件应急处理预案。

（二）设备要求

医疗机构开展不同类别放射诊疗工作，除具有相应资质的人员外，还应当分别具有下列设备：①开展放射治疗工作的，至少有一台远距离放射治疗装置，并具有模拟定位设备和相应的治疗计划系统等设备；②开展核医学工作的，具有核医学设备及其他相关设备；③开展介入放射学工作的，具有带影像增强器的医用诊断X射线机、数字减影装置等设备；④开展X射线影像诊断工作的，有医用诊断X射线机或CT机等设备。

（三）放射诊疗的设置与批准

1. 预防性审核 医疗机构设置放射诊疗项目，应当按照其开展的放射诊疗工作的类别，分别向相应的卫生行政部门提出建设项目卫生审查、竣工验收和设置放射诊疗项目申请：①开展放射治疗、核医学工作的，向省级卫生行政部门申请办理；②开展介入放射学工作的，向设区的市级卫生行政部门申请办理；③开展X射线影像诊断工作的，向县级卫生行政部门申请办理。同时开展不同类别放射诊疗工作的，向具有高类别审批权的卫生行政部门申请办理。卫生行政部门根据建设项目卫生审查、竣工验收和设置放射诊疗项目申请不同，做出审核决定。

2. 放射诊疗许可 医疗机构在开展放射诊疗工作前，应当提交规定的资料，向相应的卫生行政部门提出放射诊疗许可申请。卫生行政部门对合格的予以批准，发给《放射诊疗许可证》。

3. 放射诊疗科目登记 医疗机构取得《放射诊疗许可证》后，至核发《医疗机构执业许可证》的卫生行政执业登记部门办理相应诊疗科目登记手续。执业登记部门应根据许可情况，将医学影像科核准到二级诊疗科目。未取得《放射诊疗许可证》或未进行诊疗科目登记的，不得开展放射诊疗工作。

三、放射诊疗的执业规则

（一）安全防护与质量保证

医疗机构应当配备专（兼）职的管理人员，负责放射诊疗工作的质量保证和安全防护。医疗机构的放射诊疗设备和检测仪表，应当符合相关要求，不合格或国家有关部门规定淘汰的放射诊疗设备不得购置、使用、转让和出租。医疗机构应当定期对放射诊疗工作场所、放射性同位素储存场所和防护设施进行放射防护检测，保证辐射水平符合有关规定或者标准。放射诊疗工作人员应当按照有关规定佩戴个人剂量计。医疗机构应当按照有关规定和标准，对放射诊疗工作人员进行上岗前、在岗期间和离岗时的健康检查，定期进行专业及防护知识培训，并分别建立个人剂量、职业健康管理和教育培训档案。

（二）放射事件的预防与处置

医疗机构应当制定防范和处置放射事件的应急预案。发生放射事件后应当立即采取有效应急救援和控制措施，防止事件的扩大和蔓延。医疗机构发生下列放射事件情形之一的，应当及时进行调查处理，如实记录，并按照有关规定及时报告卫生行政部门和有关部门：①诊断放射性药物实际用量偏离处方剂量50%以上的；②放射治疗实际照射剂量偏离处方剂量25%以上的；③人员误照或误用放射性药物的；④放射性同位素丢失、被盗和污染的；⑤设备故障或人

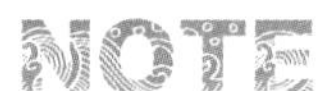

为失误引起的其他放射事件。

四、法律责任

（一）医疗机构擅自从事放射诊疗工作的法律责任

医疗机构有下列情形之一的，由县级以上卫生行政部门给予警告、责令限期改正，并可以根据情节处以三千元以下的罚款；情节严重的，吊销其《医疗机构执业许可证》：①未取得放射诊疗许可证，从事放射诊疗工作的；②未办理诊疗科目登记或者未按照规定进行校验的；③未经批准擅自变更放射诊疗项目或者超出批准范围从事放射诊疗工作的。

（二）医疗机构使用不具备资质的人员从事放射诊疗工作的法律责任

医疗机构使用不具备相应资质的人员从事放射诊疗工作的，由县级以上卫生行政部门责令限期改正，并可以处以五千元以下的罚款；情节严重的，吊销其《医疗机构执业许可证》。

（三）医疗机构未履行安全防护职责的法律责任

医疗机构违反规定，有下列行为之一的，由县级以上卫生行政部门给予警告，责令限期改正；并可以处一万元以下的罚款：①购置、使用不合格或国家有关部门规定淘汰的放射诊疗设备的；②未按照规定使用安全防护装置和个人防护用品的；③未按照规定对放射诊疗设备、工作场所及防护设施进行检测和检查的；④未按照规定对放射诊疗工作人员进行个人剂量监测、健康检查、建立个人剂量和健康档案的；⑤发生放射事件并造成人员健康严重损害的；⑥发生放射事件未立即采取应急救援和控制措施或者未按照规定及时报告的。

（四）卫生行政部门不履行法定职责的法律责任

卫生行政部门及其工作人员违反规定，对不符合条件的医疗机构发放《放射诊疗许可证》的，或者不履行法定职责，造成放射事故的，对直接负责的主管人员和其他直接责任人员，依法给予行政处分；情节严重，构成犯罪的，依法追究刑事责任。

第四节　人类辅助生殖技术

一、人类辅助生殖技术的概念

人类辅助生殖技术，是指运用医学技术和方法对配子、合子、胚胎进行人工操作，以达到受孕目的的技术，分为人工授精和体外受精－胚胎移植技术及其各种衍生技术。

人工授精，是指用人工方式将精液注入女性体内以取代性交途径使其妊娠的一种方法。根据精液来源不同，分为丈夫精液人工授精和供精人工授精。

体外受精－胚胎移植技术及其各种衍生技术，是指从女性体内取出卵子，在器皿内培养后，加入经技术处理的精子，待卵子受精后，继续培养，到形成早期胚胎时，再转移到子宫内着床，发育成胎儿直至分娩的技术。用这种技术生育的婴儿也称为“试管婴儿”。

二、人类辅助生殖技术立法

为保证人类辅助生殖技术安全、有效和健康发展，规范人类辅助生殖技术的应用和管理，

NOTE

保障人民健康，2001 年 2 月 20 日，卫生部发布了《人类辅助生殖技术管理办法》，自 2001 年 8 月 1 日起施行。

为了规范人类精子库管理，保证人类辅助生殖技术安全、有效应用和健康发展，保障人民健康，2001 年 2 月 20 日，卫生部发布了《人类精子库管理办法》，自 2001 年 8 月 1 日起施行。

为了促进和规范我国人类辅助生殖技术和人类精子库技术的发展和应用，保护人民群众健康，特别是保护妇女和后代的健康权益，2001 年 5 月 14 日，卫生部发布了《人类辅助生殖技术规范》《人类精子库基本标准和技术规范》《人类辅助生殖技术和人类精子库伦理原则》，自 2001 年 8 月 1 日起施行，并重新修订后于 2003 年 6 月 27 日起施行。

根据《人类辅助生殖技术管理办法》的规定，人类辅助生殖技术的应用应当在医疗机构中进行，以医疗为目的，并符合国家计划生育政策、伦理原则和有关法律规定。禁止以任何形式买卖配子、合子、胚胎。医疗机构和医务人员不得实施任何形式的代孕技术。人类辅助生殖技术应当遵循有利于患者、知情同意、保护后代、社会公益、保密、严防商业化、伦理监督等伦理原则。

根据《人类辅助生殖技术管理办法》的规定，国务院卫生行政部门主管全国人类辅助生殖技术应用和全国人类精子库的监督管理工作。县级以上地方人民政府卫生行政部门负责本行政区域内人类辅助生殖技术和人类精子库的日常监督管理。

三、人类辅助生殖技术的审批

根据《人类辅助生殖技术管理办法》的规定，国务院卫生行政部门根据区域卫生规划、医疗需求和技术条件等实际情况，制订人类辅助生殖技术应用规划。

（一）申请开展人类辅助生殖技术的医疗机构条件

申请开展人类辅助生殖技术的医疗机构应当符合下列条件：①具有与开展技术相适应的卫生专业技术人员和其他专业技术人员；②具有与开展技术相适应的技术和设备；③设有医学伦理委员会；④符合《人类辅助生殖技术规范》的要求。

（二）开展人类辅助生殖技术的医疗机构审批

申请开展精液人工授精技术的医疗机构，由省、自治区、直辖市人民政府卫生行政部门审查批准。省、自治区、直辖市人民政府卫生行政部门收到前条规定的材料后，可以组织有关专家进行论证，并在收到专家论证报告后 30 个工作日内进行审核，审核同意的，发给批准证书；审核不同意的，书面通知申请单位。

对申请开展供精人工授精和体外受精－胚胎移植技术及其衍生技术的医疗机构，由省、自治区、直辖市人民政府卫生行政部门提出初审意见，国务院卫生行政部门审批。

国务院卫生行政部门收到省、自治区、直辖市人民政府卫生行政部门的初审意见和材料后，聘请有关专家进行论证，并在收到专家论证报告后 45 个工作日内进行审核，审核同意的，发给批准证书；审核不同意的，书面通知申请单位。

人类辅助生殖技术批准证书每 2 年校验 1 次，校验由原审批机关办理。校验合格的，可以继续开展人类辅助生殖技术；校验不合格的，收回其批准证书。

四、人类辅助生殖技术实施

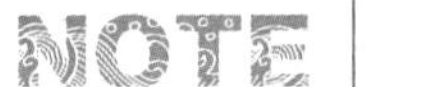

人类辅助生殖技术必须在经过批准并进行登记的医疗机构中实施。未经卫生行政部门批

准，任何单位和个人不得实施人类辅助生殖技术。

实施人类辅助生殖技术必须遵循以下规则：①符合《人类辅助生殖技术规范》的规定；②遵循知情同意原则，并签署知情同意书。涉及伦理问题的，应当提交医学伦理委员会讨论；③实施供精人工授精和体外受精－胎移植技术及其各种衍生技术的医疗机构，应当与国务院卫生行政部门批准的人类精子库签订供精协议。严禁私自采精。医疗机构在实施人类辅助生殖技术时应当索取精子检验合格证明；④实施人类辅助生殖技术的医疗机构应当为当事人保密，不得泄露有关信息；⑤实施人类辅助生殖技术的医疗机构不得进行性别选择。法律法规另有规定的除外；⑥实施人类辅助生殖技术的医疗机构应当建立健全技术档案管理制度。供精人工授精医疗行为方面的医疗技术档案和法律文书应当永久保存；⑦实施人类辅助生殖技术的医疗机构应当对实施人类辅助生殖技术的人员进行医学业务和伦理学知识的培训。

五、人类精子库管理

人类精子库，是指以治疗不育症，以及预防遗传病等为目的，利用超低温冷冻技术，采集、检测、保存和提供精子的机构。人类精子库必须设置在医疗机构内。精子的采集和提供应当遵守当事人自愿和符合社会伦理原则。任何单位和个人不得以营利为目的进行精子的采集与提供活动。

1. 精子的采集 供精者必须原籍为我国公民，年龄在 22～45 周岁之间的健康男性。人类精子库应当对供精者进行健康检查和严格筛选，供精者必须达到供精者健康检查标准，不得采集有下列情况之一的人员的精液：①有遗传病家族史或者患遗传性疾病；②精神病患者；③传染病患者或者病源携带者；④长期接触放射线和有害物质者；⑤精液检查不合格者；⑥其他严重器质性疾病患者。

人类精子库工作人员应当向供精者说明精子的用途、保存方式，以及可能带来的社会伦理等问题。供精者只能在一个人类精子库中供精。

2. 精子的提供 精子库采集精子后，应当进行检验和筛查，应遵循以下原则：①不得向未取得国务院卫生行政部门人类辅助生殖技术批准证书的机构提供精液；②不得提供未经检验或检验不合格的精液；③不得提供新鲜精液进行供精人工授精，精液冷冻保存需经 6 个月检疫期，并经复检合格后，才能提供临床使用，并向医疗机构提交检验结果；④不得实施非医学指征的，以性别选择生育为目的的精子分离技术；⑤不得提供 2 人或 2 人以上的混合精液；⑥一个供精者的精子最多只能提供给 5 名妇女受孕。

人类精子库应当建立供精者档案，对供精者的详细资料和精子使用情况进行计算机管理，并永久保存。人类精子库应当为供精者和受精者保密，未经供精者和受精者同意不得泄露有关信息。

六、法律责任

（一）开展人类辅助生殖技术和设置人类精子库的法律责任

对未经批准擅自开展人类辅助生殖技术和设置人类精子库，采集、提供精子的非医疗机构，按照《医疗机构管理条例》的规定处罚。对未经批准擅自开展人类辅助生殖技术和设置人类精子库，采集、提供精子的医疗机构按照《医疗机构管理条例》和《医疗机构管理条例

NOTE

实施细则》的规定处罚。

（二）开展人类辅助生殖技术医疗机构的法律责任

开展人类辅助生殖技术的医疗机构有下列行为之一的，由省、自治区、直辖市人民政府卫生行政部门给予警告，处三万元以下罚款，并给予有关责任人行政处分；构成犯罪的，依法追究刑事责任：①买卖配子、合子、胚胎的；②实施代孕技术的；③使用不具有《人类精子库批准证书》机构提供的精子的；④擅自进行性别选择的；⑤实施人类辅助生殖技术档案不健全的；⑥经指定技术评估机构检查技术质量不合格的；⑦其他违反《人类辅助生殖技术管理办法》规定的行为。

（三）设置人类精子库医疗机构的法律责任

设置人类精子库的医疗机构有下列行为之一的，由省、自治区、直辖市人民政府卫生行政部门给予警告，处一万元以下罚款，并给予有关责任人员行政处分；构成犯罪的，依法追究刑事责任：①采集精液前，未按规定对供精者进行健康检查的；②向医疗机构提供未经检验的精子的；③向不具有人类辅助生殖技术批准证书的机构提供精子的；④供精者档案不健全的；⑤经评估机构检查质量不合格的；⑥其他违反《人类精子库管理办法》规定的行为。

【思考题】

1. 如何看待人体器官移植所产生的伦理问题？
2. 人类辅助生殖技术立法的关键是什么？
3. 为什么对放射诊疗技术管理如此严格？

第十五章　血液管理法律制度

第一节　概述

一、血液的概念

血液是生命之源，是人或高等动物体内循环系统中的液体组织，由血浆、血细胞和血小板等维持生命不可缺少的物质构成。

自奥地利诺贝尔生理学医学奖获得者兰德斯坦纳于1900年发现人类红细胞ABO血型系统，并创立科学的输血理论以来，输血已成为现代医疗的重要手段，在救死扶伤过程中发挥着其他药物不可替代的重要作用。迄今为止，尚没有一种能够完全替代人体血液全部功能的物质。因此，临床治疗、急救用血仍然需要依靠健康公民的血液捐献来解决。正因为如此，一个国家血液管理制度的完善与否是衡量一个国家社会文明程度、公民意识水平及社会公德水准的尺度。

二、血液管理的立法

我国对于血液的立法始于20世纪70年代，1978年11月24日，国务院批转卫生部《关于加强输血工作的请示报告》，正式提出实行公民义务献血制度。1979年12月30日，国务院首次颁发了《全国血站工作条例（试行草案）》。为加强采供血机构和血源管理，保证血液的质量，推行无偿献血，保护公民健康，1993年3月20日，卫生部颁布了《采供血机构和血液管理办法》和《血站基本标准》，进一步细化了对血站和单采血浆站的管理。1996年12月3日，国务院发布了《血液制品管理条例》，自此有了对血液制品管理的行政法规。

为保证医疗临床用血需要和安全，保障献血者和用血者身体健康，发扬人道主义精神，促进社会主义物质文明和精神文明建设，1997年12月29日，第八届全国人大常委会第二十九次会议通过了《献血法》，自1998年10月1日起施行。《献血法》首次以法律的形式确立了我国临床用血实行无偿献血制度，对公民献血、用血，血站采血、储血、供血，以及医疗机构临床用血等活动作了规范，标志着我国无偿献血工作走上了法制化轨道。

此后，卫生部先后制定发布《中国输血技术操作规程》《献血者健康检查标准》等血液技术标准和规范，并还出台《全国无偿献血表彰奖励办法》《临床输血技术规范》《单采血浆站基本标准》《血站管理办法》《血站质量管理规范》《血站实验室质量管理规范》《单采血浆站管理办法》《医疗机构临床用血管理办法》等规范性文件。

2001年5月25日，国务院发布了《中国遏制与防治艾滋病行动计划（2001～2005年）》，明确将加强血液安全作为控制经血传播艾滋病的核心工作之一。自2002年起，卫生部参照世

NOTE

界卫生组织的《安全血液和血液制品》四项方针，加强对血液工作的管理和监督，以确保血液安全。为满足临床用血需求，保障血液安全，维护人民群众健康权益，2015 年 6 月 9 日，国家卫生计生委等部门联合发布了《关于进一步加强血液管理工作的意见》。这对于不断增强医疗服务能力，提升医疗水平，满足临床用血需求，保障血液安全，维护人民群众健康权益，具有极为重要的意义。《献血法》及其上述相关配套法规的相继颁布实施，标志着我国血液管理法律体系基本建立并逐步健全。

第二节　无偿献血

一、无偿献血的概念

无偿献血，是指公民在无报酬的情况下，自愿捐献自身血液的行为。国际红十字会和世界卫生组织从 20 世纪 30 年代提倡无偿献血。目前，世界上许多国家都从有偿献血逐步过渡到了无偿献血，德国、日本、瑞士、美国、加拿大、澳大利亚等国家都先后全部或基本上实现了公民无偿献血。《献血法》以法律的形式，确立了我国临床用血实行无偿献血制度。实行无偿献血能从根本上保证了血液质量，最大限度地降低经血液传播疾病的危险，保障医疗临床用血安全。

二、无偿献血的主体

世界各国关于无偿献血主体的规定不尽一致，大多规定献血者的起止年龄为 18 周岁至 60 周岁，世界卫生组织提倡的献血者起止年龄则为 18 周岁至 65 周岁。根据《献血法》的规定，国家提倡 18 周岁至 55 周岁的健康公民自愿献血。根据 2012 年 7 月 1 日开始实施的由卫生部和国家标准化管理委员会发布的新版《献血者健康检查要求》规定，既往无献血反应、符合健康检查要求的多次献血者主动要求再次献血的，年龄可延长至 60 周岁。同时规定，对献血者，颁发国务院卫生行政部门制作的无偿献血证书。

《献血法》提倡个人、家庭、亲友、单位及社会互助献血，鼓励国家工作人员、现役军人和高等学校在校学生献血。

三、无偿献血的用途及推进

（一）无偿献血的用途

无偿献血的血液必须用于临床，不得买卖。血站、医疗机构不得将无偿献血的血液出售给单采血浆站或者血液制品生产单位。

（二）无偿献血的推进

1. 健全无偿献血工作机制　建立健全政府领导、多部门合作、全社会参与的无偿献血长效工作机制，提高公民无偿献血的意识和参与度，形成全社会积极支持、参与无偿献血的良好氛围，保证临床用血的供应和安全，确保自愿无偿献血可持续发展。

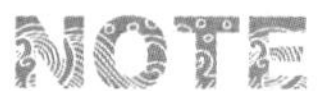

2. 稳步拓展无偿献血模式　推动团体无偿献血和街头流动无偿献血协调发展，提升无偿

献血抗风险能力。逐步建立一支相对稳定的固定献血者队伍，鼓励探索建立预约式献血模式。加强互助献血管理，严格互助献血启动的条件、标准和范围，原则上仅在稀有血型和急救用血等情形下启动互助献血，不断降低互助献血率。

3. 提供优质便捷献血服务　各级卫生行政部门、军队卫生部门应当指导血站，以献血者为中心，完善献血服务设施，增强服务意识，优化服务流程，利用新媒体、互联网拓展对献血者的服务渠道，为献血者提供个性化服务。落实血站信息公开，建立健全定期开放制度，做好无偿献血表彰活动，探索建立个人、单位、社会有效衔接的无偿献血激励机制，提升适龄公民献血的积极性。推动建立全国无偿献血志愿服务体系，鼓励在校学生，以及社会各界积极参与无偿献血志愿服务。

四、无偿献血的管理体制

《献血法》确立了政府领导、部门配合、社会动员、宣传教育、舆论引导的献血工作体制和机制，从而明确了各级政府、卫生行政部门和红十字会在献血工作中的地位、责任及其相互关系。

（一）强化政府责任

各级人民政府领导本行政区域内的献血工作，按照《献血法》的要求，加强对献血工作的监督管理，将无偿献血工作开展情况纳入政府绩效考核内容和文明城市、文明单位的考核指标体系，督促地方人民政府落实领导职责。

（二）健全工作机制

对血源、血液、献血工作进行监督管理是各级卫生计生行政部门的重要职责。省级卫生计生行政部门要在省级人民政府的领导下，积极协调发展改革、编办、财政、规划、城管、城建、新闻媒体等相关部门，建立联动机制，明确部门职责，按照推进工作的时间表和路线图，督促各部门做好工作落实。

（三）加强监督检查

各部门应当切实加强监督、检查、考核和评价，建立血液管理通报制度，对于血液供应、血液安全保障不力，以及临床用血管理不到位的，予以通报批评；对于违法违规行为，依法惩处。

（四）推动献血工作

各级红十字会依法参与、推动献血工作。“参与输血、献血工作，推动无偿献血”是各级红十字会组织的职责之一。红十字会配合各级政府和卫生计生行政部门进行无偿献血的宣传、动员和组织工作。社会团体、新闻媒体开展无偿献血的社会公益性宣传，提高公民自愿无偿献血的积极性，使自愿无偿献血的善举成为社会新风尚。

第三节　血站管理

一、血站的概念和立法

血站，是指向公民采集、提供临床用血的机构，是不以营利为目的的公益性组织。我国的

NOTE

血液管理分临床用血管理和血液制品生产用原料血浆管理，我国的采供血机构分为血站和单采血浆站。血站包括一般血站和特殊血站。一般血站分为血液中心、中心血站和中心血库。特殊血站包括脐带血造血干细胞库和国务院卫生行政部门根据医学发展需要设置的其他类型血库。

为了加强临床用血管理，确保血液安全，规范血站执业行为，促进血站的建设与发展，2005 年 11 月 21 日，卫生部发布《血站管理办法》，自 2006 年 3 月 1 日起施行。《血站管理办法》对血站的设置、执业、监督管理及法律责任做出了明确规定。

二、血站的设置审批

（一）审批机构

国务院卫生行政部门根据全国医疗资源配置、临床用血需求，制定全国采供血机构设置规划指导原则，并负责全国血站建设规划的指导。省级卫生行政部门依据卫生部规划，结合本行政区域人口、医疗资源、临床用血需求等实际情况和当地区域卫生发展规划，制定本行政区域血站设置规划，报同级人民政府批准，并报国务院卫生行政部门备案。

（二）设置条件

1. 一般血站的设置 一般血站设血液中心、中心血站和中心血库。

（1）血液中心的设置，是指在省、自治区人民政府所在地的城市和直辖市，应规划设置一所相应规模的血液中心。

（2）中心血站的设置，是指在设区的市级人民政府所在地的城市，可规划设置一所相应规模的中心血站。中心血站供血半径应大于 100km。距血液中心 150km 范围内（或在 3 个小时车程内）的设区的市，原则上不单独设立中心血站；与已经设立中心血站距离不足 100km 的相近（邻）设区的市原则上不单独设立中心血站。

（3）中心血库的设置，是指在血液中心或中心血站 3 个小时车程内不能提供血液的县（市），可根据实际需要在县级医疗机构内设置一所中心血库，其任务是完成本区域的采供血任务，供血半径应在 60km 左右。

2. 特殊血站的设置 特殊血站包括脐带血造血干细胞库和国务院卫生行政部门根据医学发展需要批准、设置的其他类型血库。国家不批准设置以营利为目的的脐带血造血干细胞库等特殊血站。

三、血站的执业许可

血站的设置必须经国务院卫生行政部门或者省、自治区、直辖市人民政府卫生行政部门批准。

1. 登记机关 设立血站，开展采供血活动，应当向所在省、自治区、直辖市人民政府卫生行政部门申请办理执业登记，取得《血站执业许可证》。没有取得《血站执业许可证》的，不得开展采供血活动。《血站执业许可证》有效期为 3 年。

2. 登记程序 血站申请办理执业登记必须填写《血站执业登记申请书》；省级人民政府卫生行政部门在受理血站执业登记申请后，应当组织有关专家或者委托技术部门，根据《血站质量管理规范》和《血站实验室质量管理规范》，对申请单位进行技术审查，并提交技术审查报告。省级人民政府卫生行政部门应当在接到专家或者技术部门的技术审查报告后 20 日内对申请事项进行审核。审核合格的，予以执业登记，发给《血站执业许可证》，《血站执业许可证》及其副本有效期为3年。

3. 不予执业登记的情形　不予执业登记的情形如下：①《血站质量管理规范》技术审查不合格的；②《血站实验室质量管理规范》技术审查不合格的；③血液质量检测结果不合格的。执业登记机关对审核不合格、不予执业登记的，将结果和理由以书面形式通知申请人。

4. 再次执业登记　《血站执业许可证》有效期满前3个月，血站应当办理再次执业登记。省级人民政府卫生行政部门应当根据血站业务开展和监督检查情况进行审核，审核合格的，予以继续执业。未通过审核的，责令其限期整改；经整改仍审核不合格的，注销其《血站执业许可证》。未办理再次执业登记手续或者被注销《血站执业许可证》的血站，不得继续执业。

5. 血站分支机构和储血点的设立　血站因采供血需要，在规定的服务区域内设置分支机构，应当报所在省级卫生行政部门批准；设置固定采血点（室）或者流动采血车的，应当报省级卫生行政部门备案；设置储血点应具备必要的储存条件，并由省级卫生行政部门批准。

四、血站的职责

1. 血液中心的主要职责　血液中心的主要职责包括以下内容：①按照省级人民政府卫生行政部门的要求，在规定范围内开展无偿献血者的招募、血液的采集与制备、临床用血供应，以及医疗用血的业务指导等工作；②承担所在省、自治区、直辖市血站的质量控制与评价；③承担所在省、自治区、直辖市血站的业务培训与技术指导；④承担所在省、自治区、直辖市血液的集中化检测任务；⑤开展血液相关的科研工作；⑥承担卫生行政部门交办的任务。

2. 中心血站的主要职责　中心血站的主要职责包括以下内容：①按照省级人民政府卫生行政部门的要求，在规定范围内开展无偿献血者的招募、血液的采集与制备、临床用血供应，以及医疗用血的业务指导等工作；②承担供血区域范围内血液储存的质量控制；③对所在行政区域内的中心血库进行质量控制；④承担卫生行政部门交办的任务。

3. 中心血库的主要职责　是指按照省级人民政府卫生行政部门的要求，在规定范围内开展无偿献血者的招募、血液的采集与制备、临床用血供应，以及医疗用血的业务指导等工作。

五、采供血管理

（一）执业规定

血站作为不以营利为目的，采集、提供临床用血的公益性卫生机构，不得采集血液制品生产用原料血浆，必须按照注册登记的项目、内容、范围，开展采供血业务，并遵守有关法律、行政法规、规章和技术规范。血站及其执行职务的人员发现法定传染病疫情时，应当按照《传染病防治法》和国务院卫生行政部门的规定向有关部门报告。

（二）采血管理

《献血法》和《血站管理办法》规定了献血者的身体健康条件、采血人员的资格、采血器材、每次采血的采血量、两次采血的间隔期、血液检测等血站必须遵守的操作规程和制度。

1. 采血管理　采血管理应遵循以下规定：①血站在每次采血前必须免费对献血者进行必要的身体健康检查，身体状况不符合献血条件的，血站应向其说明情况，不得采集血液；②采血前应当对献血者身份进行核对并进行登记；严禁采集冒名顶替者的血液；③全血献血者每次

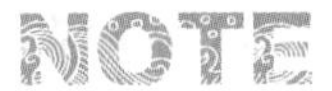

可献全血400mL，或者300mL，或者200mL。单采血小板献血者每次可献1～2个治疗单位，或者1个治疗单位及不超过200mL血浆。全年血小板和血浆采集总量不超过10L。上述献血量均不包括血液检测留样的血量和保养液或抗凝剂的量。全血献血间隔不少于6个月；单采血小板献血间隔，不少于2周，不大于24次/年，因特殊配型需要，由医生批准，最短间隔时间不少于1周；单采血小板后与全血献血间隔不少于4周；全血献血后与单采血小板献血间隔不少于3个月；④血站采集血液应当遵循自愿和知情同意的原则，并对献血者履行规定的告知义务。血站应当建立献血者信息保密制度，为献血者保密；⑤血站采集血液后，对献血者发给《无偿献血证》并建立献血档案。

2. 质量管理 质量管理应遵循以下规定：①血站开展采供血业务，应当严格遵守《输血技术操作规程》《血站质量管理规范》和《血站实验室质量规范》等技术规范和标准；②必须使用有生产单位名称和批准文号的一次性采血器材，不得使用可重复使用的采血器材和无生产单位名称和批准文号的一次性采血器材；③血站对采集的血液必须根据献血者血液检验标准规定的项目进行检测；④血站应当建立对有易感染经血液传播疾病危险行为的献血者献血后的报告工作程序、献血屏蔽和淘汰制度；⑤血站工作人员获得岗位培训合格证书后，方可上岗；⑥血液、采供血和检测的原始记录保存10年，血液检测的全血标本的保存期应当与全血有效期相同；血清（浆）标本的保存期应当在全血有效期满后半年。

（三）供血管理

1. 发血管理 血站应当保证发出的血液质量符合国家有关标准，提供的血液由具有血液检测资格的实验室进行检测，供血的品种、规格、数量、活性、血型必须无差错；未经检测或者检测不合格的血液，不得向医疗机构提供。

2. 血液包装、储存、运输管理 血液的包装、储存、运输应当符合《血站质量管理规范》的要求。血液包装袋上应当标明：①血站名称及其许可证号；②献血编号或者条形码；③血型；④血液品种；⑤采血日期及时间或者制备日期及时间；⑥有效日期及时间；⑦储存条件。

3. 血液检测和原始记录保存 献血者的血液检测和其他原始记录应当至少保存10年，血液检测的全血标本的保存期应当与全血有效期相同，血清（浆）标本的保存期应当在全血的有效期满后半年。

血站剩余成分血浆由省级卫生行政部门协调血液制品生产单位解决。血站剩余成分血浆，以及因科研或者特殊需要用血而进行的调配所得的收入，全部用于无偿献血者用血返还费用，血站不得挪作他用。

第四节 临床用血管理

一、临床用血的原则和立法

临床用血，是医疗机构依法将血液或血液成分输注给患者进行抢救、治疗的医疗行为的总称。临床用血包括使用全血和成份血。临床用血应遵照合理、科学的原则，制定用血计划，保护血液资源，不得浪费和滥用血液；应当积极推行节约用血的新型医疗技术，三级医院、有条

NOTE

件的二级医院和妇幼保健院应当开展自体输血技术；不得使用原料血浆，除批准的科研项目外，不得直接使用脐带血，保障临床用血安全和医疗质量。

为加强医疗机构临床用血管理，推进临床科学合理用血，保护血液资源，保障临床用血安全和医疗质量，2012年6月7日，卫生部出台了《医疗机构临床用血管理办法》，自2012年8月1日起施行。

二、临床用血的管理

根据《医疗机构临床用血管理办法》的规定，医疗机构应当加强临床用血管理，建立并完善并保证落实相应的管理制度和工作规范。

（一）临床用血机制

医疗机构应当使用卫生行政部门指定血站提供的血液，应当配合血站建立血液库存动态预警机制，保障临床用血需求和正常医疗秩序。医疗机构应当科学制订临床用血计划，建立临床合理用血的评价制度，提高临床合理用血水平。对血液预订、接收、入库、储存、出库及库存预警等进行管理，保证血液储存、运送符合国家有关标准和要求。医疗机构接收血站发送的血液后，应当对血袋标签进行核对。对符合国家有关标准和要求的血液入库，做好登记；并按不同品种、血型和采血日期（或有效期），分别有序存放于专用储藏设施内。禁止将血袋标签不合格的血液入库。医疗机构应当在血液发放和输血时进行核对，并指定医务人员负责血液的收领、发放工作。医疗机构应当在血液发放和输血时进行核对，并指定医务人员负责血液的收领、发放工作。

（二）临床用血管理程序

医疗机构的储血设施应当保证运行有效，全血、红细胞的储藏温度应当控制在2～6℃，血小板的储藏温度应当控制在20～24℃。储血保管人员应当做好血液储藏温度的24小时监测记录。储血环境应当符合卫生标准和要求。医务人员应当认真执行临床输血技术规范，严格掌握临床输血适应证，根据患者病情和实验室检测指标，对输血指证进行综合评估，制订输血治疗方案。医疗机构应当建立临床用血申请管理制度。同一患者一天申请备血量少于800mL的，由具有中级以上专业技术职务任职资格的医师提出申请，上级医师核准签发后，方可备血。同一患者一天申请备血量在800～1600mL的，由具有中级以上专业技术职务任职资格的医师提出申请，经上级医师审核，科室主任核准签发后，方可备血。同一患者一天申请备血量达到或超过1600mL的，由具有中级以上专业技术职务任职资格的医师提出申请，科室主任核准签发后，报医务部门批准，方可备血。在输血治疗前，医师应当向患者或者其近亲属说明输血目的、方式和风险，并签署临床输血治疗知情同意书。医疗机构应当积极推行成分输血，保证医疗质量和安全。

（三）临床用血不良监测

医疗机构应当根据国家有关法律法规和规范建立临床用血不良事件监测报告制度。临床发现输血不良反应后，应当积极救治患者，及时向有关部门报告，并做好观察和记录。医疗机构应当建立临床用血医学文书管理制度，确保临床用血信息客观真实、完整、可追溯。医师应当将患者输血适应证的评估、输血过程和输血后疗效评价情况记入病历；临床输血治疗知情同意书、输血记录单等随病历保存。

NOTE

（四）临床用血培训

医疗机构应当建立培训制度，加强对医务人员临床用血和无偿献血知识的培训，将临床用血相关知识培训纳入继续教育内容。新上岗医务人员应当接受岗前临床用血相关知识培训及考核。医疗机构应当建立科室和医师临床用血评价及公示制度。将临床用血情况纳入科室和医务人员工作考核指标体系。禁止将用血量和经济收入作为输血科或者血库工作的考核指标。

三、临床应急用血

一般情况下，除患者自身储血、自体输血外，医疗机构临床用血，由县级以上人民政府卫生行政部门指定的血站供给。但为保证应急用血，医疗机构可以临时采集血液，但应当依照规定，确保采血用血安全。因抢救生命垂危的患者需要紧急输血，且不能取得患者或者其近亲属意见的，经医疗机构负责人或者授权的负责人批准后，可以立即实施输血治疗。

医疗机构应当制订应急用血工作预案。医疗机构临时采集血液必须同时符合以下条件：①危及患者生命，急需输血；②所在地血站无法及时提供血液，且无法及时从其他医疗机构调剂血液，而其他医疗措施不能替代输血治疗；③具备开展交叉配血及乙型肝炎病毒表面抗原、丙型肝炎病毒抗体、艾滋病病毒抗体和梅毒螺旋体抗体的检测能力；④遵守采供血相关操作规程和技术标准。

医疗机构应当在临时采集血液后10日内将情况报告县级以上人民政府卫生行政部门。

四、临床用血费用

血液的捐献和使用实行无偿原则，但公民临床用血时需要缴纳血液的采集、储存、分离、检验等费用。无偿献血者临床需要用血时，免交上述费用；无偿献血者的配偶和直系亲属临床需要用血时，可以按照省、自治区、直辖市人民政府的规定免交或者减交上述费用。

五、患者自身储血

医疗机构应当积极推行节约用血的新型医疗技术。为保障公民临床急救用血的需要，国家提倡并指导择期手术的患者自身储血，动员家庭、亲友、所在单位，以及社会互助献血。三级医院、有条件的二级医院和妇幼保健院应当开展自体输血技术，建立并完善管理制度和技术规范，提高合理用血水平，保证医疗质量和安全。医疗机构应当动员符合条件的患者接受自体输血技术，提高输血治疗效果和安全性。

第五节　血液制品管理

一、血液制品的概念和立法

血液制品，是指各种人血浆蛋白制品，是一种宝贵的人源性生物药品。为了加强血液制品管理，预防和控制经血液途径传播的疾病，保证血液制品的质量，1996年12月6日，国务院出台了《血液制品管理条例》，自1996年12月30日起施行。《血液制品管理条例》为血液制

NOTE

品生产的整个过程提供了法律依据和技术标准。

二、原料血浆的管理

（一）原料血浆的概念

原料血浆，是指由单采血浆站采集的专用于血液制品生产原料的血浆。对原料血浆的采集，国家实行单采血浆站统一规划、设置的制度，并对单采血浆站实行执业许可制度。

（二）单采血浆站的设置和审批

单采血浆站，是指根据地区血源资源，按照有关标准和要求，经严格审批设立，采集供应血液制品生产用原料血浆的单位。单采血浆站由血液制品生产单位设置，专门从事单采血浆活动，具有独立法人资格。

1. 单采血浆站的设置规划　单采血浆站设置规划由国务院卫生行政部门综合考虑区域人口分布、经济发展状况、疾病流行情况，以及血液制品的生产所需原料血浆的实际情况，对机构规模、采供浆量、人员和设备等进行统筹规划；省级卫生行政部门可根据当地实际情况决定是否设置单采血浆站。

2. 单采血浆站设置与审批　设置单采血浆站必须具备下列条件：①符合单采血浆站布局、数量、规模的规划；②具有与所采集原料血浆适应的卫生专业技术人员；③具有与所采集原料血浆适应的场所及卫生环境；④具有识别供血浆者的身份识别系统；⑤具有与所采集原料浆相适应的单采血浆机械及其他设置；⑥具有对所采集原料血浆进行质量检验的技术人员，以及必要的仪器设备。

申请设置单采血浆站的，由县级人民政府卫生行政部门初审，经设区的市、自治州人民政府卫生行政部门或者省、自治区人民政府设立的派出机关的卫生行政机构审查同意，报省级卫生行政部门审批；经审查符合条件的，核发《单采血浆许可证》，并报国务院卫生行政部门备案。

（三）原料血浆的采集与供应

1. 血浆的采集　供血浆者，是指提供血液制品生产用原料血浆的人员。单采血浆站只能对省、自治区、直辖市人民政府卫生行政部门划定区域内的供血浆者进行筛查和采集血浆。严禁单采血浆站采集非划定区域内的供血浆者和其他人员的血浆。

单采血浆站必须对供血浆者进行健康检查，检查合格的，由县级人民政府卫生行政部门核发《供血浆证》。单采血浆站在采集血浆前，必须对供血浆者进行身份识别，并核实其《供血浆证》，确认无误的，方可按照规定程序进行健康检查和血液化验；对检查、化验合格的，按照有关技术操作标准及程序采集血浆，并建立供血浆者健康检查及供血浆记录档案；对检查、化验不合格的，由单采血浆站收缴《供血浆证》，并由所在地县级人民政府卫生行政部门监督销毁。严禁采集无《供血浆证》者的血浆。

2. 血浆供应　单采血浆站只能向一个与其签订质量责任书的血液制品生产单位供应原料血浆，原料血浆的包装、储存、运输，必须符合国家规定的卫生标准和要求。法律严禁单采血浆站采集全血或者将采血浆站所采集的原料血浆用于临床。国家禁止出口原料血浆。

三、血液制品生产经营单位管理

血液制品生产单位必须获得《单采血浆许可证》，并依法向工商行政管理部门申领营业执

NOTE

照后，方可从事血液制品的生产活动。

血液制品生产单位在原料血浆投料生产前，必须使用有产品批准文号，并经国家药品生物制品检定机构逐批检定合格的体外诊断试剂，对每一人份血浆进行全面复检，并作检测记录。原料血浆经复检不合格的，不得投料生产。血液制品出厂前，必须经过质量检验；经检验不符合国家标准的，严禁出厂。生产、包装、储存、运输、经营血液制品，应当符合国家规定的卫生标准和要求。

第六节 法律责任

一、非法采集、出售、出卖血液的法律责任

根据《献血法》的规定，有下列行为之一的，由县级以上地方人民政府予以取缔，没收违法所得，可以并处十万元以下的罚款：①非法采集血液的；②血站、医疗机构出售无偿献血的血液的；③非法组织他人出卖血液的。

血站违反有关操作规程和制度采集血液，给献血者健康造成损害的，应当依法赔偿。医疗机构的医务人员违反规定，将不符合国家规定标准的血液用于患者，给患者健康造成损害的，应当依法赔偿。构成犯罪的，依法追究刑事责任。

根据《血站管理办法》的规定，有下列行为之一的，属于非法采集血液，按照《献血法》有关规定予以处罚：①未经批准，擅自设置血站，开展采供血活动的；②已被注销的血站，仍开展采供血活动的；③已取得设置批准但尚未取得《血站执业许可证》即开展采供血活动，或者《血站执业许可证》有效期满未再次登记仍开展采供血活动的；④租用、借用、出租、出借、变造、伪造《血站执业许可证》开展采供血活动的。

根据《刑法》的规定，非法组织他人出卖血液的，处5年以下有期徒刑，并处罚金；以暴力、威胁方法强迫他人出卖血液的，处5年以上10年以下有期徒刑，并处罚金。有上述行为对他人造成伤害的，依照《刑法》规定的“故意伤害罪”定罪处罚。同时《刑法》规定，非法采集、供应血液或者制作、供应血液制品，不符合国家规定的标准，足以危害人体健康的，处5年以下有期徒刑或者拘役，并处罚金；对人体健康造成严重危害的，处5年以上10年以下有期徒刑，并处罚金；造成特别严重后果的，处10年以上有期徒刑或者无期徒刑，并处罚金或者没收财产。

二、违规采集血液的法律责任

经国家主管部门批准采集、供应血液或者制作、供应血液制品的部门，不依照规定进行检测或者违背其他操作规定，造成危害他人身体健康后果的，赔偿受害人经济损失，对单位判处罚金，并对其直接负责的主管人员和其他直接责任人员，处5年以下有期徒刑或者拘役。

血站违反有关操作规程和制度采集血液，由县级以上地方人民政府卫生行政部门责令改正；给献血者健康造成损害的，应当依法赔偿，对直接负责的主管人员和其他直接责任人员，依法给予行政处分；构成犯罪的，依法追究刑事责任。

NOTE

三、未建立临床用血管理制度的法律责任

卫生行政部门及其工作人员在献血、用血的监督管理工作中，玩忽职守，未建立临床用血管理制度的造成严重后果，构成犯罪的，依法追究刑事责任；尚不构成犯罪的，依法给予行政处分。

四、临床用血的包装、储存、运输不符合规定的法律责任

血站和医疗机构在临床用血的包装、储存、运输环节上不符合国家规定的卫生标准和要求的，责令改正，给予警告，可以并处一万以下的罚款。

五、提供不符合国家规定标准血液的法律责任

血站违反规定，向医疗机构提供不符合国家规定标准血液的，责令改正；情节严重，造成经血液途径传播的疾病传播或者有传播严重危险的，限期整顿，对直接负责的主管人员和其他责任人员，依法给予行政处分。

六、将不符合标准的血液用于患者的法律责任

医疗机构的医务人员违反《献血法》规定，将不符合国家规定标准的血液用于患者的，由县级以上地方人民政府卫生行政部门责令改正；给患者健康造成损害的，应当依法赔偿，对直接负责的主管人员和其他直接责任人员，依法给予行政处分；构成犯罪的，依法追究刑事责任。

七、卫生行政部门玩忽职守的法律责任

卫生行政部门及其工作人员违反献血法规定，玩忽职守，造成严重后果，尚不构成犯罪的，依法给予行政处分。构成犯罪的，依法承担刑事责任。

八、违反血液制品管理的法律责任

非法从事组织、采集、供应、倒卖原料血浆活动的，予以取缔，没收违法所得及从事活动的器材、设备，并处违法所得5倍以上10倍以下的罚款；没有违法所得的，并处五万元以上十万元以下的罚款。

单采血浆站违规采集血浆的行政责任，责令限期改正，处五万元以上十万元以下的罚款；情节严重的，吊销《单采血浆许可证》。

单采血浆站已知其采集的血浆检测结果呈阳性，仍向血液制品生产单位供应的，吊销《单采血浆许可证》，没收违法所得，并处十万元以上三十万元以下的罚款。

涂改、伪造、转让《供血浆证》的，收缴《供血浆证》，没收违法所得，并处违法所得3倍以上5倍以下的罚款，没有违法所得的，并处一万元以下的罚款。

卫生行政部门工作人员滥用职权、玩忽职守、徇私舞弊、索贿受贿，尚不构成犯罪的，依法给予行政处分。

NOTE

【思考题】

1. 我国为什么要积极推进无偿献血工作?
2. 如果对于血液管理不善会导致什么问题?
3. 临床用血管理的关键是什么?

第十六章　港澳台地区卫生法律制度

第一节　香港地区卫生法律制度

一、医疗体系简介

在香港，有公营和私营医疗服务。图 16－1 概括说明了香港的医疗体系架构及有关服务。

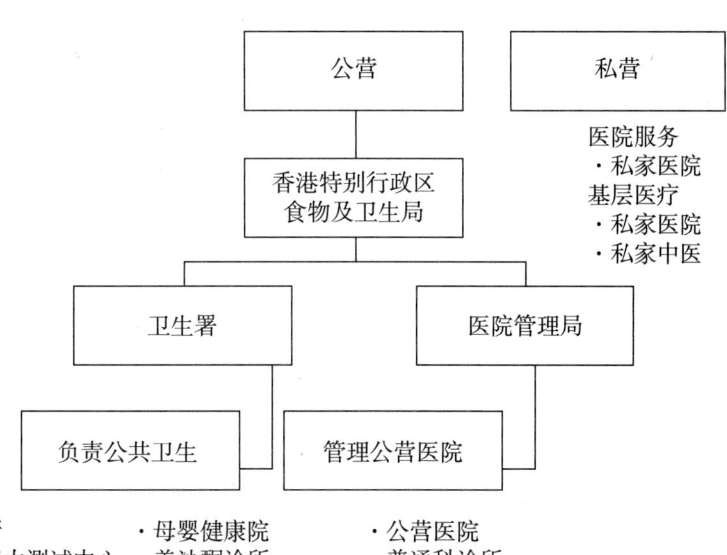

图 16－1　香港的医疗体系架构及有关服务

（一）食物及卫生局

食物及卫生局负责香港的医护服务制订政策和分配资源，也确保这些政策能够有效地推行，以保障和促进市民的健康。该局为每名香港市民提供全面的终身医护服务，并确保市民不会因经济困难而无法获得适当的医疗服务。

（二）卫生署

卫生署是政府的卫生事务顾问，也是执行医护政策和法定职责的部门。卫生署致力推行促进健康、预防疾病、医疗和康复等服务，以保障市民的健康。卫生署辖下有多间诊所及健康中心，为香港市民提供资助医护服务。

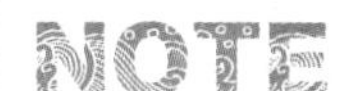

（三）医院管理局

医院管理局（以下简称医管局）属法定机构，负责提供公立医院及相关的医疗服务。医管局通过辖下覆盖香港的七个联网内的多家医院、日间医院、专科诊所、普通科门诊诊所、中医服务及小区外展服务，为香港市民提供资助医疗及康复服务。

（四）私营医疗服务

在私营市场也有多间医院及其他不同类型的医护服务。卫生署监管所有私家医院及按《诊疗所条例》（第343章）注册的诊疗所，卫生署会通过巡查、调查医疗事故及处理公众的投诉，监察这些医院及诊疗所在遵守相关法例的情况。所有在香港行医的西医均须在香港医务委员会注册。香港医务委员会属法定机构，负责注册及监管西医的专业操守，以维持专业水平，保障公众健康。

二、医疗卫生制度的发展

（一）政策的发展

香港拥有较完善的医疗卫生服务体系和良好的卫生状况，基本上沿袭了英国的全民健康服务制度，政府介入程度高，公正性强。其基本医护政策是使所有香港市民不会因为经济贫困而无法获得适当的医疗服务。

1964年，香港政府发布了《香港医疗服务发展》白皮书，该白皮书公布了政府的医疗政策，“直接或间接向不能从其他途径获得医疗服务的广大市民提供低廉或免费的医疗及个人健康服务”。1974年，《香港医疗卫生服务的进一步发展》白皮书问世，修订后的医疗政策目标是“保障及促进整体的公众健康，以及确保向香港市民提供医疗及个人健康设施，特别是那些须依赖资助医疗服务的广大市民”。1985年发布顾问报告书《医院提供的医疗服务》，建议政府设立独立管理的医院制度、收回医院服务的成本、增设较高级的病房（乙级病床）等，继而研究成立脱离政府框架和公务员体系的医院管理局，接管公营医疗服务。1989年，临时医院管理局发表报告，提出收回医院服务成本15%～20%的建议。1999年，《人人健康展望将来：基层健康服务工作小组报告》出台，重申政府医疗卫生政策“不应有人因缺乏金钱而不能获得适当的医疗治理”。同年12月，医院管理局成立，成为政府以外的第二个最大的公营机构。1991年，在香港社会福利署的《跨越九十年代香港社会福利白皮书》中，也提出了一些社会福利政策及医疗政策。1993年，政府发表《促进健康咨询文件》（俗称《彩虹报告》），就增加额外收入来源以资助医院服务的5项方案（百分率资助、目标对象、协调式自愿投保、强制式综合投保和编定治疗次序方法）咨询市民意见，为医疗服务引入了“能者多付”的概念。

1997年，香港回归祖国，第一任特首董建华在其施政报告中宣布，政府会在1998年全面复检目前的整个医疗体系，并承诺进行全面的医护改革。同年，政府委聘哈佛大学公共卫生学院研究香港现行医疗体制，并提出改革建议。研究于1999年完成，并发表了《香港医疗改革：为何要改？为谁而改?》的分析报告（又称《哈佛报告》），指出香港医疗体制中存在的主要问题，提出医疗融资计划。2000年，卫生福利局局长杨永强医生宣布年底公布医疗改革绿皮书。2001年，医疗融资方案遭遇阻力，政府进行短期检讨，并重整医疗费用架构，研究增加公共医疗服务收费的问题。2003年，公立医院启动调整原收费项目和引入其他医护服务新收费制度。2004年，政府向立法会卫生事务委员会提交一份以《有关医疗融资的研究及在香港推行医疗储蓄计划的可行性》为题的文件，引入个人储蓄计划，要求40～65岁市民，把收入的1%～2%存入个人账户，以支付65岁以后的医疗费，将医疗储蓄，作为开辟医疗经费来源的主要途径，并建立长期护理保险计划。

（二）法律的发展

1. 概述 1990年，根据《医院管理局条例》成立的香港医院管理局是法定非政府部门的公营机构，主要管理香港所有公立医院，通过卫生福利及食物局向政府负责。香港立法会于1999年通过《中医药条例》，设立了香港中医药管理委员会。

《国际卫生条例（2005）》是国际法律条文，并于2007年6月15日生效。它对世界卫生组织所有会员国具有约束力，当中包括中国，也涵盖了香港地区。

为使香港相关法例能与《国际卫生条例（2005）》的要求达成一致，在法律框架下让疾病预防及控制能合乎要求，香港的《预防及控制疾病条例》，即香港法例第599章，于2008年7月生效。第599章旨在赋予卫生机关权力，使其能控制及预防人类的疾病；能防止任何疾病、疾病源头或污染传入香港，在香港内蔓延及从香港向外散播；并且能采纳世界卫生组织公布的《国际卫生条例》内的相关措施。

香港医务委员会根据《医生注册条例》（《香港法例》第161章）成立，一直负责管理执业医生的注册、处理执业资格试、颁布专业指引、订定专业守则、行使权力规管医生的纪律，以及回答医生和公众的一般提问。

2. 医院管理局条例 根据《医院管理局条例》，医管局的职责如下：①就公众对公立医院服务的需求及所需资源，向政府提供意见；②管理及发展公立医院系统；③向食物及卫生局局长建议恰当的公立医院服务收费政策；④设立公立医院；⑤管理及规管公立医院；⑥促进、协助及参与培育工作，造就医院或有关服务的人才。机构管治：

（1）医院管理局大会 根据《医院管理局条例》，医管局大会成员由香港特别行政区行政长官任命。现时，大会有成员28名（包括主席）。成员中24名为非公务员、3名为公务员、1名为主要行政人员（医管局行政总裁）。除该行政人员外，其他成员均没有因成员的身份而领取任何薪酬。大会每年约召开12次正式会议，如有需要亦会召开特别会议。

（2）大会辖下的委员会 为协助大会有效发挥其角色及行使职权，大会成立了11个专责委员会——审计及风险管理委员会、紧急应变策导委员会、行政委员会、财务委员会、人力资源委员会、信息科技服务管治委员会、中央投标委员会、医疗服务发展委员会、公众投诉委员会、职员上诉委员会及支持服务发展委员会。

（3）医院管治委员会 根据《医院管理局条例》，为促进小区参与及加强公立医院管治，医管局在40间医院/机构成立了32个医院管治委员会。这些委员会于年内收阅医院行政总监的定期管理报告，监察医院在运作和财务方面的表现，并参与人力资源及采购职能的管治工作，以及医院和小区的协作活动。

（4）区域咨询委员会 为听取地区对医疗服务需要的意见，医管局根据《医院管理局条例》成立了3个区域咨询委员会。

各区域咨询委员会负责就其所属区域，向医管局提供有关公营医疗服务计划的意见；检讨公营医院的表现；监察公众对医院服务的意见及提出改善建议；向医管局及公营医院提供有关

NOTE

资源分配的意见；应医管局的请求就任何具体事项提供意见。各区域咨询委员会每年召开4次会议。

（5）行政管理 医管局行政人员获医管局大会许可证管理及执行医管局的日常业务及运作。为确保管理层可快捷有效地履行其职责，大会清楚列出了一些授予权力、政策及操守准则。大会每年亦会根据既定方针，通过行政人员拟备工作计划。行政人员须定期向大会提交问责报告，包括议定的表现指针及工作目标进度。

根据《医院管理局条例》赋予的权力，医管局可厘定所有雇员的薪酬及服务条件。面对具竞争性的国际市场，为行政总监及其他高级管理人员而厘定的薪酬条件，旨在吸引、激励及挽留高质素人才。至于高级行政人员的薪酬，则由医管局大会的行政委员会按个别情况考虑及审批。

3. 中医药条例 《中医药条例》（香港法例第549章）于1999年7月14日由立法会通过。根据《中医药条例》而设立的中医药规管制度，既可加强保障公众健康，亦确立了中医的专业地位和确保中药的安全、质量及成效。

《中医药条例》的内容包括：香港中医药管理委员会及其辖下中医组、中药组和8个小组的组成及职能；中医规管制度的中医注册、考试和纪律；中药规管制度的中药商领牌、中药商监管和中成药注册。此外，《中医药条例》并包括附表1的31种烈性/毒性中药材和附表2的574种中药材。

根据《中医药条例》的规定，“作中医执业”或“以中医方式行医”是指以下任何行为或活动，即应以全科、针灸或骨伤方面的传统中医药学为基础。①诊断、治疗、预防或纾缓任何疾病的症状；②开出中药材或中成药的处方；③调节人体机能状态。而“中医执业”亦须据此解释。目前只有注册中医及表列中医才可合法地在香港作中医执业。

根据《中医药条例》，任何人士如欲成为注册中医，必须参加由香港中医药管理委员会举办的执业资格试，取得合格后，才可申请注册。申请参加中医执业资格试的人必须已圆满地完成香港中医药管理委员会认可的中医执业训练本科学位课程，或与该课程相当的课程。

根据《中医药条例》，“中药材”是指《中医药条例》附表1及附表2内指明的中药材。“中成药”指任何符合下述说明的专卖产品，纯粹由下述项目作为有效成分组成：①任何中药材；②惯常获华人使用的任何源于植物、动物或矿物的物料；③第①及②分别提述的任何药材及物料；④配制成剂型形式；⑤已知或声称用于诊断、治疗、预防或纾缓人的疾病或症状，或用于调节人体机能状态。

中药商发牌制度：凡任何人士欲经营中药材零售、中药材批发、中成药批发或中成药制造，均必须向香港中医药管理委员会申领有关牌照，待获发有关牌照后，方可经营其业务。

中成药注册制度：《中医药条例》第119条订明任何人不得销售、进口或管有未经香港中医药管理委员会注册的中成药。

中成药必须加上标签及说明书：《中医药条例》第143及144条订明任何人不得销售或管有未附上标签或说明书的中成药。有关标签及说明书的详情可参阅《中药规例》第26至28条。

中药进出口管制：根据《进出口条例》（第60章），凡进口或出口《中医药条例》订明的31种附表1中药材及5种附表2的中药材（包括凌霄花、制川乌、制草乌、威灵仙和龙胆），

NOTE

以及任何中成药，须向卫生署申请许可证。

除了《中医药条例》外，香港还有其他与中药有关的法例，例如：①《公众卫生及市政条例》（第132章）就药物包括中成药是否适宜供人使用或是否附有虚假标签做出管制；②《药剂业及毒药条例》（第138章）就药物含有西药成分所作出的管制，中成药不可含有西药成分；③《不良广告（医药）条例》（第231章）就药物包括中成药的广告宣传做出管制；④《商品说明条例》（第362章）就伪药及做出虚假说明方面的规管；⑤《保护濒危动植物物种条例》（第586章）就中成药含有濒危物种的成分做出管制。

4. 预防及控制疾病条例　根据《预防及控制疾病条例》（第599章），香港共有50种须呈报的传染病。所有注册医生若发现怀疑或证实属须呈报的传染病，均须通知卫生防护中心。除此以外，医生亦应呈报对公共卫生有重要影响的其他疾病及情况。卫生防护中心会对这些疾病进行监察及控制。

其主要规范了检取物的权力，逮捕的权力，以及食物及卫生局局长订立规例的权力。还规范了公共卫生紧急事态的规例、警方协助的义务、对于传染病的具体列表，以及传染病原体的具体列表。

5. 医生注册条例　在香港从事内科、外科或助产科执业的人士，必须根据《医生注册条例》的规定，向医务委员会申请成为注册医生。普通科医生名册下的注册分类如下：

（1）正式注册（普通科医生名册第I部）　根据《医生注册条例》第8条及第14条，任何人如符合以下条件，可申请成为香港正式注册医生：①获香港大学或香港中文大学医学院颁授内科及外科学位，并根据《医生注册条例》第9条，在认可的医院以驻院医务人员身份受雇不少于12个月而取得经验证明书；②在执业资格试合格，并根据《医生注册条例》第10A条，在认可的医院完成医务委员会所订定的评核期。

如医务委员会经适当的研讯后信纳申请人：①曾在香港或其他地方被裁定犯任何可判处监禁的罪行；②犯了专业方面的失当行为；③不具良好品格，则可命令不将该申请人的姓名列入普通科医生名册内；④居于香港以外地方的医生。

任何居于香港以外地方的注册医生如已停止在香港从事内科、外科或助产科执业，则可申请将其姓名从普通科医生名册的第I部所指明的本地名单转移至非本地名单。如他返回香港并恢复执业，则他须申请将其姓名从非本地名单转移至本地名单。

（2）临时注册（普通科医生名册第II部）　根据《医生注册条例》第12条，任何人如符合以下条件，可申请临时注册：①在执业资格试，或香港大学或香港中文大学的内科及外科学位之资格检定考试合格；②已按《医生注册条例》第9（1）条或第10A（1）条所述而受雇于认可的医院以进行实习或接受评核。

任何已获临时注册的人士须当作已注册，但仅以《医生注册条例》第12（2）条所订明的事宜为限，包括使该人士能进行上述的实习或接受评核。

（3）有限度注册（普通科医生名册第III部）　根据《医生注册条例》第14A条，任何人如使医务委员会信纳他符合以下的规定，可获注册成为有限度注册的医生：①他已被选担任医务委员会决定和公布的某项受雇工作或某类别受雇工作；②他已获得一项可接纳的海外资格；③他在取得资格后已有足够的和有关的全职临床经验；④他已在一个认可的香港以外地方的医学主管当局注册；⑤他具有良好品格。

NOTE

根据《医生注册条例》第14A条第2A款，任何人如并不使医务委员会信纳他已符合上述第（b）、（c）或（d）款的规定，但使医务委员会信纳他已符合上述的其他规定，则医务委员会仍可注册该人士为有限度注册的医生，但该人士须受医务委员会就其执业而指明的限制及条件所规限。

有限度注册的有效期最长为1年。当有限度注册期将届满，该有限度注册的医生可申请续期，续期的有效期同样最长为1年。申请有限度注册的人士无须应考执业资格试。

（4）暂时注册（普通科医生名册第Ⅳ部） 根据《医生注册条例》第14B条，如卫生署、医院管理局、香港大学或香港中文大学拟聘用任何下述人士专门执行临床教学或研究工作，则须代该人士向医务委员会申请暂时注册：①该人士没有正式注册的任何资格；②该人士具有可使其取得正式注册的资格，但在当时情况下获得正式注册并不切实可行。

凡香港医学专科学院支持任何私立医院聘用上述人士专门在该私立医院执行临床教学或研究工作，则卫生署可应香港医学专科学院的要求，以及在卫生署认为合适的条件下，为该人士向医务委员会申请暂时注册。暂时注册的有效期最长为14天。

第二节 澳门地区卫生法律制度

一、澳门医疗体系

澳门的医疗体系由公营及私营两部分组成，双方均承担相当重要的角色。公营方面，历史相当悠久，可远溯至16世纪70年代，距今已有400多年历史，但基于当时受到很多限制，澳门医疗事业发展缓慢。至1984年，澳门政府始决定建立一个综合的医疗卫生体系，政府的医疗事业踏入一个重要的里程碑。经多年的努力，至20世纪80年代末90年代初，逐步建立了以仁伯爵医院为中心，配合各区卫生中心的医疗网络。

澳门现在有5家医院，提供初级卫生护理的场所有697间，当中私营场所有687间，私营方面，大致由3部分组成，包括：①镜湖医院；②同善堂、工人医疗所等的医疗中心；③私家诊所。属于政府公立的仅有仁伯爵综合医院和6间初级卫生保健中心。2014年澳门共有医生1592名，护士1990名，医护人员与澳门人口的比例分别是2.5‰与3.1‰，也就是说每一千名市民有大约2.5名医生和3.1名护士，这个数字低于国际水平与邻近地区。澳门人均医护人员相对不足，这个比例以国际的标准而言，除医生外都是偏低的，居民与医生的比例位居中游，居民与护士的比例是极为偏低的，澳门医疗卫生状况在这方面还存在比较大的改进空间。

澳门地区卫生法律制度，主要可以分为两大部分：

第一部分为卫生法。是澳门卫生法律制度最基本的部分，主要是规范澳门地区居民向卫生司求取直接或间接由该司提供的卫生护理服务。主要分为：取得卫生护理，精神卫生，传染病防治法和预防及控制吸烟制度。

第二部分是医疗准照的相关法规。是澳门卫生法律制度内管制提供卫生护理活动，以及药剂师职业等事宜。

NOTE

二、卫生法

（一）取得卫生护理的相关规定

1. 第24/86/M号法令《卫生护理的求取》　正如澳门第7/86/M号法令序文所述，第7/86/M号法令是为了修订第135/76/M号训令公布的《疾病护理规章》而规范的。第135/76/M号训令也是澳门最早期的卫生法律之一，但无论是当时划分的应诊类别，还是该司提供的卫生护理服务的分类名称及各项医疗收费标准均早已过时。

对于近代澳门卫生法的探讨，由第24/86/M号法令《卫生护理的求取》开始。这部法律作为澳门卫生法内的基本法律存在。这部法律第一条、第二条，首先规范了卫生护理的目的范围及其普遍性。即规范了澳门地区居民向卫生司求取直接或间接由该司提供的卫生护理服务，而由葡萄牙、中华人民共和国及其他国家的医疗单位，以及由澳门私人医疗单位提供的护理服务，视为卫生司间接提供的护理服务。其普遍性则规范为澳门全体居民。

对于澳门接受免费卫生服务的范围也在该法的第3条进行了规范。主要包括了：①由各卫生中心提供的护理服务；②基于公共卫生而向怀疑患有传染病或患有传染病的人、对药物有依赖性的人、患有肿瘤病的人、患有精神病的人提供的护理服务，以及在家庭计划方面提供的护理服务；③对处于危险之人士提供的护理，包括孕妇、临产妇女、产妇、10岁和以下的小童、中小学学生，以及年龄在65岁和以上的人士；④对身陷困境而导致无经济能力支付护理费用的个人或家庭提供的护理服务；⑤对囚犯提供的护理服务；⑥对本地区公共机关的人员、其家属及等同者提供的护理服务。

私立医疗服务一般是要收费的，收费标准按市场需求而定。由于近年来澳门私家诊所林立，邻近城市如珠海、中山、深圳、广州等地医疗收费具有竞争力，加上大部分的公共医疗服务免费，故此，私立医疗服务的收费一般并不昂贵，部分非牟利医疗机构更会因应求诊者的经济困难情况做出适当减免。

纵观澳门的医疗状况，可见：澳门医疗体系：由公营及私营两部分组成，两者均担当重要角色；医护人员：居民与医生的比例与其他的国家或地区接近，但居民与护士的比例则偏低；医疗费用：大部分的公营医疗服务是免费的，私营医疗服务基本上收费，一般并不昂贵。

这部法律的第二章就是规范由本地区总预算支付的医疗范围。

第三章是出于人道主义而订立的内容，规范了处于危险的组别，可在卫生司任何部门或机构接受卫生护理。立法者将孕妇、临产妇及产妇；10岁或未满10岁的儿童；中、小学生；年龄在65岁及以上之人士，定位为处于危险的组别，给予他们优先的保护，同样作为澳门居民的一种福利存在。在澳门这一部法律中，非常人性化的规定还体现在“陪同三岁或未满三岁的患病子女住院的非患病母亲，其住院费亦全免。”规定于这部法律的第九条第二款。在这个基础上不问住院人士的经济状况，而给予同样的免费待遇，作为澳门政府对于市民的一种人性化的关怀。

在《卫生护理的求取》中的第四节同样基于人道主义而做出了规范，主要是为了保护一些处于困境（由澳门社会工作司或获该司为有关目的而认可的实体发出的证明文件）的市民，主要概括为“被认定为身陷困境而导致无经济能力支付护理费用的个人或家庭，均可向卫生司属下任一部门或单位求取卫生护理服务”。

NOTE

澳门公立医院对于一般求诊者的收费，也不是100%的收费。卫生司属下部门及单位向本地区居民提供的卫生护理服务，如求诊者不属这部法规特别规定的情况，亦未有将所获卫生护理的责任转移予第三人时，则应向其本人收取70%的医疗费。由私人医疗单位提供或在本地区以外地方提供的护理服务，本法规有另外规定。

对于由澳门私人医疗单位提供的护理服务，如因卫生司属下部门及单位缺乏技术资源或人力资源而无法提供必需的护理服务，则可与本地区的个别提供服务者或私人医疗单位签订协议，以便使本法规特别规定的免费求诊者可以取得有关的卫生护理服务。医院的医务主任应医院主诊医生建议而签署要求提供服务的文件后，也可以到私人医疗单位接收护理服务。

在本地区以外地方提供的护理服务，如因卫生司属下部门或单位，以及本地区私人医疗单位缺乏技术资源或人力资源而无法提供必需的护理服务，则可与本地区以外提供有关服务的机构、政府机关或私人机构签订协议，以便使本法规接收免费医疗的受益人可取得有关的卫生护理服务。提供上述所指的护理服务，是根据主诊医生向送外诊治委员会提交的医生检查证明或建议书为之。

除真正意义上的护理费用外，因使用在本地区以外地方的卫生护理服务而引致的负担尚包括：①患者往返的负担，包括食宿的负担，但以经委员会许可的往返次数为限；②如患者为未满12岁的儿童，则包括患者父母任一方或其替代者的往返及食宿费用；③在医疗上有需要且获委员会许可的一名陪同人员的往返及食宿费用；④情况需要时，在本地区以外延长逗留所需的费用。

卫生司会计组应将在本地区以外地方提供服务的有关负担，视为医院本身的负担处理。

该法规也对于绝大部分医疗费用进行了规范。可见在澳门虽然在医疗人员，以及设施方资源仍处于紧张状态，但其发挥了自己的优势，给予了市民最大的医疗费用资助。

2. 第11/2016号行政法规《二零一六年度医疗补贴计划》 这一法规对于澳门卫生法规影响较大，法规的标的为澳门政府补贴由私人卫生单位提供的家庭医学医疗服务。受益人并非全体澳门居民，而是澳门特别行政区持有永久性居民身份证的澳门特别行政区居民。

补贴金额为每人澳门币六百元。补贴以医疗券方式给付，每张医疗券面值澳门币五十元。医疗券可移转一次，经记名背书后可移转予受益人的配偶、第一亲等直系血亲尊亲属或卑亲属，且其须为澳门特别行政区永久性居民身份证持有人。医疗券属一种对私人卫生单位提供家庭医学医疗服务的特别给付方式，作为一种澳门居民专门针对医疗方面的福利而发放。

（二）精神卫生

1. 第31/99/M号法令 过去，在澳门分别由两所本地区之普通医院——仁伯爵综合医院及镜湖医院提供精神病之门诊、住院或急诊等护理。后来，镜湖医院关闭其精神科，并将院内之慢性精神病患者转送至氹仔精神病院；其后，仁伯爵综合医院精神科之慢性病患者部门在提供精神病护理方面取代该精神病院，而成为现时在本地区提供有关护理之唯一部门。

上述之慢性病患者部门之设立，为改变在本地区提供精神病护理之理念提供了机会及依据，而该改变系以治疗及援助精神紊乱患者之崭新科学观念为基础。根据该崭新观念，精神病护理不再局限于在主要功能为看管患者之具医院性质之机构内提供，并重新定向为使精神紊乱患者康复及融入社会之服务。

NOTE

本法规旨在透过订定精神紊乱患者之权利及义务，以及明确强制性住院及紧急住院之制度，填补上述之法律漏洞。

这部法律的主要指导方针为尊重精神紊乱患者之尊严及个人权利，以及使精神紊乱患者不致脱离其身处之社会及家庭环境，并通过采取一级、二级及三级预防精神紊乱措施，以及通过向澳门居民推广精神卫生之活动，来维护澳门的精神卫生。其中，一级预防工作包括旨在减低精神紊乱发病率之措施；二级预防工作包括旨在透过断症及尽早治疗以减少精神紊乱之恶化情况之措施；三级预防工作包括旨在预防精神紊乱所引致之并发症之措施，以及旨在以积极开展康复计划为基础，使精神紊乱患者及患者重新融入社会之措施。

在这部法律中，澳门社会给予了精神病患者温暖的尊重，主要体现在其第四条为精神紊乱患者规定了特别的权利：①被告知所建议之治疗计划及可预计之治疗效果，以及其他可供选择之治疗方法；②在其个性及尊严获得尊重之情况下，接受质素合适之监护及治疗；③决定接受或拒绝所建议之诊断及治疗，但在强制性住院之情况下，或在不作出诊断及治疗可能严重危害到其本身或第三人之紧急情况下除外；④在其未预先做出书面同意时，以及在一名精神科医生及一名内科或全科医生以书面方式提出合理理由前，不接受电休克疗法；⑤同意或拒绝参与研究、临床实验或培训活动；⑥查阅临床评估及医生诊断之数据，包括断定其危险程度之诊断数据；⑦不接受对其身体活动做出限制或入住隔离病房，但在限定之情况下除外；⑧在临床卷宗内详细记录所接受之治疗；⑨在住院部门或留宿设施内，享有适当之居住、卫生、饮食、安全、受尊重及保护私隐之条件；⑩与外界联系，以及接受家人、朋友及法定代理人之探访，但须符合因机关之运作或疾病之性质而定出之限制；⑪就所提供之劳务而收取合理之报酬；⑫获协助行使声明异议权及投诉权。

进行精神外科手术，须经精神紊乱患者之书面同意，以及经精神卫生委员会指定之两名精神科医生之书面意见赞成。如精神紊乱患者为 14 岁以下之未成年人，或对被要求给予同意之意义及范围无判断能力，则第一款 c 项、d 项及 e 项所载之权利由其法定代理人行使。

在这些权利中，立法者希望尽可能给予精神患者足够的尊重，以及在整个治疗期间尽量在可行的范围内听取精神患者的意思表示。

本法还规定设立精神卫生委员会。在维护及促进精神卫生政策事宜上，委员会为总督之咨询机关，以及为协调、培训及科学研究活动方面之监察、推动及辅助机关。

但关于精神病患者强制治疗的问题，这部法律并没有宽松。许多卫生体系承认，精神病患者的强制性治疗有危险和/或拒绝所需要的治疗。然而，为了使这种替代疗法成为可能，必须在维护患者的基本权利、确保公众安全和治疗的需要之间取得平衡。为了确保这种平衡，并确保其实施的适当条件，精神病患者的强制性治疗必须有特定的精神卫生立法。

第 31/99/M 号法令的范文是于 1998 年公布的葡萄牙精神卫生法（法律第 36/98 号法令）。该法律则是根据葡萄牙宪法的原则及国际机构（欧洲理事会议会大会、欧洲委员会部长理事会、联合国大会，欧洲人权法院、世界卫生组织及欧洲人权公约）的明文原则制定的。

在精神外科手术的情况下，必须有法定代理人的介入。这种介入在许多国家中是为了控制可能发生的侵权，精神紊乱患者的书面同意，尽管不足，但始终是必要的："进行精神外科手术，须经精神紊乱患者之书面同意，以及经精神卫生委员会指定之两名精神科医生之书面意见赞成。"（本法第四条第二款）

NOTE

需要注意的是，即使是在强制治疗的情况下，患者同意进行精神外科手术始终是必不可缺的。事实上，在强制治疗期间，第十条第二款、规定："住院人特别有义务接受医生指定之治疗，但不影响第四条第二款之规定。"但住院人的义务"不影响第四条第二款之规定"。这个规定明确排除了患者在强制治疗的情况下，可接受的精神外科治疗。

为保护患者的权利，还有其他一些法律，如第111/99/M号法令，其目的是在生物学及医学应用方面保护人类之尊严及身份。

第31/99/M号法令颁布后，对有严重精神紊乱患者施行强制性治疗的法规仍然是适时的，符合澳门特别行政区的实际情况。当对患者自己或对公众安全构成危险，或拒绝治疗，即使是为了防止他的健康状况急剧恶化时，这一规定使患者的治疗成为现实。

根据第31/99/M号法令，强制性治疗为一最后的手段。只有在无其他的治疗选择的情况下，才可使用。第31/99/M号法令与其他法律文件不同，无明确的预先嘱托。预先嘱托是患者在失去决定的能力之前，事先写下的关于采用何种治疗方面的指示。但是，如果预先嘱托存在的话，只要治疗开始前未予以撤销，它们便可以被接受，并有一定的效力。

第31/99/M号法令未将住院与强制性治疗分离。强制性住院的唯一目的是治疗。

第31/99/M号法令所规范的强制性治疗符合大部分国际公认的治疗建议，特别是维护接受强制治疗者的基本权利。如同最近许多西方国家公布的精神健康的法律，第31/99/M号法令承认，强制性治疗也可在门诊进行，其根据的原则是，这种治疗应在限制最少的条件下进行。应当指出，第31/99/M号法令已经对强制性治疗也可在门诊进行做了规范。事实上，在这一法令中，尽管为接受强制治疗者提出了对其自由的限制，及对他所接受的治疗可能的后果带来的羞耻，在某些情况下，它有可能获得积极的效果。

2. 第111/99/M号法令 第111/99/M号法令是在生物学及医学应用方面保护人类之尊严及身份并保证不带歧视地尊重所有人之完整性及其他基本权利与自由。这部法律旨在所有人公平地获得卫生护理服务。

规定在不妨碍法律所赋予之特定权利下，未经有严重精神障碍之人同意，不得对其进行旨在医治其精神障碍之治疗，但不接受该治疗将严重危害其健康或其所身处之社会者除外。主要是从一个人类尊严的角度，概括地规范了包括精神卫生法律在内的问题。

（三）传染病防治法

1. 第2/2004号法律《传染病防治法》 《传染病防治法》将传染病分成三类，并载于该法律的附件。

第一类为国际卫生条例所规范的传染病及其他具高度传染性的疾病，包括：霍乱、鼠疫、黄热病、埃玻拉病毒病、严重急性呼吸道综合征，以及其他冠状病毒相关严重呼吸道感染。

第二类为可在人与人之间传播的疾病，包括：人类免疫缺陷病毒（VIH）感染、轮状病毒性肠炎、病毒性肝炎、结核病、百日咳、猩红热、登革热、德国麻疹、水痘、流行性腮腺炎、狂犬病，以及流行性感冒等。

至于第三类，为一般不会在人与人之间传播的疾病，包括：细菌性食物中毒、破伤风、日本脑炎，以及流行性出血热等。

另外，在发生或可能发生《传染病防治法》附件中未列明的传染病时，亦可按卫生法规的规定或世界卫生组织的提议，采取《传染病防治法》所定的措施。

2. 公共卫生 卫生局及其他主管实体应采取必要的措施，以确保澳门特别行政区拥有良好的卫生环境，避免传染病的发生或传播。向公众提供食物、饮料、饮用水服务或医疗、卫生或清洁服务的公共或私人实体，应采取必要的措施，确保所提供的财物或服务不会导致传染病的发生或传播。

卫生局及其他主管实体，亦应通过举办公开活动、借各种传播媒介发放信息、发出指引等方式 开展预防传染病的宣传教育工作。

3. 疫情的监测 按照规定，卫生局应对传染病作持续的监测，以掌握传染病在澳门特别行政区的最新状况，并对传染病疫情发生的可能性做出评估。该局可对传染病的危险群或特定传染源实施必要的医学检查或卫生检疫。

此外，卫生局应了解周边国家和地区的传染病疫情的最新状况，评估疫情对澳门特别行政区可能产生的影响，以便能适时做出必要安排。

4. 疫情的发布和通报 按照规定，卫生局应借各种传播媒介及时向公众发布有关传染病的最新状况，使公众了解传染病对个人健康及公共卫生所构成的危害，并建议公众采取相应的预防措施。

此外，卫生局应将澳门特别行政区发生的传染病疫情向国家卫生防疫部门和相关的国际卫生组织通报。卫生局亦可根据互惠原则，向周边国家和地区的卫生防疫部门通报疫情。

5. 对入境者所采取的措施 为了防止传染病的传播，必要时，卫生局可要求进入澳门特别行政区的人申报其健康状况。当出现对公共卫生构成危险的情况时，按卫生局的指引，主管实体尚可要求上述人士填写涉及传染病的性质及病征的特定申报书、出具有效的有关传染病的医生声明书或接种疫苗证明书，以及接受有关传染病的医学检查。

前往澳门特别行政区的航空器（例如飞机）、船舶、车辆或其他交通工具上的负责人，如知悉有感染或怀疑感染《传染病防治法》附件中第一类传染病（例如埃玻拉病毒病）时，在入境前应将此情况通知主管实体。

6. 控制措施 对感染、怀疑感染传染病的人或有受到传染病感染危险的人，卫生当局可采取下列措施，以防止传染病的传播，包括：在指定的时间及地点接受医学观察或医学检查；限制进行某种活动或从事某种职业，又或为进行某种活动或从事某种职业设定条件，以及依法进行强制隔离。

7. 强制隔离 对感染、怀疑感染《传染病防治法》附件中第一类传染病（例如埃玻拉病毒病）的人或有受到该类传染病感染危险的人，可进行强制隔离。

此外，对于不遵守控制措施（例如医学观察或医学检查）者，亦可要求他接受强制隔离，且该人可能要承担相应的刑事责任。法律规定，在隔离决定做出后的 72 小时之内，应将有关决定及依据交初级法院确认。而卫生局和社会工作局应对接受强制隔离措施的人给予一切必要的辅助，尤其是给予心理辅导。

三、医疗准照的相关法规

（一）卫生法律制度内管制提供卫生护理活动的相关规定

在澳门卫生法律制度内管制提供卫生护理活动的主要法规为第 84/90/M 号法令《管制私人提供卫生护理活动的准照事宜》。该法规规范在澳门地区从事以私人制度提供卫生护理服务所需执照之发出。规定适用于：

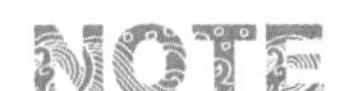

1. 以个人制度从事其业务之以下专业人士 包括：①医生；②中医生；③牙科医师；④牙科医生；⑤护士；⑥治疗师、按摩师及针灸师；⑦中医师。

2. 为以下场所所有人之自然人或法人实体 包括：①医院；②诊所或综合性诊所；③卫生中心或卫生所；④产院；⑤护理中心；⑥临床分析实验室及放射实验室；⑦诊断中心、治疗中心及康复中心。

因为这些专业人士及实体所提供之卫生护理服务为一项具公共利益之业务，而该业务为本地区卫生体系之组成部分。所以对于他们要有特别的规范来用以保障公共利益。

该法规也规范了这些专业人士的义务：①保证绝对尊重由其所提供卫生护理服务之患者之生命、尊严及完整性；②称职及热心从事职业，并不断完善其科学及技术知识；③协助维护公共卫生，尤其透过辅助卫生当局为之；④不从事或不作损害有关职业名声之业务或行为；⑤不歧视待人，无论其种族、信仰或社会地位如何；⑥不以劝说或行动散布违反法律或善良风俗之做法，尤其使用堕胎物品，麻醉品及精神科物质；⑦对在从事职业时以及由于职业关系所得知之事实保守秘密，尤其对就诊者之疾病或病情保守秘密；⑧履行法律及卫生当局之命令，以及遵守职业道德之有关原则。

对于准照的发出，该法规第五条就规范了准照发出的具体条件：

（1）下列人士得从事第一条第二款 a 项所指之职业：①具有任职能力者；②不处于与从事职业相抵触之情况者；③具有本地区合法居留权者；④未因妨害公共卫生之故意犯罪，或因贩卖或非法供应麻醉品及精神科物质而被判罪者；⑤拥有从事职业之合适设施及设备者。

（2）许可第一条第二款 b 项所指场所之开设及运作，取决于符合下列一般条件：①申请人须居住于澳门，或法人住所须设于澳门，且经合法设立；②根据本法规之规定，于有关场所担任技术指导职务之人士及欲提供卫生护理服务之人士或担任提供卫生护理服务助理技术员职务之人士，须于卫生司登录；③设于场所内之设施及设备须具备从事业务所需之适当条件，且符合卫生司定出之规则及关于工业场所之安全、卫生及健康状况之现行规定。

这些要件可以体现出，立法者主要从公共利益及澳门利益为重要考虑，而对于任职能力的问题，在该法的第六条，立法者就每一专业不同的分类做出了不一样的要求：

（1）具有本法规要求从事执照所指职业之学历资格及/或专业资格，且不患有妨碍从事职业之生理或心理疾病之人士，均具有任职能力。

（2）从事适用本法规之职业所要求之资格如下：①医生——须具有授予学士学位或具有依法获认可具等同于学士学位证书之医科高等课程，如为全科医生需具专业补充培训课程，而专科医生尚需具专科补充培训课程；②中医生——须具有中医学高等课程；③牙科医师——须具有牙医学高等课程；④牙科医生、护士、治疗师、按摩师、针灸师及诊疗辅助技术员——须具有授予从事有关职业证书之课程；⑤中医师——须具有按照第七款之规定组成之委员会认可而得从事职业之适当培训。

（3）上款所指之课程，如为依法许可而教授，且于澳门或葡萄牙之教育场所内完成者，并获官方认可为从事职业有效之课程，方视为具备从事有关职业之资格；或非于澳门或葡萄牙完成之课程，但获一国际组织认可为适合于教授该等课程之教育场所完成，并确保与澳门或葡萄牙之课程具相同程度者，方视为具备从事有关职业之资格。

（4）中华人民共和国政府官方认可之教育场所，视为适当之场所。

NOTE

（5）课程在学习计划中可确保与在澳门或葡萄牙所教授之课程具相同程度，然非于获认可为适当之场所完成之课程，其认可仅得透过考试而获得。

（6）考试由利害关系人申请，且透过卫生司之赞同意见，由总督以批示许可，并由卫生司建议典试委员会以制定试题及进行考试。

（7）为审议第二款 e 项所指资格之认可程序，现设立一在澳门卫生司范围内运作之委员会，该委员会由以下人员组成：①澳门卫生司司长指定之一名中医师，该中医师为依法成立之代表中医师之团体之成员，并由其主持委员会；②每一依法成立之代表中医师之团体指定之一名代表。

而取得资格证明就不同专业，立法者规定了不同的途经：①于澳门或葡萄牙之教育场所获得之资格，透过有关场所发出之文件证明；②从事中医师职业所需之培训，透过上条第七款所指委员会发出之书面认可声明证明；③其他情况，透过教育暨青年司发出之学历资格认可证明书或透过澳门卫生司发出之专业资格认可证明书证明。

（二）药剂师职业的相关规定

关于药剂师职业的规定，在澳门主要法规为第 58/90/M 号法令《关于管制药剂师执业及药剂活动——撤销 5 月 2 日第 229/70 号国令及 2 月 1 日第 7/86/M 号法令第五章》。管制澳门地区从事药物活动及专业的法例可以追溯至 1970 年，而该法例是把当时在葡萄牙实施的原则及解决办法实施于澳门。也许该法例未有考虑其对象的社会特点，故此，其实施多年来，呈现出不完善及欠缺效率情况。

假若不存在其他因素，则上述的原因将是决定性的关于对该等专业及活动的法律制度进行修订的理由。但是，还有其他载于澳门地区政府目标内的原因，决定有需要对从事一个如药物产品的生产和贸易那般重要的活动的法律纲要做出修订。主要包括以下几个方面：①从维护消费者的整体看法，除借着对于公众使用药物产品的质量做出管制外，且对该等产品的市场从业者的资格及能力加以管制，目的为贯彻保障市民健康的坚定不移的意旨。鉴于上述的市场对卫生方面所有着的重要性，所以一向以来和继续受到国际组织的关注，尤其是“世界卫生组织”及澳门在世界所在区域的国家的政府。②在不妨碍澳门地区市场自由创意和竞争特点的情况下，定下目标订定那些对从事药物业人士须具备和关于该行业的技术、人力和物料资源方面的基本要求，展望能借此使那些担当一重要角色并站在卫生专业人员身旁，共同为市民美好生活创造条件的从业人士更具尊严。③药物市场的透明度和安全性肯定是使拟在本地区推行的卫生系统的良好运作的不可缺少的条件。

透过这个曾预先听取该行业专业协会的意见而制订的法令，务求达到下列目标：①对与药物活动有关的专业的发展提高尊严及做出鼓励，作为对给予市民使用的产品质量保证的优先途径；②创造条件使在本地区适当地分布那些能对药物和此类产品方面的公共需要提供服务的合适和具备技术设备的场所，同时一方面废除关于药房物业方面存在的限制而另一方面制定了从事药物活动的质量、能力和资格的要求；③明确地订定和改良政府管制该活动的介入程序，以不侵犯个人权利情况下，政府执行被赋予的促进和保障健康的职权。

订定的纲要有助于达致使澳门药物产品市场有显著改善，继而加强保障澳门市民健康。

这一部法律的规范范围较广。

第一章规范了其调整对象和范围，制定了在不抵触这部法律的前提下，中药店及配制中药

NOTE

方剂药厂的活动；麻醉药物及精神科药物的交易及使用；药物的登记，将有其他专门的法律规范。这部法律涉及药物业的活动和延伸。

第二章是对药剂师专业的具体规范。其第五条规定："具备下列全部条件，得执行药剂师的专业：①在葡国大学取得药剂学学士学位，或具有法律认可的药剂学专上学历；②具备健康、生理及心理条件执行此项专业者；③在本地区居住；④并无从事与药剂专业有抵触的活动；⑤并无因违犯公共卫生的罪行而被判罪且判决执行者。"其第九条规范了药剂师专业活动："药剂师专业包括下列活动：①担任药房或制药厂的技术指导；②配制、保存及供应药物；③进行证明药物成分及保存情况所需的分析，同时进行生物化学的分析。"并且对于药剂师的义务和职业要求做出了严格的规范。

第三章是关于从事药物业活动的具体规范，主要包括关于药物业活动的代理人，关于准照的发给等专业与商业相结合的问题。第四章是关于药物产品的出入口及批发商号。

第五章和第六章分别为关于药房和药行的规定。第七章是药物及药物物质的宣传。第八章是监察及处罚。

第九章是最后及暂行条文。

四、其他卫生相关法律

自20世纪80年代起，澳门地区医疗卫生事业有了长足的发展。为了有效落实阿拉木图宣言的内容，前澳门政府和澳门特别行政区政府先后颁布了一系列的法律，确立了较为完善的卫生医疗法律制度。这些制度，均恪守《澳门特别行政区基本法》第123条的规定，"澳门特别行政区政府自行制定促进医疗卫生服务和发展中西医药的政策。社会团体和私人可依法提供各种医疗卫生服务。"

然而，澳门法制系统中适用的国际文书优于普通法律，如有《公民权利和政府权利国际公约》内有对公共卫生保护的规定；《公民权利和政治权利国际公约》《经济、社会、文化权利国际公约》《儿童权利公约》《消除对妇女一切形式歧视公约》等对人的身体、生理和心理权利的保护优于《澳门特别行政区民法典》对人格权（包括生命权、身体权和健康权等权利）的有关规定，成为保障澳门居民卫生健康的有力依据。

事实上，法律规范系构成政策厘订的主要手段之一，但非完全。因为法规只从宏观面着眼，较原则和抽象，而实际的操作是需要政策本身的存在，才能把法律规范具体地贯彻并执行起来。目前，在澳门现行关于医疗护理服务的最主要法规为3月15日第24/86/M号法令（关于卫生护理之获得）及11月15日第81/99/M号法令（规范卫生局组织架构），配合其他总数超过40条的适用法律以作规范，其范围涵盖：医疗人员及辅助医疗人员、医疗机构/单位、卫生制度、医疗生物科学、药物及药业活动、与其他事业相关的卫生条款等。与此同时，还有年度性的关于卫生领域的政府施政方针。

这个以法规建立起整个卫生政策的大平台，遂以施政方针在其上对准不同

时间和地区卫生状况的转变做出适度的调节，就能达到在稳健的基础上配以灵活手段做出卫生干预之目的。

第三节　台湾地区卫生法律制度

卫生行政法规之制定、公布、施行，其目的在使卫生业务之推动、权责之划分，有法源依据，借以提高医疗服务品质、合理分配医疗资源、提升医事人员素质，保障人民的医疗人权，并使医事活动导向秩序化与合理化，杜绝弊端与增进国民健康。台湾地区掌理卫生医疗行政的最高机关为卫生福利部，卫生福利法规之类别，依法规数据库之分类，虽可区分为二十目，然依其内容主要可区分为医院管理之医事行政、疾病防疫、食品卫生、全民健保、药品管制与国民健康等6个领域。此外，医疗问题之解决上，尚须仰赖综合的医事法，即以医事法为核心，并配合民法（譬如医师责任、医疗契约、治疗行为、承诺、说明、过失等）、刑法（譬如过失、承诺、说明、治疗行为、妊娠中绝、临死介助、证言拒绝权等）、公法（许可、医疗、药业、数据保护、规则、预算等）、社会法（照护、保护、年金、监护权等）。因此，所谓之卫生法律制度，其范围极为广泛，本文择其要者，分述如下。

一、医疗损害责任法律制度

（一）现有规范

台湾地区关于医疗伤害民事诉讼之现有主要规范，可分为程序与实体二部分。就程序部分而言，仅于《民事诉讼法》第403条第1项第7款特别规定医疗纠纷事件于起诉前须强制调解；另《医疗法》第83条规定："最高司法机关应指定法院设立医事专业法庭，由具有医事相关专业知识或审判经验之法官，办理医事纠纷诉讼案件"，以及《医疗法》第98条第1项第4款："台湾主管机关（卫生署）应设置医事审议委员会受理司法或检察机关之委托鉴定。"就实体部分而言，台湾地区民事实体法并未特就医疗诉讼另行立法，司法实务上概依侵权行为法或契约法论断。然而在2004年4月28日修正之《医疗法》第82条中规定有："（第1项）医疗业务之施行，应善尽医疗上必要之注意。（第2项）医疗机构及其医事人员因执行业务致生损害于患者，以故意或过失为限，负损害赔偿责任。"此条文固然是为了解决医疗行为适用消费者保护法之争议而增修，惟《医疗法》性质上系属于医政管理的公法法规，却直接地介入规定人民彼此间民事实体权利义务关系，致使法体系丧失其一贯性。

（二）医疗纠纷处理现状

1. 诉讼途径　于诉讼实务上，台湾地区医疗伤害之赔偿请求权人惯于循刑事审判方式追究医疗行为人之刑事责任，盖一方面可"以刑逼民"，恫吓医师同时或另进行诉讼外之和解与调解，另一方面也可藉由刑事诉讼中，检方依职权调查证据而免除自行搜证之困难，而附带民事诉讼进行侵权责任之损害赔偿亦可免缴裁判费。此种对医疗过失行为径以刑事责任进行追诉，实造成了医方沉重之心理负担。

2. 医疗鉴定　医疗过失民刑责任的法理基础，从来就不是实务界重大的问题，司法机关审理或侦查医疗案件的困难点其实在于，不能精准地就诉讼争点为判断，因此需要医疗专业意见的协助。各国司法制度均有补足此专业性障碍之因应之道，台湾地区医疗诉讼则是高度倚靠所谓"鉴定"制度，由于医界生态等因素，自然人鉴定案件相当少见，机关鉴定成为现行之

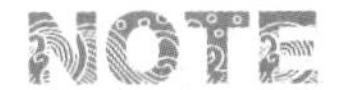

最主要方式。然目前医事机关鉴定于实务上，并不能满足司法机关审理或侦查之需求，法界对此等鉴定意见仍多有指责，病家则对鉴定意见之公正性普遍保持极度怀疑，连医方对鉴定意见亦多批评。

关于医疗诉讼之鉴定，台湾地区并未特别立专法，而系适用民事或刑事诉讼法之审理程序中“鉴定”一节之规定，较于一般非医疗案件之鉴定系以个人鉴定为原则而机关鉴定为例外，医疗纠纷鉴定作业却以机关鉴定为主，采个人鉴定之方式者相当罕见，而机关鉴定中，以委托卫生福利部（以下简称“卫福部”）之医事审议委员会（以下简称“医审会”）为最大宗。

现行官方医事鉴定机关于1987年依《医疗法》第73条（现行第98条），由当时行政院卫生署设置“医事会”受理司法或检察机关之委托鉴定，而依“医疗纠纷鉴定作业要点（以下简称要点）”，目前仅以司法或检察机关之委托为限（要点2），受理后即应提交该部医审会医事鉴定小组（以下简称“鉴定小组”）召开会议审议鉴定。前项鉴定，得先行交由相关科别专长之医师（以下简称“初鉴医师”）审查，研提初步鉴定意见（要点4、6）。综观前开要点，医审会实施鉴定之流程要以：①检视委托鉴定机关所送卷证资料；②交由初鉴医师审查，研提初步鉴定意见；鉴定小组及初鉴医师，对于鉴定案件，应就委托鉴定机关提供之相关卷证数据，基于医学知识与医疗常规，并衡酌当地医疗资源与医疗水平，提供公正、客观之意见，不得为虚伪之陈述或鉴定（要点16）；③提交医事鉴定小组会议审议鉴定，做成鉴定书，而医事鉴定小组会议对于鉴定案件之审议鉴定，以委员达成一致之意见为鉴定意见，不另作发言纪录（要点15），鉴定小组审议鉴定案件，应邀请各该案件之初鉴医师列席说明（要点12），必要时并得邀请有关机关或专家学者列席咨商（要点14），但不受理诉讼事件当事人之任一方到场陈述意见（要点11）；④以卫福部名义将鉴定书送达委托鉴定机关，并检还原送卷证资料。民事或刑事诉讼法上鉴定之本质，咸认为系辅助裁判官之证据方法，是以司法机关原应践行调查证据程序而后定鉴定意见之取舍，就此，最高法院1979年台上字540号民事判例载有：“法院固得就鉴定人依其特别知识观察事实，加以判断而陈述之鉴定意见，依自由心证判断事实之真伪。然就鉴定人之鉴定意见可采与否，则应践行调查证据之程序而后定其取舍。倘法院不问鉴定意见所由生之理由如何，遂采为裁判之依据，不啻将法院采证认事之职权委诸鉴定人，与鉴定仅为一种调查证据之方法之趣旨，殊有违背”，强调对鉴定意见践行证据调查之重要性；而最高法院101年度台上字第1765号民事判决特别就医疗诉讼之机关鉴定再次宣示前开判例所揭示之践行证据调查原则。然而，台湾地区现行医审会机关鉴定模式与程序严重背离民、刑事诉讼法之程序正义，鉴定书仅记载结论而不记载经过，鉴定人长期以来不具结、不出庭说明，以及不接受诘问之作法，致使法院无从针对鉴定意见进行完整之证据调查，导致宪法所保障之司法审判权与当事人诉讼权均遭剥夺。

3. 诉讼外途径 医疗纠纷之医病双方当事人亦可透过诉讼外之和解或诉讼外之调解而消弭提诉之举，此约占所有医疗纠纷事件之1/3左右。譬如，向各医院协商单位提出申诉、透过乡镇市调解委员会依据乡镇市调解条例之规定进行所谓任意调解、透过向机关申诉而依医疗法由其所辖医事审议委员会进行调处，或是由民间团体协助解决纠纷，甚至是由民意代表或地方人士之出面洽处；此外，尚有不少非理性的处理方式，譬如利用媒体攻讦、绑白布条或抬棺抗议，甚至是以黑道关切等方式对医方施压，而逼迫医方让步赔偿。

NOTE

须注意者系，依台湾地区法现有之规定，唯有诉讼上之和解或经法院调解成立者，方具有与确定判决同一之效力（民诉§380Ⅰ与同法§416Ⅰ参照）；再者，虽诉讼上之调解不成立或无效而撤销，均视为自声请调解时已经起诉（民诉§416、§419参照），不至于影响损害赔偿请求权人之时效。相对地，前述乡镇市调解委员会依据乡镇市调解条例所为调解于送法院核定前，以及卫生主管机关之医事审议委员会依医疗法所进行之诉讼外和解或诉讼外调解，并无与确定判决同一之效力；而请求权人倘就医疗事故已接受诉讼外调解或提出陈请以及刑事告诉者，即视为请求权人已符合民法第197条所定知有损害及赔偿义务人要件，而起算短期消灭时效。因此，就效力而言，诉讼外之调解除非必然具有与确定判决相同效力；就时效而言，诉讼外之调解方式不利于受害人。

（三）未来可能走向

1. 除罪化与补偿机制之思考　学者普遍认为，病方提起刑事诉讼，固然有刑事上正义之追求，然仍有一大部分仅是作为“手段”而已，其最后的真正“目的”，是在获得民事损害赔偿，而病方对于司法不信任的最终顾虑，同样也在于怀疑不能获得妥善的赔偿。基于这项假设，可衍生出解决目前“以刑逼民”现象的以下思考方向：①直接主张医疗行为除罪化；②以简单、迅速的方法使病方得到赔偿或补偿以减低其刑事告诉之可能。换言之，满足病方合理赔偿或优厚的补偿后，病方提起民刑诉讼的财务上诱因即可大幅减低。

针对医疗过失行为的除罪化，医界人士20余年来持续不断争取，惟现阶段阻力仍大恐尚难行。就迅速赔偿或补偿病患而言，则有不少国外制度值得吾人注意。譬如，瑞典之“患者赔偿保险（Patient Compensation Insurance）”制度、新西兰之“意外补偿（Accident Compensation）”制度、美国弗吉尼亚州“新生儿脑部伤害无过失补偿制度（Birth - Related Neurological Injury Compensation Program）”等医疗纠纷处理机制。此等机制于各该国虽累积不错之实证经验，惟各机制未必能适用于台湾地区，且就医疗事故采无过失补偿制度与台湾地区现有法制之差距仍大，短时间内恐亦不可行。

2. 目前进行中之“医疗纠纷处理及医疗事故补偿法”草案　本条例草案原名称为“医疗纠纷处理条例草案”，原系“为迅速、经济、有效处理医疗纠纷，保障当事人权益，促进医病关系和谐”而订定（原草案§1参照），2008年4月卫生署所提出之最新版本，更名为“患者安全及医疗纠纷处理条例（草案）”，其第1条载有“为促进患者安全，有效处理医疗纠纷，增进医病关系和谐”之立法目的。观此草案之立法目的，最重要之任务之一，其实是藉由建立起一套医疗纠纷裁判外纷争解决模式——落实民事诉讼法“调解前置主义”之规定，以及于调解不成立时提供仲裁之机会，进而达到迅速、经济、有效处理医疗纠纷之目的。本草案真正关键且争议最大的部分在于刑事案件上之规定，诸如草案第38条第1项“调解经法院核定者，当事人就该告诉乃论之刑事案件，不得再行告诉或自诉”、第44条第2项“前项案件涉及非告诉乃论之罪，于调解成立并经法院核定时，检察官应依刑事诉讼法第252条、第253条之规定为不起诉处分，或第253条之1之规定为缓起诉处分”，以及第45、46条分别规定自诉或公诉案件于第一审辩论终结前，法院得命调解而成立者，视为撤回自诉或由检察官撤回公诉等之规定，冀望藉由此草案之设计，匡正“以刑逼民”之现状。唯此等规定恐有剥夺当事人诉讼权，以及侵害平等权之违宪争议，通过立法之可能性并不乐观。

2012年卫生福利部（前卫生署）再以“医疗纠纷处理及医疗事故补偿法草案”送行政院审查并交付立法院，其要点如下：

NOTE

（1）本法立法目的及主管机关。（草案第1~2条）

（2）本法关于医疗纠纷、医疗事故、当事人及系统性错误等名词定义。（草案第3条）

（3）医疗（事）机构遇有医疗纠纷争议，应即与患者方说明或沟通，并配合其要求迅速提供病历之义务。（草案第4条）

（4）直辖市、县（市）医疗纠纷争议调解会之组成、调解程序进行、调解成立或不成立之核定及效果。（草案第8~21条）

（5）未依法申（声）请调解不得提起医疗纠纷事件之民事诉讼；刑事案件涉及医疗纠纷争议时，应由检察官函请或由法院移付管辖之调解会先行调解。（草案第10~11条）

（6）医疗事故补偿制度得视财源状况与急迫程度分阶段实施，及医疗事故补偿基金来源、缴纳及分担比例。（草案第25~27条）

（7）医疗事故补偿之审议组织、请求权人、补偿要件与不应补偿已补偿，及经法院判决认定应由医事人员负责之处理。（草案第28~33条）

（8）台湾主管机关得对医疗纠纷或医疗事故分析原因，并命医疗（事）机构检讨改善，对于发生之系统性错误，应即成立项目调查小组分析原因，提出改善报告。（草案第43~44条）

（9）违反本法相关规定之罚则。（草案第45~50条）

（10）本法施行日期。（草案第52条）

本草案于2014年经立法院社环委员会初审通过后，除基金来源占比外，已具初步共识并形成“朝野”协商版。

二、全民健保

1950年，台湾地区政府开办劳工保险，为台湾地区的社会保险奠定了基石。此后，又陆续开办了公务人员保险、退休人员保险、私立学校教职员保险、公务人员眷属疾病保险、退休公务人员疾病保险、退休公务人员配偶疾病保险与农民健康保险等12种社会保险。每一种社会保险提供医疗给付的目的，都在提供被保险人适切的医疗照护，以免其困于病痛，并期促进社会安全及国民健康。至1995年以前，台湾地区虽已办理13种不同的健康（医疗）保险，但只将59%的台湾地区人民纳入保障。全民健保为所有的被保险人提供全面且一致性的保险医疗服务，全台有2万家以上的医疗院所提供被保险人门诊及住院医疗、牙医及中医治疗等多项服务，包括手术在内的大多数诊治项目均纳入健保给付范围，例如检查、实验室检验、处方药、特殊材料、居家照护，以及某些指示用药等，全民健保的财源主要来自保费收入，并以量能负担为原则，全民健保将保险对象区分为6类15目，并针对不同身份类别，规范不同之保险费计算方式，现今99.6%以上的台湾地区人民纳入全民健保，80%以上的社会大众对该制度表示满意。

全民健康保险在台湾地区为政府办理之强制性社会保险，系以全民纳保、全民就医权益平等为宗旨，当民众患疾病、发生伤害，或生育，均可获得医疗服务。台湾地区“全民健康保险法”系于1994年7月19日通过，同年8月9日公布，并于1995年3月1日施行。其立法目的，在于透过保险的手段，提供全民健康照护及医疗服务，使被保险人就医无碍，达到增进全体民众健康、促进社会安全之目标。本法于1994年7月19日制定，期间历经1994、1999、

2001、2002、2003、2005、2010及2011年多次修正，其中又以2011年1月4日修正幅度最大（即通称“二代健保法”，修正全文104条），修正要点包括：明确定位本保险为强制性之社会保险、建立权责相符之全民健康保险组织体制、扩大民众参与及公开保险信息、简化相关手续与提升财源筹措之公平性及合理性、配合健保财务因应方案、改革支付制度等。

现行《全民健康保险法》全文计有11章104条，各章名称如下：第一章：总则（第1～6条），第二章：保险人、保险对象及投保单位（第7～16条），第三章：保险财务（第17～26条），第四章：保险费之收缴及计算（第27～39条），第五章：保险给付（第40～59条），第六章：医疗费用支付（第60～65条），第七章：保险医事服务机构（第66～75条），第八章：安全准备及行政经费（第76～78条），第九章：相关资料及文件之搜集、查阅（第79～80条），第十章：罚则（第81～92条），第十一章：附则（第93～104条）。

三、传染病防治法律制度

（一）台湾地区之防疫史概观

《传染病防治法》之前身是1944年制定公布的《传染病防治条例》，当时全文仅35条，1983年作了一次全文修正，修正后全文为40条。1989年以后，由于政府开放民众大陆探亲及引进外籍劳工等措施，扩大两岸交流规模，经贸活动范围全球化，使得疾病不分地区，传染病之防治益趋复杂，对台湾地区之防疫安全维护形成一大考验，适逢发生甲鱼染菌、肠病毒疫情，两者均为新兴传染病原体，且多项传染病并未列入法条规范，仅以行政命令要求通报并无法源依据，加上政府的防疫权责划分不够明确等项因素，为突破瓶颈，1999年卫生署（现今之卫生福利部）通盘考虑组织重整、强化疫情监视系统、厘清各级政府及相关机关权责等，修正《传染病防治条例》名称为现行之《传染病防治法》及全文47条。

2003年春、夏全球爆发严重急性呼吸道症候群（SARS），此一新感染症流行，给台湾地区民众健康造成莫大伤害，社会、经济各个层面均受到不少冲击，政府遂及时制定并修正之《严重急性呼吸道症候群防治及纾困暂行条例》（现已废止），适时提供行政院及卫生署处理严重急性呼吸道症候群之防治措施及相关行政作为所需之法律依据。考虑严重急性呼吸道症候群等国际重大传染病之流行，影响人民之健康甚巨，卫生署遂于2004年全文修正《传染病防治法》为75条。再为因应《国际卫生条例》（IHR2005）要求各国应扩大通报国际关注之公共卫生突发事件、加强流行预警与应变能力的基本要求，以及配合该条例提前实施与流感大流行准备及防治事宜之需，卫生署于2007年全文修正《传染病防治法》为77条，全文分为总则（第1～13条）、防治体系（第14～18条）、传染病预防（第19～34条）、防疫措施（第35～57条）、检疫措施（第58～60条）、罚则（第61～71条）及附则（第72～77条）等7章。其后尚有零星之修正，最近一次之修正为2015年。

台湾地区于《传染病防治法》订定后，1948年起引进第一支类毒素疫苗后，1954年开始使用白喉破伤风百日咳混合疫苗（DTP），1965年全面推行婴幼儿卡介苗，1978年起针对出生满9个月、15个月幼儿全面推行各接种一剂麻疹疫苗及口服沙宾疫苗接种计划（OPV），1992年开始实施麻疹腮腺炎德国麻疹混合疫苗（MMR），1984年起推行全球首办之B型肝炎疫苗常规接种计划，1998年起则开始成人预防接种计划，针对65岁以上高危险群及住在赡养机构的老人及工作人员免费接种流感疫苗。自1983年起卫生署全面推动婴幼儿统一使用预防接种纪

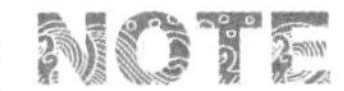

录卡（黄卡）政策，黄卡中同时表列各项疫苗的接种时程，以确保幼儿接种纪录之正确及完整性，并提高接种完成率、落实预防接种政策。在引进各式疫苗之同时，立法部门亦陆续订定相关卫生法规，逐步建立预防接种的制度。目前系依《传染病防治法》第28条第2项及《预防接种作业与儿童预防接种纪录检查及补行接种办法》第4条，规定婴、幼儿童，以及小学生都必须依照建议时程接受之一系列预防接种。台湾地区目前常规疫苗之接种率高达95%，此即为台湾地区预防接种计划多年来顺利推行之最好明证。

（二）台湾地区之预防接种救济法制

台湾地区针对预防接种受害事件之救济，于《传染病防治法》下设有依《预防接种受害救济审议办法》所制定之专门救济法制，这是台湾地区对于预防接种受害之基本救济措施。

1986年台湾地区发生了口服小儿麻痹疫苗后造成小儿麻痹症感染之个案后，政府遂邀请医药界、法界及各公会代表研商并参考欧美制度，于1988年6月成立预防接种受害救济基金，1989年召开第一次审议小组会议，明定其成立宗旨有二：其一为若民众有因预防接种而致死亡、身心障碍或严重疾病等伤害时，能经由专业审议，快速获得合理的救济；其二为消除民众对预防接种导致严重副作用之疑虑，厘清疫苗的安全性，提升预防接种率。惟相关救济作业之法制化至1999年方才开始，系修订《传染病防治法》第18条："（第1项）因预防接种而受害者，得请求当地主管机关呈转台湾主管机关予以救济。（第2项）台湾主管机关应设置预防接种受害救济基金，供前项所定救济之用。基金于疫苗厂商出售疫苗时，征收一定数额充之。（第3项）前项预防接种受害救济基金之收支、保管及运用办法，由行政院定之。"行政院根据本条文第3项于2001年公布《预防接种受害救济基金收支保管及运用办法》，卫生署并于2004年7月13日依据当时《传染病防治法》第70条第3项之规定（原1999年修订之传染病防治法第18条）订定发布了《预防接种受害救济审议办法》共14条，于同年10月更名为《预防接种受害救济基金征收基准及审议办法》，藉此建构出了台湾地区预防接种救济之法制体系。

现行《传染病防治法》系于2007年全面修正公布（2008年并再修正第27条），就预防接种受害救济基金相关事项，系于第5条第1项第1款第3目规定《台湾主管机关设立预防接种受害救济基金等有关事项》，以及同法第30条3项规定"台湾主管机关应于疫苗检验合格封缄时，征收一定金额充作预防接种受害救济基金"，就预防接种受害救济则于第30条第1项规定"因预防接种而受害者，得请求救济补偿"。卫生署并于2007年配合新修正之《传染病防治法》第30条第4项之规定，修正原《预防接种受害救济基金征收基准及审议办法》，更名发布《预防接种受害救济基金征收及审议办法》（以下简称救济审议办法），复于2009年5月26日修正发布第7条之条文。现今预防接种受害救济基金来源为，依救济审议办法第2条："疫苗制造或输入厂商应缴纳一定金额充作预防接种受害救济基金；每一人剂疫苗征收新台币一元"，并依救济审议办法第3条："台湾主管机关为办理预防接种受害救济之审议，应设预防接种受害救济审议小组，其任务如下：①预防接种受害救济事项之审议；②预防接种受害原因之鉴定；③预防接种受害救济给付金额之审定；④其他预防接种受害相关事项之审议。"准此，于台湾地区实际运作预防接种被害救济制度之单位为行政院卫生署所设立之预防接种受害救济审议小组，由于救济申请之准驳其性质上属于行政处分，故救济申请人于接到行政院卫生署之救济处分决定后，如有不服依法应先进行诉愿程序，如仍不服则可向高等行政法院提起行政诉

NOTE

讼，如仍不服则可再向最高行政法院提起上诉。

四、人体试验法制

（一）台湾地区人体试验之发展现况

2013年5月，肺癌标靶新药afatinib（商品名为妥复克），于台湾地区与他国共同进行跨国性人体试验后，台湾地区领先欧美率先核准此一新药，因为系由台湾试验中心主持人担任此一试验之全球临床试验的总主持人，因而引起了各界注目。Afatinib新药于台湾地区核准后，后续地美国于2013年7月，欧盟于同年10月亦加以核准，对台湾地区而言，除证明台湾地区对于新药之审查能力与国际具有相同之水平外，因为其第三期之人体临床试验，在全球总试验总人数345人当中，台湾受试者占约18%，又由台湾试验中心之主持人主导全球临床试验之进行，此足以显示台湾地区临床试验之质量，已深受国际药厂与国际法规单位之认同。

台湾地区之药品临床试验，如属依医疗法及药事法下之人体试验者，依法必须报请台湾主管机关（卫生福利部门所属的食品药物管理署，简称TFDA，前身为卫生署药政处）核准，依近年之TFDA申请案件数统计，自2009年以来均达200件以上，2013年达历年之最高峰之257件。此系人体试验案之案件数目，由于一个试验可能有多个中心之参与，参与试验之医院数目会远多于件数，以2013年度排名前15的医院加以合计，则计有638个试验案件。此外，此统计系以药品查验登记为目的之案件数值，实则除了这些以查验登记为目的，受医疗法及药事法所管制之人体试验以外，尚有大量之人体相关研究。譬如介入性研究，类别上有治疗、预防、诊断、支持疗法、筛检、卫生政策、基础医学等纯学术研究，于观察性研究，则有世代研究、病例研究、个案交叉研究，甚至是生态或社会学研究、家族研究等类别，前述之以药品查验登记为目的之人体试验案件个数，仅占台湾地区现行人体相关研究当中之一部分。如果人体相关研究之属性，非属新医疗技术、新药品、新医疗器材者，所受之管理法规为《人体研究法》，其原则上无须经主管机关之核准，仅由各学术机构、医院之人体试验委员会或是伦理委员会（一般使用国外之Institutional Review Board名称，简称IRB）自行列管即可，因此依施行人体相关研究各机构之IRB所受理案件之数据，应可作为台湾地区人体相关研究数值之参考，粗估2013年15家医院人体相关研究新案件数合计逾7000件，藉此，可观得台湾地区之人体相关研究相当活络。

（二）人体试验之受试者保护法制

美国进入1970年以后，由于医学研究之快速发展引发了脑死认定、器官移植、病患自主决定权、基因工程等先端医疗上伦理与法律问题之广泛探讨，甚至于形成了生物伦理学（Bio-ethics）之专门研究领域。在此种激烈思辨中，美国医疗、生命医学及行为研究之总统委员会（President's Commission for the Study of Ethical Problems in Medicine and Biomedical and Behavioral Research）将各相关问题加以集结并做成报告书，其报告书中即有“保健医疗上之意思决定”之章节，揭示了医疗行为上“告知后同意”原则之伦理基础在于追求提升个人之福利（personal well - being）与自己决定（self - determination）之价值。而随着医疗生物科技之研究发展需求，医疗行为其目的上已不仅专限于医疗目的，并且进行医疗行为者亦非专限于医师，尚可能包含其他之医事研究人员，因此，赫尔辛基宣言2000年之修订有重大之突破，该宣言修订后第1条谓：“世界医学会制定赫尔辛基宣言，作为医师及医学研究人员在人体试验时之伦理

NOTE

指导原则。而所谓人体试验之对象即包涵任何可辨识之人体组织或数据（identifiable human material or identifiable data）。”世界医师会大会制定人体试验伦理规范时，将人体试验时之“告知后同意”原则，从仅以医师为对象扩张至医师及医事人员，并具体落实于2000年之赫尔辛基宣言。此后，“医疗目的”上之“告知同意”与为“研究目的”而采集人体组织时之“告知后同意”，则经常被一并地提及，“告知后同意”原则已非仅限于医疗人员进行医疗目的行为时之要求，当医事研究人员进行研究目的行为时亦必须践行此一准则。

在法规层面上，台湾地区之《人体生物数据库管理条例》《人体研究法》《人体试验管理办法》等与人体试验相关之法规，均详细规定告知后同意原则之具体践行方式，作为保护受试者之直接手段；具体之实施层面上，则由各医院之伦理审查委员会（简称审查会，即IRB）把关，譬如研究者申请人体试验研究计划时，受试者同意书之告知内容是否周全、取得受试者同意之流程设计是否恰当等，当然是IRB审查之重点；其次，IRB考核人体试验执行之持续审查时或是进行结案审查时，受试者有无签署受试者同意书、是否确实使用IRB所审查通过之受试者同意书、签署同意书之人是否合于法规等，

台湾地区于1986年公布《医疗法》后，始有管理人体试验的法源，当时之第57条规定“教学医院施行人体试验时，应善尽医疗上必要之注意，并应先取得接受试验者之同意；受试验者为无行为能力或限制行为能力人，应得其法定代理人之同意。”2003年变更为“书面同意”，增加告知项目之5款条例，2004年将第57条移至第79条，2009年增加限制人体试验受试者之原则为“有意思能力之成年人为限”，但设有但书之例外规定，且于第2项增列限制行为能力人之补充同意权利，并同时增加告知项目至八款，2012年条文增加第5项，系为避免对于刑事责任不必要之误解或顾虑而影响施行人体试验之意愿，明定不符《刑法》第13条或第14条之故意或过失规定。

五、精神卫生法

台湾地区《精神卫生法》（以下简称本法）自1990年制定并公布52条，仅定义“精神疾病”及“患者”，其立法目的系为预防及治疗精神疾病，保障患者权益，促进患者福利，以增进国民心理健康，维护社会和谐安宁。其后历经了数次之修法，2000年修法之主要方向，乃基于台湾地区政府功能业务与组织调整（俗称精省）之故，因而修正法条之文字内容；2002年修法，则是为配合行政程序法正式施行，而作法条移列之修正。然而随着社会变迁，既有之精神卫生法已经无法因应精神疾病之演进，立法者于2007年全面检讨《精神卫生法》，进而修正全文共计63条，此次之修法重点如下：

1. 改变强制鉴定方式：设立“精神疾病强制鉴定、强制小区治疗审查会”（以下简称审查会），审查医院所提“强制住院”或“强制小区治疗”及延期之准否。
2. 重新定义严重患者。
3. 改变保护人指定方式。
4. 增紧急处置、紧急安置、强制小区治疗等强制性保护或治疗。
5. 删除旧法第十九条中，患者侵害他人权益时，保护人的连带损害赔偿责任。
6. 禁止传播媒体歧视性的称呼或描述。
7. 卫生主管机关以外，纲举社政、劳工及教育主管机关之责任。

8. 重新划分台湾地区及地方主管机关权责。

9. 对于违反第十八条者为保护人时，处罚形式除罚款、公布姓名外，还增加辅导教育。

10. 删除精神疾病防治审议委员会，改由主管机关召开咨询会议。会议代表增加患者及家属或病友权益促进团体代表名额。

11. 调整立法目的，排除“维护社会和谐安宁”之理由，避免外界对患者产生负面印象，并凸显本法之目的在保障精神病患之权益。

惟保障严重患者权益之“精神疾病强制鉴定、强制小区治疗审查会”，在具体运作上，为求效率之故，或是受限于附设之科技设备之不足，现今似未确实、具体落实审查，以达到“筛漏”之功能。再者，审查委员之筛漏素质，是否足以挑战专科医师之认定，都是修法前后精神卫生法规定尚不明确，而有待进一步确认者。至2013年本法再增订严重患者亲自陈述意见之机制，并为体现《公民与政治权利国际公约》第9条第4款保障人权之意旨及最高司法机关释字第708号及第710号解释之精神，在2014年7月8日所施行之《提审法》，对于本法发生重大之影响。2014年《提审法》之修订，扩大其适用范围，并同时确定《宪法》第8条第4项：“于人民遭受任何机关非法逮捕拘禁时，其本人或他人得向法院声请追究，法院不得拒绝，并应于24小时内向逮捕拘禁之机关追究，依法处理”，而不以涉及刑事之人身自由为限，因此，现行强制住院之实务操作上，在精神病患被专科医师诊断为严重患者，并认为该病患有伤人自伤之虞或行为时，且病患拒绝住院或无法表达时，会启动紧急安置程序（《精神卫生法》第42条第1项），告知提审权利，提供告知通知单让精神病患签署，期待能够提供精神疾病患者之周全保障。

六、患者自主权利法

2015年12月18日，立法院完成三读立法程序，通过《患者自主权利法》，为亚洲第一部患者自主权利之专法，台湾地区患者自主权利往前迈一大步。《患者自主权利法》全条文共19条，核心重点为：具完全行为能力之意愿人可以透过“预立医疗照护咨商”事先立下书面之“预立医疗决定”，可以选择接受或拒绝医疗。为利本法施行顺遂，特别规定施行日为公布3年后。本法草案自杨玉欣立委于2015年5月20日提出后，多次邀集本部、医界、法界及病友等团体，极力倡导并广征各界意见，立法院并于10月7日上午召开公听会。之后杨玉欣委员不断就争议之条文内容详尽说明，也做了最大程度的采纳与吸收。经过数次协商，对条文意涵费心费力斟酌再三，终于在2015年12月18日通过。适用本法之5种临床条件，包括：末期患者、处于不可逆转之昏迷状况、永久植物人状态、极重度失智、其他经公告之患者疾病状况或痛苦难以忍受、疾病无法治愈且依当时医疗水平无其他合适解决方法之情形。每项认定应由二位具相关专科医师资格之医师确诊，并经缓和医疗团队至少二次照会确认，以示周延。

“预立医疗照护咨商”及“预立医疗决定”是本法之实施之重点，须由医疗机构提供预立医疗照护咨商，并于预立医疗决定上核章证明，再经公证人公证或有具完全行为能力者二人以上在场见证，最后注记于全民健康保险IC卡，才算完成“预立医疗决定”而具有效力。为健全预立医疗照护咨商制度，卫福部将订定提供预立医疗照护咨商之医疗机构之资格、咨商团队成员与条件、程序及其他应遵循事项订定之办法，以完善此一沟通过程，确保“预立医疗照护咨商”之质量。另有3个规定来降低医界之疑虑：①医疗机构或医师因专业或意愿，无法执行

NOTE

患者预立医疗决定时，可以不施行；②医疗机构或医师依预立医疗决定执行终止、撤除或不施行维持生命治疗之全部或一部，不用负刑事与行政责任；因此所生之损害，除有故意或重大过失，且违反患者预立医疗决定者外，不负赔偿责任；③因患者之亲属常与患者之意愿不一致，使医师无法执行患者之意愿，《患者自主权利法》第4条第2项特别规定患者之关系人，不得妨碍医疗机构或医师依患者就医疗选项决定之作为，可以让医师不受干扰，依专业执行患者之意愿。无处罚规定是本法另一大特色，目的是提供患者可以选择接受或拒绝医疗的机会，因为患者意愿涉及伦理、专业判断及个人信仰等诸多不确定的变量，如果以处罚强制的方式，强迫医师、患者或亲属完全依照法律的规定，并不适合也不利于本法之推动。

基于对生命尊严的重视，以及提升医疗照护质量，卫生福利部除了邀集医界研议参考程序、凝聚共识外，也将推动相关试办计划，同时为加强医护人员及民众之认知，并将持续办理医护人员教育训练，以建立正确之观念，同时对于民众广为倡导，期于3年后本法上路能顺利稳当，以获得双赢之医疗照护。

本法全文19条，于2016年1月6日公告，并自公布后3年施行。

1. 本法立法目的、主管机关及用词定义。（第1～3条）
2. 确立本法保障患者的知情选择与决策权。（第4条）
3. 患者受告知权与同意权的具体落实。（第5条、第6条）
4. 医疗机构或医师的急救义务与例外（第7条）。
5. 预立医疗指示之要件、内容、健康保险凭证注记与撤回，医疗委任代理人之要件与权限。（第8～13条）
6. 患者拒绝施行或要求撤除维持生命治疗之要件。（第14条）
7. 医疗机构或医师的执行前确认义务。（第15条）
8. 医疗机构或医师提供缓和医疗之义务。（第16条）
9. 医师的登载与保存义务。（第17条）
10. 施行细则之订定（第18条）
11. 本法自公布后3年施行。（第19条）

主要参考书目

1. 国家卫生和计划生育委员会法制司．新编常用卫生与计划生育法规汇编（2017 年版）．北京：法律出版社，2017.

2. 汪建荣．卫生法（第 4 版）．北京：人民卫生出版社，2013.

3. 达庆东，田侃．卫生法学纲要．第 5 版．上海：复旦大学出版社，2014.

4. （美）戈斯廷．全球卫生法．北京：中国政法大学出版社，2016.

5. 田侃，吕雄文．药事管理学．北京：中国医药科技出版社，2016.

6. 吴崇其．中国卫生法学（第 3 版）．北京：中国协和医科大学出版社，2011.

7. 李飞，王陇德．中华人民共和国传染病防治法释义．北京：法律出版社，2004.

8. 莫于川．中华人民共和国突发事件应对法释义．北京：中国法制出版社，2009.

9. 全国人大常委会法工委国家法室．中华人民共和国执业医师法解释．北京：中国民主法制出版社，1998.

10. 全国人大常委会法制工作委员会行政法室．中华人民共和国中医药法解读．北京：中国法制出版社出版，2017.

11. 王岳．医事法（第 3 版）．北京：人民卫生出版社，2013.

12. 杨立新．医疗损害责任法．北京：法律出版社，2012.

13. 卞耀武．中华人民共和国药品管理法释义．北京：法律出版社，2001.

14. 杨世民．药事管理学（第 6 版）．北京：人民卫生出版社，2016.

15. 何永坚．中华人民共和国职业病防治法解读．北京：中国法制出版社，2012.

16. 信春鹰．中华人民共和国精神卫生法释义．北京：中国法制出版社，2012.

17. 张春生．中华人民共和国人口与计划生育法释义．北京：法律出版社，2003

18. 乔晓阳．母婴保健法法律条款释义．北京：法律出版社，1994.

19. 李援，宋森，汪建荣，等．中华人民共和国食品安全法解释与应用．北京：人民出版社，2009.

20. 王陇德，张春生．中华人民共和国献血法释义．北京：法律出版社，1998.

NOTE